G. Hundenborn

Fallorientierte Didaktik in der Pflege

Gertrud Hundenborn

Fallorientierte Didaktik in der Pflege

Grundlagen und Beispiele für Ausbildung und Prüfung

1. Auflage

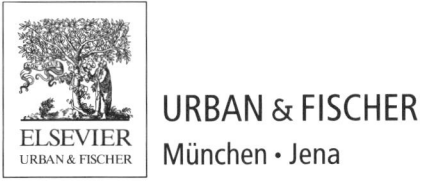

URBAN & FISCHER
München · Jena

Zuschriften und Kritik an: Elsevier GmbH, Urban & Fischer Verlag, Lektorat Pflege, Karlstraße 45, 80333 München; pflege@elsevier.de

Wichtiger Hinweis für den Benutzer
Wie allgemein üblich wurden Warenzeichen bzw. Namen (z.B. bei Pharmapräparaten) nicht besonders gekennzeichnet.

Bibliografische Information der Deutschen Nationalbibliothek
Die Deutsche Nationalbibliothek verzeichnet diese Publikation in der Deutschen Nationalbibliografie; detaillierte bibliografische Daten sind im Internet unter http://dnb.d-nb.de abrufbar.

Alle Rechte vorbehalten
1. Auflage 2007
© Elsevier GmbH, München
Der Urban & Fischer Verlag ist ein Imprint der Elsevier GmbH.

07 08 09 10 11   5 4 3 2 1

Das Werk einschließlich aller seiner Teile ist urheberrechtlich geschützt. Jede Verwertung außerhalb der engen Grenzen des Urheberrechtsgesetzes ist ohne Zustimmung des Verlages unzulässig und strafbar. Das gilt insbesondere für Vervielfältigungen, Übersetzungen, Mikroverfilmungen und die Einspeicherung und Verarbeitung in elektronischen Systemen.

Um den Textfluss nicht zu stören, wurde bei Personen und Berufsbezeichnungen häufig auch die grammatikalisch maskuline Form gewählt. Selbstverständlich sind in diesen Fällen immer Frauen und Männer gemeint.

Planung: Hilke Nüssler, München
Lektorat: Barbara Pschichholz, Freiburg
Herstellung: Kerstin Wilk, München
Satz und Repro: abavo GmbH, Buchloe
Druck und Bindung: Krips b. v., Meppel
Umschlaggestaltung: SpieszDesign, Büro für Gestaltung, Neu-Ulm
Titelfotografie: Klaus Franke/dpa-Fotoreport
Gedruckt auf 90 g Tauro offset

Printed in Netherlands
ISBN-13: 978-3-437-27580-7
ISBN-10: 3-437-27580-1

Aktuelle Informationen finden Sie im Internet unter **www.elsevier.de** und **www.elsevier.com**

Inhalt

1 Einleitung 1

2 Notwendigkeit einer fallbezogenen Pflegebildung.... 4
2.1 Normative Grundlagen der Pflegeausbildung 6
2.2 Professionalisierung und Fallbezug 21
2.3 Berufspädagogische Leitideen und Prinzipien 27
2.4 Lernpsychologische Argumente 32

3 Was ist ein Fall? – Definitions- und Abgrenzungsversuche 35
3.1 Begriffsvielfalt und Klärungsprobleme 35
3.2 Fallverständnis – Was ist ein Fall? 36
3.3 Eine Typologie fallbezogener Lehr- und Lernmethoden 38
3.4 Fallgegenstand und Domänenspezifik 41

4 Ein systemischer Ansatz als Bezugsrahmen für fallbezogene Lehr- und Lernprozesse in der Pflegebildung 42
4.1 Entstehungshintergrund 42
4.2 Pflegehandeln in Pflegesituationen 43
4.3 Das Situationsverständnis im systemischen Ansatz 43
4.4 Die konstitutiven Elemente einer Pflegesituation 45
4.5 Weitere berufsrelevante Situationen 49
4.6 Systemischer Ansatz und fallbezogene Lehr- und Lernverfahren..... 50

5 Fallbezogene Verfahren zur Förderung von Problemlösungskompetenz 52
5.1 Hintergründe und Zielsetzungen 53
5.2 Die Fallmethode als Lehr- und Lernverfahren 56
5.3 Das Einzelfallprojekt als Lehr- und Lernverfahren 90

6	Fallbezogene Verfahren zur Förderung hermeneutischer Kompetenz	95
6.1	Hintergründe und Zielsetzungen	96
6.2	Der Falldialog als Lehr- und Lernverfahren	101
6.3	Die Fallarbeit als Lehr- und Lernverfahren	114

7	Fallbezogene Lernerfolgsüberprüfungen	134
7.1	Kompetenznachweis in Prüfungen – Notwendige Vorklärungen	136
7.2	Fallbezogene Verfahren und Handlungskompetenzdimensionen	144
7.3	Konkretisierung von Handlungskompetenz im Rahmen von Lernerfolgsüberprüfungen	148
7.4	Themenbereiche und Lernfelder für fallbezogene Lernerfolgsüberprüfungen	155
7.5	Fallarbeit als Möglichkeit der Lernerfolgsüberprüfung	184

8	Anlegen von Fallsammlungen	191
8.1	Die Problematik konstruierter Fälle	191
8.2	Für welche Falltypen sind Fallsammlungen möglich?	192
8.3	Anlegen einer Fallsammlung nach BELZ	194
8.4	Fälle gemeinsam mit Lernenden entwickeln – Anlegen einer Fallsammlung nach HUNDENBORN/KREIENBAUM	202
8.5	Daten aus Forschungsprojekten als Quelle für Fallsammlungen	205
8.6	Biographien oder Autobiographien als Quelle für Fallsammlungen	206
8.7	Fiktionale Texte als Quelle für Fallsammlungen	206
8.8	Ausblick: Fallmediatheken	207

9	Grenzen fallbezogenen Arbeitens in der Pflegebildung	208
9.1	Methodenimmanente Grenzen fallbezogenen Lernens	209
9.2	Grenzen fallbezogenen Arbeitens aufgrund personeller und institutioneller Faktoren	211
9.3	Ausblick – Kompetenzförderung der Lehrenden durch fallbezogenen Unterricht	213

Literaturliste 215

Register 221

1 Einleitung

Die Arbeit mit Fällen in der Pflegebildung ist nicht neu. Schon immer haben Lehrende Fälle eingesetzt, um etwa abstrakte Regeln, Prinzipien und Gesetzmäßigkeiten zu veranschaulichen. Der Einsatz von Fällen zur Illustration oder Veranschaulichung – der Einsatz von Fallbeispielen – behält auch weiterhin seine Bedeutung für einen auf Anschauung und Praxisnähe ausgerichteten Unterricht.

Zunehmend wird jedoch von unterschiedlichen Seiten eine methodisch geleitete Bearbeitung von Fällen gefordert, bei denen die dem Fall zugrunde liegende Situation nicht als bloße Anschauung für abstrakte Regeln genutzt wird, sondern die im Fall geschilderte Situation selbst bearbeitet wird. Diese Forderungen werden auf der Ebene von Ausbildungsgesetzen sowie Ausbildungs- und Prüfungsverordnungen, auf der Ebene landesrechtlicher Lehrplanvorgaben ebenso erhoben wie in berufs- und pflegepädagogischen Konzepten sowie in professionstheoretischen Ansätzen.

Professionstheoretische Konzepte, die zunehmend auch Eingang in die Pflegebildung finden, gehen davon aus, dass der Fallbezug als konstitutives Merkmal zum professionellen Pflegehandeln gehört. Entsprechend sehen sich die Lehrenden in Pflegebildungsprozessen mit der Erwartung konfrontiert, gezielt auf die Anforderungen fallbezogenen Vorgehens in der Pflegepraxis vorzubereiten, indem sie im schulischen Teil von Aus-, Fort- oder Weiterbildung systematisch und methodengeleitet mit Fällen arbeiten. Dies fordert von den Lehrenden andere Vorgehensweisen in Unterricht und Prüfung. Fragen der Auswahl oder der Konstruktion von Fällen, Fragen der didaktischen Aufbereitung, der konkreten Unterrichtsplanung und Unterrichtsführung sowie Fragen der Bewertung von Kompetenzen und Kompetenzentwicklung im Kontext fallbezogener Verfahren stellen neue Herausforderungen dar. Für die Bewältigung dieser neuen Herausforderungen erhielten Pflegelehrerinnen und Pflegelehrer bislang wenig Unterstützung.

Systematische Veröffentlichungen zur Arbeit mit Fällen in der Pflegebildung liegen bislang kaum vor. Lehrende, die mit Fällen im Unterricht arbeiten wollen, haben es deshalb schwer, sich die Grundlagen für fallbezogenes Vorgehen anzueignen, und an dieser Situation hat sich in den letzten Jahren kaum Entscheidendes geändert.

Für die möglichen fallbezogenen Verfahren werden in der Fachsprache unterschiedliche Begriffe und Konzepte verwendet, die einen Überblick über zur Verfügung stehende Möglichkeiten fallbezogener Methoden ebenso erschweren wie eine Differenzierung zwischen Begriffen, die teils synonym, teils unterschiedlich verwendet werden.

Dieses Buch will einen Beitrag zum Einsatz fallbezogener Verfahren in der Pflegebildung leisten, indem exemplarisch ausgewählte Konzepte ausführlich dargestellt und hinsichtlich ihrer Einsatzmöglichkeiten in Unterricht und Prüfung erörtert werden. Damit soll zugleich ein breites Spektrum fallorientierter Verfahren eröffnet werden, aus dem Lehrende je nach Zielsetzung auswählen und durch den Wechsel der Verfahren den Unterricht abwechslungsreich gestalten können.

Eingangs wird die Notwendigkeit einer fallbezogenen Pflegebildung aus unterschiedlichen Perspektiven beleuchtet. Hier werden sowohl die neuen Ausbildungsgesetze in den Pflegeberufen sowie fallbezogene Regelungen in ausgewählten landesspezifischen Rahmenlehrplänen beleuchtet als auch berufs- und pflegepädagogische Konzepte sowie professionstheoretische Ansätze und lerntheoretische Erkenntnisse analysiert (☞ Kap. 2).

Im folgenden Kapitel wird der Versuch unternommen, Klärung in die Begriffsvielfalt zu bringen, die fallbezogene Veröffentlichungen kennzeichnet. Auf der Grundlage einer von STEINER (2004) entwickelten Typologie wird es möglich, die in den folgenden Kapiteln beschriebenen Verfahren, aber auch solche, die keinen Eingang in dieses Buch gefunden haben, gezielt einzuordnen (☞ Kap. 3).

Ein Strukturkonzept, das die Faktoren darstellt, durch die Pflegehandeln in Pflegesituationen beeinflusst wird, und zugleich pflegerische Handlungsfelder absteckt, dient als Grundlage für die weitere inhaltliche Erschließung von in Fällen zu bearbeitenden Pflegesituationen (☞ Kap. 4).

Auf die Kapitel 3 und 4 bezogen, werden in den weiteren Kapiteln die unterschiedlichen Möglichkeiten fallbezogenen Vorgehens in schulischen Lernprozessen ausführlich dargestellt. Dabei wird zwischen solchen Verfahren unterschieden, die hinsichtlich der Zielsetzung vorrangig die Förderung analytischer Problemlösungskompetenz intendieren (☞ Kap. 5), und solchen Verfahren, bei denen es in erster Linie um die Förderung empathisch-hermeneutischer Kompetenz geht (☞ Kap. 6).

Nach einer ausführlichen Darlegung der unterschiedlichen Konzepte erfolgt im weiteren Kapitel die Darstellung fallbezogener Vorgehensweisen im Rahmen von Lernerfolgsüberprüfungen und staatlichen Abschlussprüfungen. Hierbei wird das Hauptaugenmerk auf die themenbezogenen bzw. lernfeldbezogenen schriftlichen und mündlichen Prüfungen in den Ausbildungsberufen der Gesundheit- und Krankenpflege/Gesundheits- und Kinderkrankenpflege sowie der Altenpflege gerichtet (☞ Kap. 7).

Die Frage, wie eine eigene Fallsammlung systematisch angelegt werden kann, die Voraussetzung für eine kontinuierliche Arbeit mit Fällen ist, wird im Anschluss ausführlich erörtert (☞ Kap. 8).

Abschließende Überlegungen zu den Einsatzgrenzen fallbezogener Verfahren beenden die Ausführungen des Buches (☞ Kap. 9).

Dieses Buch ist in erster Linie für Pflegelehrerinnen und Pflegelehrer gedacht, die in ihrer täglichen Unterrichtspraxis bislang wenig Erfahrungen mit dem Einsatz von Fällen haben, sich den Herausforderungen fallbezogenen Vorgehens jedoch stellen wollen. Die einzelnen Kapitel sind bewusst so gestaltet, dass sie jeweils als in sich abgeschlossen angesehen werden können. Beim Studium des Buches können die Leserinnen und Leser also kapitelweise vorgehen, und eine bestimmte Reihenfolge ist nicht zwingend. Lehrende, die sich beispielsweise gezielt mit dem Einsatz solcher Fälle auseinandersetzen wollen, mit denen Entscheidungs- und Problemlösungskompetenz gefördert werden soll, können gleich in das Studium des Kapitels 5 einsteigen. Diese Aufbereitung führt dazu, dass sich einzelne Aussagen an bestimmten Stellen des Buches wiederholen. Jedoch werden diese Wiederholungen kurz gehalten. Sollten sie für die Leserin/den Leser nicht ausführlich genug sein, so finden sich zahlreiche Querverweise darauf, an welchen Stellen die ausführlichen Darlegungen zu finden sind.

Der Schwerpunkt des Buches liegt insgesamt auf dem Einsatz unterschiedlicher fallbezogener Verfahren in der Unterrichtssituation sowie auf dem Einsatz von Fällen im Prüfungskontext. Auch den Fragen der Fallsammlung wird ein relativ breiter Raum gewidmet.

Die Hintergrundinformationen werden dagegen auf ein notwendiges Maß beschränkt, wobei auch hier zum tiefer gehenden Verständnis der jeweiligen theoretischen Hintergründe eine Auseinandersetzung mit weiterführender Literatur empfohlen wird.

Ausgespart bleiben Konzepte und Verfahren fallbezogenen Vorgehens, die ebenfalls im Bereich der Pflegebildung sowie der beruflichen Praxis zum Tragen kommen und von Bedeutung sind, die jedoch vor allem wegen ihrer zusätzlichen Hintergründe eine differenziertere Darlegung erfordert hätten als dies im Rahmen dieses Buches möglich gewesen wäre. So werden etwa Methoden ethischer Fallbearbeitung oder Fallbesprechung bewusst ausgeklammert. Hierüber gibt es zudem inzwischen zahlreiche eigene Veröffentlichungen. Ebenso ausgeklammert bleiben Ansätze der politischen Bildung, in deren Rahmen die Arbeit mit Fällen von Bedeutung ist. Gleiches gilt für Verfahren fallbezogenen Vorgehens im Bereich geschichtsdidaktischer Konzepte. Fallbezogene Verfahren im Bereich pflegewissenschaftlicher Forschung werden ebenfalls nicht thematisiert, da sie von Unterrichtsverfahren zu trennen sind.

2 Notwendigkeit einer fallbezogenen Pflegebildung

2.1	**Normative Grundlagen der Pflegeausbildung**	6	2.2.2	Professionstheoretische Argumente 23
2.1.1	Ausbildungsgesetze und Ausbildungs- und Prüfungsverordnungen	6	**2.3**	**Berufspädagogische Leitideen und Prinzipien** 27
2.1.2	Richtlinien, Rahmenlehrpläne und Curricula	13	2.3.1	Fallbezug in berufspädagogischen Konzepten 28
2.2	**Professionalisierung und Fallbezug**	21	2.3.2	Fallbezug in pflegedidaktischen Ansätzen 31
2.2.1	Der Beginn der Professionalisierung	21	**2.4**	**Lernpsychologische Argumente** 32

Fallbezogenes Arbeiten in der Pflegebildung ist nicht neu. Lehrerinnen und Lehrer für Pflegeberufe haben Fälle oder Fallbeispiele immer schon im Unterricht eingesetzt. Häufig dienen diese Beispiele zur Veranschaulichung abstrakter Regeln, Prinzipien und Gesetzmäßigkeiten. Das Fallbeispiel hat in einer solchen Situation die Aufgabe, die Kluft zwischen dem Abstrakten und dem Konkreten, zwischen dem Allgemeinen und dem Besonderen zu überbrücken. Lernenden, denen das Denken in abstrakten Begriffen schwer fällt, wird der Lernprozess erleichtert, wenn Lehrende im Unterricht von der Vorstellungsebene auf die Anschauungsebene wechseln. „Können Sie das einmal an einem Beispiel verdeutlichen?", ist eine häufig an die Lehrperson gerichtete Frage, wenn das Abstraktionsniveau des Unterrichts für die Lernenden zu hoch ist. Fallbeispiele tragen wesentlich zur Illustration abstrakter Zusammenhänge bei und behalten ihre Bedeutung für eine auf Veranschaulichung ausgerichtete Pflegebildung.

Auch Lernende haben immer schon Fälle in den Unterricht eingebracht, häufig in Form von Erlebnissen und Erfahrungen, die sie in der praktischen Ausbildung gemacht und die sie nachhaltig beeindruckt oder beschäftigt haben. Von den Lehrenden erwarten sie nicht selten eine Stellungnahme dazu, wie sie die geschilderte Situation beurteilen oder eine Antwort auf die Frage, ob das Handeln der Beteiligten korrekt war bzw. ob sie selbst sich hätten anders verhalten sollen. Sehr viel schwerer als der Einsatz eines Fallbeispiels fällt den Lehrenden der Umgang mit solchen „Praxisfällen", da eine zufrieden stellende Antwort die systematische Bearbeitung der geschilderten Problemsituation erfordert. Dies ist zum einen situativ oft nicht leistbar; zum anderen verfügen Lehrende auch nicht immer über die hierzu notwendigen Konzepte und Kompetenzen.

2 Notwendigkeit einer fallbezogenen Pflegebildung

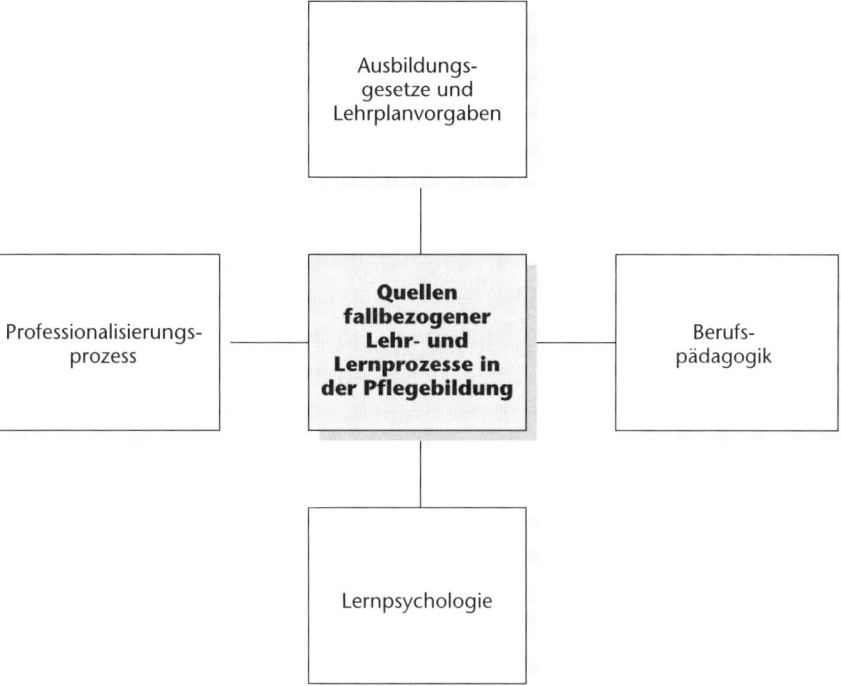

Abb. 2.1: Quellen fallbezogener Lehr- und Lernprozesse in der Pflegebildung.

Lehr- und Lernprozesse, in denen die in einem Fall geschilderte Situation selbst systematisch und methodisch geleitet bearbeitet wird, haben in der Pflegebildung eine vergleichsweise kurze Tradition. Verfahren und methodisches Vorgehen stellen nicht nur andere Anforderungen an die Kompetenzen der Lehrenden und der Lernenden, sondern auch die Lehr- und Lernprozesse selbst sind anders zu organisieren und zu gestalten. Der Einsatz eines systematisch zu bearbeitenden Falles erfordert eine andere Vorbereitung als der Einsatz eines Fallbeispiels, das oft ungeplant, spontan und situativ in den Unterricht eingebracht wird.

Woher resultieren die Forderungen nach einer Pflegebildung, in der Fallbearbeitung geplant, regelmäßig und methodisch gelenkt erfolgt? Welche Argumente lassen eine fallbezogene Pflegebildung als notwendig und sinnvoll erscheinen?

In diesem Kapitel werden exemplarisch wichtige Quellen und Entwicklungslinien einer fallbezogenen Pflegebildung aufgezeigt. Dabei wird bewusst darauf verzichtet, Quellen fallbezogener Lehr- und Lernprozesse in der Allgemeinbildung nachzuzeichnen. Diese sind in der einschlägigen Literatur hinreichend veröffentlicht (vgl. KAISER 1983). Es geht hier vielmehr um eine spezifische Argumentation für den Einsatz von Fällen in der Pflegebildung. Die Ausführungen erfolgen dabei weniger in einer strengen Orientierung an der Chronologie einzelner Entwicklungen als vielmehr an einer genetischen Sichtweise, die aufweist, dass die Forderung nach fallbezogener Arbeit in der Pflegebildung aus unterschiedlichen Quellen resultiert und sich aus verschiedenen Perspektiven begründen lässt.

Hauptquellen fallbezogener Arbeit in der Pflegebildung sind in Abbildung 2.1 aufgeführt und werden in den Unterkapiteln ausführlicher dargelegt.

2.1 Normative Grundlagen der Pflegeausbildung

Die Ausbildungen in den drei so genannten Kernpflegeberufen – der Gesundheits- und Krankenpflege, der Gesundheits- und Kinderkrankenpflege sowie der Altenpflege – erfolgt in Deutschland jeweils einheitlich auf bundesgesetzlicher Grundlage. Ausbildungsgesetze sowie Ausbildungs- und Prüfungsverordnungen regeln die Zulassung zum Beruf und legen in diesem Zusammenhang Mindestanforderungen u.a. an die Ausbildungsziele sowie an die inhaltliche und zeitliche Gestaltung der Ausbildung fest. Die Bundesländer haben durch ihre Richtlinienkompetenz die Möglichkeit, über die bundesgesetzlichen Bestimmungen hinausgehende Regelungen zu treffen (☞ 2.1.2). Hiervon haben sie in den letzten Jahren zunehmend Gebrauch gemacht, indem Richtlinien, Rahmenlehrpläne, Lehrpläne oder Curricula entwickelt wurden, die den einzelnen Schulen als Orientierung oder Vorgabe für die schulinterne Curriculumentwicklung dienen (vgl. HUNDENBORN 2005 a). Unabhängig von ihrem jeweiligen Verbindlichkeitsgrad werden sie exemplarisch in diesem Kapitel zusammen mit den gesetzlichen Vorgaben unter der Frage behandelt, inwieweit sie ein fallbezogenes Arbeiten in den Pflegeausbildungen fordern oder nahe legen. Auf eine Analyse der zahlreichen Weiterbildungsregelungen, die in die Zuständigkeit der einzelnen Bundesländer fallen und von daher eine große Variationsbreite aufweisen, wird in diesem Zusammenhang zugunsten der Übersichtlichkeit der Argumentation bewusst verzichtet.

2.1.1 Ausbildungsgesetze und Ausbildungs- und Prüfungsverordnungen

Bundesgesetzliche Regelungen für die Berufe in der Krankenpflege

Entscheidende Impulse für eine fallbezogene Gestaltung von Lehr- und Lernprozessen gingen in den Ausbildungen für die Berufe in der Krankenpflege vom Krankenpflegegesetz aus dem Jahr 1985 aus sowie von der dazu gehörenden Ausbildungsbildungs- und Prüfungsverordnung. Diese Regelungen stellen einen wichtigen Meilenstein in der Entwicklung des heutigen Berufsprofils der Pflegeberufe dar. So wurden erstmals seit der Einführung einer bundeseinheitlichen Regelung der Kranken- und Kinderkrankenpflegeausbildung die Stundenzahlen für die medizinischen Fachgebiete reduziert und für die pflegerischen Fächer entsprechend angehoben. Erstmalig wird ein Ausbildungsziel formuliert, das die „sach- und fachkundige, umfassende und geplante Pflege" (§ 4 KrPflG) in den Vordergrund des Ausbildungsprozesses stellt. Die praktische Prüfung findet nicht länger unter den Bedingungen einer simulierten Pflegesituation – d.h. im Demonstrationsraum der Pflegeschule – statt. Die Schülerin/der Schüler übernimmt vielmehr „im Stationsablauf die pflegerische Versorgung der Patienten einschließlich der Pflegeplanung, der verwaltungsmäßigen Abwicklung und der zur Durchführung der Pflege erforderlichen Übergabe" (§ 14 KrPflAPrV). Eine methodisch geleitete und systematisierte Vorgehensweise nach dem Krankenpflegeprozess wird zum Hauptziel der Ausbildung und entsprechend auch zum Gegenstand der Prüfung.

Mit der Umsetzung der neuen gesetzlichen Bestimmungen begannen viele Lehrende im Unterricht mit Fällen zu arbeiten, um den Lernenden hieran die Grundzüge der Pflegeplanung zu verdeutlichen. Vielfach wurden in der Folge dieses Gesetzes Übungsbücher zur Pflegeplanung sowie Lehr- und Lernbücher veröffentlicht, in denen anhand von Fällen Pflegeplanungen erstellt werden sollten.

Nicht selten wurden Pflegeprozess und Pflegeplanung nicht nur – wie in § 14 KrPflAPrV gefordert – Gegenstand der praktischen Prüfung, sondern auch in der schriftlichen und/oder mündlichen Prüfung wurden häufig Fälle eingesetzt. So gehörte in Nordrhein-Westfalen, wo in vier von fünf Regierungsbezirken eine zentrale schriftliche Prüfung abgelegt wurde, die Bearbeitung eines Fallbeispiels zu den Prüfungsaufgaben, auf dessen Grundlage die Schritte des Pflegeprozesses darzulegen waren. Viele Schulen gingen auch dazu über, Teile der mündlichen Prüfung fallorientiert zu gestalten.

Mit dem Gesetz über die Berufe in der Krankenpflege vom 16. Juli 2003 sowie der Ausbildungs- und Prüfungsverordnung über die Berufe in der Krankenpflege vom 10. November 2003 wird das bereits in den normativen Grundlagen von 1985 erkennbare Berufsprofil noch klarer konturiert. Mit der Übernahme des Kompetenzkonzeptes aus der beruflichen Bildung erfolgt zudem ein ausdrücklicher Anschluss an berufspädagogische Entwicklungen und Tendenzen. So wird im Ausbildungsziel in Absatz (1) gefordert, dass „die Ausbildung entsprechend dem allgemein anerkannten Stand pflegewissenschaftlicher, medizinischer und weiterer bezugswissenschaftlicher Erkenntnisse fachliche, personale, soziale und methodische Kompetenzen … vermitteln (solle)." Die noch im Ausbildungsziel nach § 4 des Gesetzes über die Berufe in der Krankenpflege vom 4. Juni 1985 verwendete Formulierung der „Kenntnisse, Fähigkeiten und Fertigkeiten" wird hier durch den Begriff der Kompetenzen ersetzt, die in die Facetten oder Dimensionen von fachlicher, personaler, sozialer und methodischer Kompetenzen differenziert werden. Die Aufgabenbereiche, auf die sich die zu vermittelnden Kompetenzen beziehen, werden in Absatz (2) weiter differenziert. So werden

- Eigenverantwortlich wahrzunehmende Aufgaben
- Aufgaben im Rahmen der Mitwirkung und
- Aufgaben im Rahmen interdisziplinärer und berufsübergreifender Lösungen von Gesundheitsproblemen unterschieden.

In den Begründungen zum Gesetz wird ausführlich erörtert, warum die neuen gesetzlichen Ausbildungsgrundlagen sowohl von einem anderen Pflegebegriff als auch von einem anderen Bildungskonzept ausgehen. Die ausführliche Argumentation lässt sich in drei Argumentationssträngen zusammenfassen.

In einer ersten Argumentationslinie werden die gesellschaftlichen Entwicklungen als Begründung für die Gesetzesnovelle angeführt. Erwähnt werden die veränderten Rahmenbedingungen der Pflege, insbesondere die gesetzlichen Veränderungen im Sozialrecht. Betont wird darüber hinaus die Ausweitung professioneller Pflege auf institutionelle Kontexte außerhalb des Krankenhauses, die eine Berücksichtigung unterschiedlicher Pflege- und Lebenssituationen unter Einbeziehung des familiären und sozialen Umfeldes sowie kultureller und ethnischer Gesichtspunkte erforderlich machen.

In einer zweiten Argumentationslinie werden die Entwicklungen in der Pflegewissenschaft und -forschung aufgegriffen. Pflegewissenschaftliche Erkenntnisse seien zunehmend in die Ausbildung einzubeziehen. Mit diesen gehe auch eine Erweiterung des Pflegebegriffs einher, der neben der kurativen Dimension zunehmend die präventive, gesundheitsfördernde, rehabilitative und palliative Dimension in das Pflegehandeln einbeziehe.

Die dritte Argumentationslinie betont den demographischen Wandel, der mit einem erhöhten Bedarf an professioneller Pflege einhergehe, wobei der Pflege alter und kranker Menschen bereits heute ein besonderer Stellenwert zukomme. Die Notwendigkeit einer Kooperation der Berufe in der Krankenpflege mit den Berufen in der Altenpflege wird unterstrichen.

Diesen Veränderungen werde auch im neu formulierten Ausbildungsziel Rechnung getragen, indem insbesondere die im Rahmen der Ausbildung zu entwickelnden Kompetenzen sowie die Inhalte der Pflege festgelegt werden, die sich aus den veränderten Rahmenbedingungen und den hieraus resultierenden Anforderungen an die beruflich Pflegenden ergeben. Kompetenzen lassen sich jedoch nicht in Form von Wissensreproduktion nachweisen, sondern sind gebunden an das Handeln in Situationen. Kompetentes Handeln zeigt sich in der Art und Weise, wie Menschen mit den Herausforderungen einer Situation umgehen (☞ Kap. 4). So greifen die Ausführungen der Ausbildungs- und Prüfungsverordnung sowohl den Situations- als auch den Kompetenzgedanken konsequent auf. Der Situationsbegriff wiederum steht in enger Verbindung zum Fallkonzept. Bei vielen Autoren werden beide Begriffe gleichbedeutend oder als miteinander verwandte Begriffe verwendet (vgl. bspw. KAISER 1985).

In der Anlage 1 A KrPflAPrV werden theoretischer und praktischer Unterricht in 12 fächerintegrativen Themenbereichen beschrieben, die neben der Bezeichnung des jeweiligen Themenbereichs Zielformulierungen in Form von Handlungskompetenzen umfassen. In der Begründung hierzu heißt es, dass die handlungsorientiert ausgerichteten Themenbereiche eine bessere Verbindung zwischen Theorie und Praxis gewährleisten sollen.

Eine Interpretation der in 12 Themenbereiche gebündelten Gegenstände des theoretischen und praktischen Unterrichts lässt den Schluss zu, dass Kompetenz und Kompetenzentwicklung nicht als abstrakte Befähigungen verstanden werden, sondern vielmehr gebunden sind an Pflege- und Lebenssituationen. Zur Situationsbewältigung werden Problemlösungsstrategien erforderlich, die neben der Einschätzung der Situation, der Zielentscheidung, der Festlegung des Pflegebedarfs und der Maßnahmenplanung deren Durchführung sowie die Evaluation umfassen.

Pflegesituationen sind im Verständnis des Verordnungsgebers Problemsituationen mit mehrdeutigen Lösungen, deren Ziele nicht offen auf der Hand liegen oder die sich im Laufe der Suche verändern können. Es sind solche Situationen, in denen die Lösungen oft unbekannt und im Laufe des Prozesses erst kreativ zu entwickeln sind (vgl. hierzu ausführlicher: HUNDENBORN 2005 b).

Hierbei geht der Verordnungsgeber davon aus, dass Pflegesituationen nicht nach standardisierten Vorgehensweisen zu bewältigen sind. Dies wird besonders deutlich in den Vorgaben für den Themenbereich 5: „Pflegehandeln personenbezogen ausrichten." Dieser Themenbereich weist einen klar erkennbaren Bezug zum Abs. (1) des Ausbildungsziels auf, in dem die Bedeutung einer die Selbständigkeit und Selbstbestimmung respektierenden Pflege hervorgehoben wird. In anderer Weise als in den übrigen Themenbereichen wird hier die Forderung nach einer „personenbezogenen" und auf die „individuelle Situation" abgestimmten Pflege erhoben, die zudem das „soziale Umfeld" einbezieht sowie „ethnische, interkulturelle, religiöse und andere gruppenspezifische Aspekte sowie ethische Grundfragen" beachtet (vgl. hierzu: HUNDENBORN/KÜHN 2003 a). Ein solches Pflegeverständnis fordert ein tieferes Eindenken und Einfühlen in die Situation der zu pflegenden Menschen, in ihre Lebensentwürfe und Lebensgeschichte. Neben die Forderung nach analytischer Problemlösungskompetenz tritt somit die Forderung nach empathisch-hermeneutischer Kompetenz.

In den Prüfungsbestimmungen werden Kompetenz- und Situationsorientierung entsprechend aufgegriffen. So wird im Zusammenhang mit den Regelungen der mündlichen Prüfung gefordert, dass „der Prüfling anwendungsbereite berufliche Kompetenzen nachzuweisen (hat)" (§ 14, § 17). In der Begründung heißt es hierzu: „In der mündlichen Prüfung wird auf das ausschließliche Abfragen von Fachwissen verzichtet. Der Prüfling hat vielmehr wegen der handlungsorientierten Ausrichtung des Unterrichts in der mündlichen Prüfung nachzuweisen, dass er in der Lage ist, die im Unterricht erworbenen Grundlagenkenntnisse fallbezogen anzuwenden und damit über die erforderlichen beruflichen Kompetenzen verfügt" (Drucksache des Deutschen Bundestages 15/13). In den Begründungen wird also ausdrücklich eine fallbezogene mündliche Prüfung nahe gelegt. Die Prüfung anhand von Fällen wird als geeignetes Verfahren angesehen, den Nachweis über die für den Beruf erforderlichen Kompetenzen zu führen. Hieraus lässt sich die weitere Forderung ableiten, dass im Laufe des Ausbildungsprozesses fallbezogene Vorgehensweisen ebenfalls einzusetzen und einzuüben sind, da nur so Prüfungen anhand von Fällen gerechtfertigt sind und von den Lernenden auch bewältigt werden können. Prüfungsmethoden und Unterrichtsmethoden müssen einander entsprechen und aufeinander bezogen sein. Im Ausbildungsprozess eingesetzte Verfahren und Methoden sind u.a. auch als Vorbereitung auf die Prüfungsanforderungen zu konzipieren.

Für den Bereich der praktischen Prüfung wird zwar der Fallbezug nicht explizit erwähnt, jedoch wird sowohl in den entsprechenden Ausführungen der Rechtsverordnung als auch in den Begründungen der Situationsbezug ausdrücklich betont. So wird gefordert, dass der Prüfling „alle anfallenden Aufgaben einer prozessorientierten Pflege einschließlich der Dokumentation und Übergabe (erledigt)" (§ 15, § 18). Zur Prüfung gehört weiterhin ein Prüfungsgespräch, in dem „der Prüfling sein Pflegehandeln zu erläutern und zu begründen sowie die Prüfungssituation zu reflektieren (hat). Dabei hat er nachzuweisen, dass er in der Lage ist, die während der Ausbildung erworbenen Kompetenzen in der beruflichen Praxis anzuwenden sowie befähigt ist, die Aufgaben in der Gesundheits- und Krankenpflege (bzw. in der Gesundheits- und Kinderkrankenpflege) gemäß § 3 Abs. 1 des Krankenpflegegesetzes eigenverantwortlich auszuführen."

Sehr ausführlich werden die Ansprüche an die praktische Prüfung in den Begründungen verdeutlicht. Sie wird offensichtlich als eine Performanzprüfung verstanden, die in besonderer Weise Rückschlüsse auf die in der Ausbildung erworbenen Kompetenzen zulässt. Betont wird mehrfach, dass es in der Prüfung nicht nur um die sachgerechte Erledigung der Prüfungsaufgabe gehe; insbesondere das zur Prüfung gehörende Prüfungsgespräch solle vielmehr zeigen, dass der Prüfling sein Handeln auf andere Pflegesituationen übertragen könne als „Grundlage für die selbständige Gestaltung des Pflegeprozesses während der späteren Tätigkeit" (ebd.). Dass die geforderten Handlungskompetenzen nur in einem intensiven Zusammenspiel zwischen handlungsorientiert gestaltetem Unterricht und praktischer Ausbildung angebahnt und gefördert werden können, um auf dieser Grundlage auch die Prüfung kompetenzorientiert zu gestalten, wird besonders deutlich herausgestellt (vgl. HUNDENBORN 2005 b).

Zusammenfassend lässt sich aus den neuen gesetzlichen Grundlagen für die Ausbildungen in der Gesundheits- und Krankenpflege bzw. in der Gesundheits- und Kinderkrankenpflege folgende Kompetenzauffassung formulieren:

- Eine auf Kenntnisse und Fertigkeiten ausgerichtete Ausbildung wird den veränderten Anforderungen an die Pflegeberufe nicht länger gerecht. Die Ausbildung ist vielmehr sowohl durch einen veränderten Pflegebegriff als auch durch ein anderes Bildungsverständnis geprägt, d.h. ausgerichtet auf Kompetenzerwerb und Kompetenzentwicklung.
- Eine den neuen Anforderungen entsprechende Pflegeauffassung betont die Eigenverantwortlichkeit der professionell Pflegenden für die Gestaltung von Pflegeprozessen in unterschiedlichen Pflege- und Lebenssituationen. Diese sind als komplexe Problemlösungsprozesse zu verstehen, woraus sich die Notwendigkeit ergibt, in der Ausbildung neben fachlich-methodischen und sozialen Kompetenzen die Persönlichkeitsbildung bzw. Entwicklung personaler Kompetenzen entsprechend zu fördern.
- Kompetenzen werden nicht statisch verstanden, sondern als dynamischer Prozess, d.h. sie unterliegen nicht nur im Ausbildungsverlauf, sondern auch im späteren Berufsleben einer Weiterentwicklung.
- Kompetenzen werden nicht als abstrakte, allgemeine Befähigungen verstanden, sondern sind auf Situationen – auf Pflege- und Lebenssituationen – bezogen. Ihre Entwicklung ist gebunden an den Handlungsvollzug, an das Tätigwerden, sowie an die damit einhergehenden Erfahrungen im Sinne reflektierten Handels. Eine Förderung und Entwicklung von Handlungskompetenzen nur am Lernort Schule oder nur am Lernort Praxis ist somit ausgeschlossen. Lernprozesse in der Schule und in der Praxis sind im Interesse von Kompetenzentwicklung systematisch aufeinander zu beziehen und miteinander zu verzahnen.
- Kompetenz und Performanz sind nicht nur abhängig vom Einzelnen. Vielmehr spielen für die Kompetenzentwicklung und Kompetenznutzung in Situationen die Handlungserwartungen und Handlungsressourcen der Umwelt und damit die generellen und situativen Rahmenbedingungen, unter denen das Handeln erfolgen soll, eine entscheidende Rolle.
- Kompetenzentwicklung schließt die Fähigkeit ein, von einer Pflegesituation auf andere zu schließen, d.h. sie beinhaltet Transferkompetenz.

2.1 Normative Grundlagen der Pflegeausbildung

Hauptfacetten des Kompetenzverständnisses in den aktuellen normativen Grundlagen für die Ausbildungen in der Gesundheits- und Krankenpflege bzw. Gesundheits- und Kinderkrankenpflege sind demnach:
- Selbständigkeit und Eigenverantwortlichkeit
- Prozesskompetenz und Problemlösungskompetenz
- Empathisch-hermeneutische Kompetenz
- Reflexivität
- Transferkompetenz.

Jede dieser Kompetenzfacetten kann durch den Einsatz unterschiedlicher fallbezogener Verfahren entsprechend unterstützt und gefördert werden.

Bundesgesetzliche Regelungen für die Berufe in der Altenpflege

Die Ausbildung für den Beruf der Altenpflegerin und des Altenpflegers wird erst seit 2003 bundeseinheitlich geregelt. Ein Blick auf die bis dahin geltenden 17 unterschiedlichen landesrechtlichen Regelungen muss an dieser Stelle unterbleiben. Allerdings bleibt festzuhalten, dass die Einbeziehung der Lebenshintergründe, der Lebensentwürfe und der Lebensgeschichte alter Menschen in die Pflege in diesem Beruf, der sich seit seinen Anfängen in den 1950er-Jahren als sozial-pflegerischer Beruf verstand, ein besonderes Anliegen von Altenpflegerinnen und Altenpflegern geblieben ist. Hieran hat auch der gravierende Wandel der gesellschaftlichen Situation nichts Grundlegendes geändert, der nunmehr in einem hohen Maße auch medizinisch-pflegerische Aufgaben erforderlich macht. Die Entwicklung zu einem nicht ärztlichen Heilberuf begründet die Zuständigkeit des Bundes für den Berufszugang und löst die bestehenden landesrechtlichen Regelungen ab (vgl. ausführlich BVerfG, 2 BvF 1/01 vom 24.10.2002).

Das Gesetz über die Berufe in der Altenpflege sowie die Ausbildungs- und Prüfungsverordnung für den Beruf der Altenpflegerin und des Altenpflegers beziehen sich mit der expliziten Orientierung am Lernfeldkonzept auf ein berufspädagogisches Konzept, das in seinem Kern auf berufliche Handlungskompetenzen ausgerichtet ist. Auch wenn im Zusammenhang mit dem Ausbildungsziel die ältere Umschreibung in Form von „Kenntnissen, Fähigkeiten und Fertigkeiten" gewählt wird, wird bei einer inhaltlichen Analyse der im Ausbildungsziel beschriebenen Aufgaben sowie der in 14 Lernfeldern zusammengefassten Inhalte für den theoretischen und praktischen Unterricht die Orientierung an einem komplexen Kompetenzbegriff klar ersichtlich. Auch hier werden Kompetenzen nicht als abstrakte Befähigungen verstanden, sondern als gebunden an Pflegesituationen, in denen die Altenpflegerin/der Altenpfleger im Handeln die Individualität des alten Menschen berücksichtigt. So umfasst das Ausbildungsziel insbesondere u.a. „die Erhaltung und Wiederherstellung individueller Fähigkeiten im Rahmen geriatrischer und gerontopsychiatrischer Rehabilitationskonzepte" sowie die „Betreuung und Beratung alter Menschen in ihren persönlichen und sozialen Angelegenheiten."

Die Ausbildung zu einer „selbständigen und eigenverantwortlichen Pflege einschließlich der Beratung, Begleitung und Betreuung alter Menschen" (§ 3 AltPflG) spricht sowohl für ein Kompetenzniveau, das auf die Entscheidungs- und Urteilskraft der Altenpflegerin/des Altenpflegers gegründet ist als auch für die Überwindung eines engen Pflegebegriffs. Beratung, Betreuung und Begleitung sind demnach konstitutive Facetten oder Dimensionen altenpflegerischen Handelns.

Besondere Bedeutung im altenpflegerischen Handeln wird der Methode des Pflegeprozesses beigemessen. So fordert das Ausbildungsziel „die sach- und fachkundige, den allgemein anerkannten pflegewissenschaftlichen, insbesondere den medizinisch-pflegerischen Erkenntnissen entsprechende, umfassende und geplante Pflege." Eine Konkretisierung erfolgt in Anlage 1 A AltPflAPrV, in der ein gesamtes Lernfeld – „Pflege alter Menschen planen, durchführen, dokumentieren und evaluieren" – mit einem Zeitrichtwert von 120 Stunden dem Kompetenzerwerb im Zusammenhang mit dem Pflegeprozess gewidmet wird. Konsequent wird denn auch in der praktischen Prüfung ein pflegeprozessorientiertes Vorgehen gefordert, und zwar unter den Bedingungen einer realen Pflegesituation. „Der praktische Teil der Prüfung besteht aus einer Aufgabe zur umfassenden und geplanten Pflege einschließlich der Beratung, Betreuung und Begleitung eines alten Menschen. ... Die Prüfungsaufgabe besteht aus der schriftlichen Pflegeplanung, aus der Durchführung der Pflege einschließlich Beratung, Betreuung und Begleitung eines alten Menschen und aus einer abschließenden Reflexion" (§ 12 AltPflAPrV). Reflexivität wird ausdrücklich als Bestandteil umfassender pflegeberuflicher Handlungskompetenz eingefordert.

Neben einer problemanalytischen und prozessbezogenen Kompetenz in Pflegesituationen wird auch in der Altenpflege ein tiefer gehendes Verständnis für die individuelle Situation des alten Menschen gefordert, das an die Förderung und Weiterentwicklung empathisch-hermeneutischer Kompetenzen gebunden ist. Mit dem Konzept der „Biographiearbeit" wird diese im Lernfeld 1.1 „Theoretische Grundlagen in das altenpflegerische Handeln einbeziehen" ebenso angesprochen wie im Lernfeld 2.1 „Lebenswelten und soziale Netzwerke alter Menschen beim altenpflegerischen Handeln berücksichtigen." Hier verweist der Begriff der „Lebenswelt" auf den Deutungsmusteransatz und damit auf einen verstehenden Zugang zur Lebens- und Pflegesituation, der sich von einem erklärenden und analytischen Zugang deutlich unterscheidet. Verbunden hiermit ist die Auffassung, dass sich Lebens- und Pflegesituationen nicht standardmäßig bewältigen lassen, sondern dass flexible und individuelle Lösungen gefragt sind. Deutlich wird dies u.a. in der Bezeichnung des Lernfeldes 1.3. „Alte Menschen personen- und situationsbezogen pflegen".

Dass hierbei auch die Rahmenbedingungen, unter denen Altenpflegerinnen und Altenpfleger arbeiten, in die Pflegeprozessgestaltung einzubeziehen sind, zeigen die beiden Lernfelder des Lernbereichs 3. „Rechtliche und institutionelle Rahmenbedingungen beim altenpflegerischen Handeln berücksichtigen." Dies fordert von den Altenpflegerinnen und Altenpflegern die Fähigkeit und Bereitschaft, das Wünschenswerte dem Möglichen unterzuordnen, d.h. die Fähigkeit und Bereitschaft zur Relationierung und Relativierung.

Leider verzichtet die Ausbildungs- und Prüfungsverordnung für den Beruf der Altenpflegerin und des Altenpflegers in der Anlage 1 A auf die Ausweisung von Kompetenzen im Zusammenhang mit den einzelnen Lernfeldern und damit auf das zentrale Element im Lernfeldkonzept. So werden den Lernfeldern lediglich Inhalte oder Themen zugeordnet. Dennoch lässt sich ein Verständnis von alten-

pflegerischer Handlungskompetenz erschließen, das sich wie folgt zusammenfassen lässt:
- Die dem Bundesgesetz zugrunde liegende Pflegeauffassung betont die Selbständigkeit und Eigenverantwortlichkeit der Altenpflegerin/des Altenpflegers für die Gestaltung von Lebens- und Pflegesituationen. Ein enger Pflegebegriff, verstanden als Altenkrankenpflege einerseits und Beratung, Begleitung und Betreuung andererseits, wird überwunden. Beratung, Begleitung und Betreuung sind integrale Bestandteile altenpflegerischen Handelns.
- Kompetenzen werden nicht als abstrakte Befähigungen verstanden, sondern zeigen sich im pflegerischen Handeln, das an Lebens- und Pflegesituationen gebunden ist.
- Altenpflegerisches Handeln erfolgt nach der Methode des Pflegeprozesses und ist gebunden an die Fähigkeiten zur Problemanalyse und Problemlösung.
- Prozessbezogene analytische Kompetenz ist zu ergänzen um prozessbezogene empathisch-hermeneutische Kompetenz, die einen verstehenden Zugang zur Lebenswelt des alten Menschen eröffnet.
- Kompetenz schließt die Fähigkeit und Bereitschaft ein, das Handeln an den Handlungsbedingungen und Handlungserwartungen der Umwelt und somit an den gegebenen Rahmenbedingungen auszurichten.

Insgesamt sind die Anforderungen der beruflichen Aufgaben in allen drei so genannten Kernpflegeberufen identisch, wenngleich es bezüglich der Arbeitsinhalte domainenspezifische Unterschiede gibt. Hieraus resultieren ähnliche Forderungen hinsichtlich der in Pflege-, Lebens- und Berufssituationen benötigten Kompetenzen, die durch den Einsatz fallbezogener Methoden in der Ausbildung entsprechend angebahnt und gefördert werden können. Diese werden ausführlich in den Kapiteln 5 und 6 dargestellt.

2.1.2 Richtlinien, Rahmenlehrpläne und Curricula

Im Zuge der neuen Ausbildungsregelungen in den Pflegeberufen haben eine Reihe von Bundesländern inzwischen von ihrer Richtlinienkompetenz Gebrauch gemacht und durch die Erarbeitung landesspezifischer Richtlinien, Rahmenlehrpläne oder Curricula den Ausbildungseinrichtungen Orientierungen zur Verfügung gestellt, die über die in den Ausbildungsgesetzen sowie in den Ausbildungs- und Prüfungsverordnungen enthaltenen Regelungen hinausgehen. Die landesrechtlichen Vorgaben oder Empfehlungen stellen somit die Grundlage für den Entwicklungsprozess eines schulinternen Curriculums dar, der – abhängig vom Grad der Offenheit bzw. Geschlossenheit der landesrechtlichen Regelungen – mit einem höheren oder mit einem geringeren Konstruktionsaufwand verbunden ist.

In diesen Ausführungen soll es dabei weder um eine Differenzierung der Begriffe Richtlinie, Lehrplan, Rahmenlehrplan, Rahmenausbildungsplan oder Curriculum o. Ä. gehen – diese werden im Vergleich der einzelnen Bundesländer teils synonym, teils unterschiedlich verwendet – noch soll dieses Unterkapitel einen umfassenden Überblick über Lehrplanentwicklung und Curriculumstrategien in den einzelnen Bundesländern geben (vgl. hierzu ausführlicher: HUNDENBORN 2005 a). Vielmehr soll an einzelnen Lehrplänen exemplarisch untersucht werden, welche Hinweise sich auf den Einsatz fallbezogener Verfahren oder Methoden finden, welche Absichten und Ziele mit dem Einsatz von Fällen verbunden werden und welches Fallverständnis hieran insgesamt deutlich wird. Die Lehrenden, für die die jeweiligen landesrechtlichen Regelungsinstrumente relevant sind, finden so einen schnelleren Einstieg insbesondere in die Kapitel 5 und 6 dieses Buches, da die Gliederungssystematik dieser Kapitel den Zielsetzungen und der Typologie fallbezogener Methoden folgt.

Bei dieser Analyse werden die curricularen Regelungswerke für die Altenpflege einerseits und für die Gesundheits- und Krankenpflege bzw. Gesundheits- und Kinderkrankenpflege andererseits nicht in eigenen Unterkapiteln behandelt, sondern zusammenfassend dargestellt. Wie die Analyse der Ausbildungsgesetze sowie der Ausbildungs- und Prüfungsverordnungen gezeigt hat, sind die Anforderungsstrukturen an alle drei Ausbildungsgänge vergleichbar, Unterschiede bestehen lediglich bezüglich der Aufgabeninhalte.

Alle landesrechtlichen Regelungswerke weisen eine thematisch-konzentrische Struktur auf, d. h. die Ordnung der Rahmenlehrpläne folgt nicht länger der Fachsystematik, sondern wird nach fächerintegrativen Gesichtspunkten vorgenommen. Diese Strukturierungsform resultiert maßgeblich aus den Vorgaben der Ausbildungs- und Prüfungsverordnungen, die die Gegenstände für den theoretischen und praktischen Unterricht in der jeweiligen Anlage 1 A nach Lernfeldern, die insgesamt vier Lernbereichen zugeordnet sind (Altenpflegeausbildung) bzw. nach Themenbereichen (Ausbildungen in der Gesundheits- und Krankenpflege/ Gesundheits- und Kinderkrankenpflege) gliedern. Während für die Altenpflegeausbildung Lernfelder als curriculare Strukturierungsform durch die bundesgesetzlichen Regelungen vorgegeben sind, lässt die Strukturierung nach Themenbereichen in der Gesundheits- und Krankenpflege/Gesundheits- und Kinderkrankenpflege unterschiedliche thematisch-konzentrische Formen zu. Hierzu gehört auch die Lernfeldorientierung, für die sich einige Bundesländer in ihren Richtlinien und Rahmenlehrplänen auch entschieden haben (z. B. Bayern, Rheinland-Pfalz). Die Ausrichtung am berufspädagogischen Konzept der Handlungskompetenz, die als oberstes Ziel beruflicher Bildung verstanden wird, liegt allen drei Ausbildungsgängen zugrunde.

In die Analyse wurden die landesrechtlichen Regelungen folgender Bundesländer einbezogen:

- Für die Altenpflegeausbildung:
  - Baden-Württemberg
  - Bayern
  - Hessen
  - Niedersachsen
  - Nordrhein-Westfalen
  - Rheinland-Pfalz
  - Sachsen
  - Schleswig-Holstein.
- Für die Ausbildungen in der Gesundheits- und Krankenpflege/Gesundheits- und Kinderkrankenpflege:
  - Bayern

- Hessen
- Niedersachsen
- Nordrhein-Westfalen
- Rheinland-Pfalz.

In einer Reihe der untersuchten Rahmenlehrpläne finden sich keinerlei oder keine nennenswerten Hinweise auf den Einsatz fallbezogener Methoden. Hierzu gehören die Rahmenlehrpläne für die Altenpflegeausbildung und für die Ausbildungen in der Gesundheits- und Krankenpflege/Gesundheits- und Kinderkrankenpflege in Bayern, Hessen und Niedersachsen sowie die Rahmenrichtlinien für die Altenpflegeausbildung in Schleswig-Holstein. Anzumerken ist allerdings, dass diese Regelungswerke auf Hinweise zur unterrichtsmethodischen Gestaltung gänzlich verzichten, da dies als Aufgabe und Freiraum der Lehrenden in der unmittelbaren Unterrichtsgestaltung angesehen wird.

Unterschiedlich ausführliche Angaben zum Einsatz von Fällen im Unterricht oder auch als Prüfungsverfahren finden sich in den übrigen aufgeführten Regelungswerken. Die Ergebnisse der Analyse werden nachfolgend dargelegt.

Landesrechtliche Regelungen in Baden-Württemberg

In der landesspezifischen Regelung für die Altenpflegeausbildung in Baden-Württemberg werden die berufsbezogenen Inhalte nach den vier Lernbereichen der AltPflAPrV in jeweils einem Einzellehrplan geregelt. Jeder Einzellehrplan wird mit kurzen Hinweisen zur methodischen Gestaltung eingeleitet, wobei diese Hinweise jeweils identisch sind. Unter der Überschrift „Handlungsorientierte Themenbearbeitung (HOT)" werden folgende Einzelmethoden aufgeführt: „Projekt, Fallstudie, Planspiel, Rollenspiel." Weitere oder differenziertere Angaben zum fallbezogenen Vorgehen enthalten die Lehrpläne nicht. Es ist jedoch am ehesten davon auszugehen, dass Fälle eingesetzt werden sollen, um eine methodisch geleitete Auseinandersetzung mit einer geschilderten Problemsituation anzuregen und somit die Kompetenzen zur Problemanalyse und -lösung der Lernenden zu fördern.

Landesrechtliche Regelungen in Nordrhein-Westfalen

Der Entwurf einer empfehlenden Ausbildungsrichtlinie für die Altenpflegeausbildung in Nordrhein-Westfalen (NRW) verzichtet in der Beschreibung der einzelnen Lernfelder auf Methodenempfehlungen, da Methodenentscheidungen – wie bereits ausgeführt – als Gestaltungsfreiraum der Lehrenden bei der Entwicklung von unterrichtlichen Lernsituationen auf der Grundlage der Lernfelder angesehen werden. Im Begründungsrahmen der empfehlenden Richtlinie erfolgen jedoch allgemeine Ausführungen zur Gestaltung von Lehr- und Lernprozessen. Das Lernfeldkonzept fordert ein verändertes Rollenverständnis sowohl auf Seiten der Lehrenden als auch auf Seiten der Lernenden. Letztere übernehmen zunehmend Verantwortung für den eigenen Lernprozess. „Von daher kommt allen Unterrichtskonzepten eine besondere Bedeutung zu, die den Lernenden eine aktive Auseinandersetzung mit komplexen beruflichen Handlungsanforderungen ermöglichen, in denen ihre Zuschreibungen, Deutungen und Interpretationen gefragt sind, in denen die eigene Gefühlsregulation und Emotionsarbeit thematisiert werden können, in denen sie ihre Erlebnisse und Erfahrungen in einem handlungsentlasteten Rahmen reflektieren können und in denen sie zu eigener Urteilsbildung herausgefordert werden. Hierzu gehören u.a. Konzepte des erfahrungsorientierten, des problemorientierten, des fallbasierten und des handlungsorientierten Unterrichts, die immer auch die berufliche Praxis zum Ausgangspunkt und Gegenstand schulischen Lehrens und Lernens machen" (24).

Dem generellen Charakter der Ausführungen entsprechend lässt sich zwar keine konkrete Empfehlung bestimmter Falltypen ausmachen, jedoch spricht die Verwendung des Plural „Konzepte fallbasierten Unterrichts" für den Einsatz unterschiedlicher Verfahren und Methoden. Dies wird auch in den Zielsetzungen deutlich, die mit den einzusetzenden Unterrichtskonzepten verbunden werden.

Die Ausbildungsrichtlinie für die staatlich anerkannten Kranken- und Kinderkrankenpflegeschulen in NRW, die die Ausbildungen in der Gesundheits- und Krankenpflege sowie in der Gesundheits- und Kinderkrankenpflege regelt, folgt einer themenbezogenen Struktur nach Lernbereichen, Teilbereichen und Lerneinheiten. Die Ausführungen sind zwar insgesamt konkreter als in der lernfeldbezogenen Richtlinie für die Altenpflegeausbildung, jedoch wird auch hier bei der Beschreibung der Lerneinheiten als kleinsten curricularen Bausteinen auf konkrete Methodenempfehlungen verzichtet. Allerdings wird durch Begriffe wie „Einfühlung, „Reflexion" o.a. grundsätzlich zu bestimmten methodischen Vorgehensweisen angeregt (vgl. 11). Im Begründungsteil werden generelle Hinweise zur Gestaltung von Lehr- und Lernprozessen gegeben. Der Einsatz von Fällen wird im Kontext des problemorientierten Lernens empfohlen. „Charakteristisch für die Gestaltung von Lernprozessen im Sinne problemorientierten Lernens ist, dass den Lernenden eine Problemaufgabe gestellt wird, die sie ohne Hilfe der Lehrenden bearbeiten. Dazu gehört, dass sie in kleinen Gruppen das ihnen gestellte Problem definieren, analysieren, sich zu den dabei auftretenden Fragen selbständig neue Informationen beschaffen, diese erneut systematisieren und damit der Lösung des Problems näher kommen. Problemorientiertes Lernen ist gleichzeitig *exemplarisches Lernen* (Hervorhebung im Original, G.H.). Anhand von Exempeln, d.h. Beispielen, die das Allgemeine am Besonderen verdeutlichen, sollen die Lernenden sowohl Einsichten in übergreifende Prinzipien und Zusammenhänge als auch neue Zugangsweisen und Handlungsstrategien erwerben. Für problemorientiertes Lernen sind exemplarische Fallbeispiele zum beruflichen Alltag erforderlich, die entweder in Form didaktischer Materialien bereits vorliegen oder von den Lehrenden selbst konzipiert werden müssen" (10).

In der übergeordneten Zielformulierung für die Lerneinheiten des jeweiligen Differenzierungsbereichs in der Gesundheits- und Krankenpflege bzw. in der Gesundheits- und Kinderkrankenpflege wird der Einsatz von Fallbeispielen ein weiteres Mal thematisiert. Hier heißt es: „Die SchülerInnen sollen die Möglichkeit haben, anhand von Fallbeispielen a) Fragen der individuellen, umfassenden (also an den Ressourcen, Problemen und Bedürfnissen des Einzelfalls ausgerichteten) Pflege nachzugehen und/oder b) ihre Problemlösungskompetenz beispielsweise durch das Ausarbeiten einer Pflegeplanung zu einem Fallbeispiel zu erhöhen" (85, 102). In den Zielsetzungen einzelner Lerneinheiten wird der Fallbezug aufgegriffen, und es wird z. B. empfohlen, die Beratungs- und Anleitungskompetenz der Lernenden auszubauen, indem „das Beraten und Anleiten anhand von Fallbeispielen aus der Pflegepraxis" geübt wird (37).

In der Ausbildungsrichtlinie für die staatlich anerkannten Kranken- und Kinderkrankenpflegeschulen in NRW wird der Arbeit mit Fällen zum einen die Anbahnung und Förderung von Problemanalyse- und Problemlösungsfähigkeit zugeschrieben. Zum anderen soll der konkrete Fall Allgemeines verdeutlichen und stellt eine Möglichkeit exemplarischen Lernens dar. Drittens dient er der Einübung individueller und umfassender Pflege, die auf den Einzelfall auszurichten ist. Erwähnenswert ist schließlich, dass Lehrende mit bereits vorliegenden Fallmaterialien arbeiten oder diese für den Unterricht selbst konzipieren sollen.

Insgesamt dominiert der Einsatz von Fallbeispielen, die zur Förderung von Problemlösungskompetenz eingesetzt werden. Doch auch die Möglichkeit, anhand von Fallbeispielen das Eingehen auf den Einzelfall zu üben, wird – insbesondere mit den Lerneinheiten der Differenzierungsphase – angeregt.

Landesrechtliche Regelungen in Rheinland-Pfalz

Die umfangreichsten Ausführungen zum Einsatz fallbezogener Verfahren und Methoden finden sich in den landesrechtlichen Regelungen für die Altenpflegeausbildung sowie für die Ausbildungen in der Gesundheits- und Krankenpflege/Gesundheits- und Kinderkrankenpflege in Rheinland-Pfalz. Beide Rahmenlehrpläne folgen dem entwicklungslogisch strukturierten Curriculumansatz von RAUNER, der von LAUBER/SCHEWIOR-POPP für die Pflegeausbildung adaptiert wurde. In diesem Ansatz wird der Kompetenzentwicklung besondere Bedeutung zugemessen. Dementsprechend folgt das Curriculum einem spiralförmigen Aufbau, d. h. Kompetenzentwicklung wird im Kontext von Lernsituationen gesehen, die im Laufe des Ausbildungsprozesses zunehmend komplexer werden. Dabei wird dem Fallbezug in den komplexeren Lernsituationen bzw. in den anwendungsorientierten Modulen eine entsprechend hohe Bedeutung beigemessen. Wenngleich beide Rahmenlehrpläne dem gleichen Curriculumkonstruktionsansatz folgen, unterscheiden sie sich hinsichtlich ihrer Darlegungsform, so dass sie zum Zwecke des Analyseprozesses, den Einsatz fallbezogener Verfahren betreffend, nacheinander besprochen werden.

Im Begründungsteil des Rahmenlehrplans für die Altenpflegeausbildung erfolgt im Zusammenhang mit einer Beschreibung seines Aufbaus explizit der Hinweis auf den Einsatz von Fallbeispielen. Hier heißt es: „Die Lernmodule sind offen formuliert und erfordern flexibel gestalteten Unterricht, der so weit wie möglich in Lernsituationen realisiert werden soll. … In ihnen werden die Vorgaben der Lernmodule in Form von Lehr-/Lernarrangements präzisiert. Dazu zählen insbesondere auch methodische Überlegungen, die beispielsweise ein exemplarisches Vorgehen ermöglichen. Sinnvoll ist es, mit Fallbeispielen zu arbeiten, die nach dem Konzept des problemorientierten Lernens bearbeitet werden können. Eine solche Vorgehensweise unterstützt nachhaltig einen stufenweisen Kompetenzerwerb" (10).

Während hier der Einsatz von Fallbeispielen zur Förderung von Problemlösungskompetenz besonders betont wird, finden sich an zahlreichen anderen Stellen des Rahmenlehrplans, und zwar sowohl in den berufsbezogenen Lernfeldern/ Lernmodulen als auch in den allgemein bildenden Fächern, Anregungen zum Einsatz anderer Falltypen, mit denen auch andere Kompetenzen als die einer erklärend-analytischen Problemlösungskompetenz gefördert werden sollen.

So wird im Lernmodul „Dementiell erkrankte und gerontopsychiatrisch veränderte alte Menschen pflegen" hermeneutische Kompetenz angestrebt: „Abweichendes Verhalten und Erleben als Ausdrucksform psychischer Erkrankungen und Störungen wahrnehmen und sich einen verstehenden Zugang zum erkrankten alten Menschen eröffnen (Empathie)." In diesem Zusammenhang findet sich der methodische Hinweis „Fallbesprechungen mit gemeinsamer Entwicklung von Lösungsmöglichkeiten" (23). An anderen Stellen findet sich der Hinweis, „Fallbeispiele aus der Praxis" einzusetzen, womit möglicherweise eine Abgrenzung gegenüber konstruierten und bereits vorliegenden Fallmaterialien vorgenommen wird (vgl. u. a. 26).

Der Rahmenlehrplan für die Altenpflegeausbildung bezieht sich sowohl auf den „Lernort Schule" als auch auf den „Lernort Praxis". An einigen Stellen findet sich im Zusammenhang mit den methodischen Empfehlungen für den „Lernort Praxis" der Hinweis: „Geeignete Fallbeispiele (evtl. Gesprächsprotokolle) für den Unterricht dokumentieren" (vgl. u. a. 79). Sucht man die koorespondieren Empfehlungen für den „Lernort Schule" auf, so wird deutlich, dass die in der Praxis dokumentierten Fallbeispiele im Unterricht aufgegriffen werden. Besonders häufig finden sich diese Empfehlungen in den Lernmodulen „Anthropologischsoziale Aspekte altenpflegerischen Handeln in religiöser Perspektive erschließen." Hierbei handelt es sich um die Lernmodule, die dem allgemein bildenden Anteil der Ausbildung zuzurechnen sind.

Insgesamt betont der Rahmenlehrplan im Begründungsteil den Einsatz von Fällen zur Förderung von Problemlösungskompetenz. Jedoch zeigen zahlreiche konkrete methodische Hinweise sowohl in den Ausführungen zum „Lernort Schule" als auch zum „Lernort Praxis", dass Fälle ebenfalls zur Förderung hermeneutischer Kompetenz eingesetzt werden sollen. Neben der Arbeit mit vorliegenden und ggf. konstruierten Fallmaterialien werden Fälle aus der Praxis eingesetzt, die unter einem spezifischen Themenfokus wahrgenommen und nach Möglichkeit für den Einsatz im Unterricht, z. B. in Form von Gesprächsprotokollen, dokumentiert werden sollen.

Der Rahmenlehrplan für die Ausbildungen in der Gesundheits- und Krankenpflege sowie in der Gesundheits- und Kinderkrankenpflege bildet den stufenweisen Kompetenzerwerb durch die Differenzierung der Module in drei Anspruchsstufen ab. „(a)-Module bilden die sach- und handlungslogische Basis ab (Zusammenhangswissen), (b)-Module stellen in Form von anwendungsorientierten Fallbezügen den individuellen Bezug professionellen Pflegehandelns her, (c)-Module erweitern die Kompetenz um die Dimension von Beratung, Schulung und Anleitung" (XX). Fallbezüge tauchen zwar nicht nur in den (b)-Modulen auf, jedoch werden sie hier systematisch und durchgehend hergestellt. Hierzu heißt es im Begründungsteil: „Eine methodische Herausforderung für die Lehrerinnen und Lehrer stellen sicherlich die sich konsequent durch den Lehrplan ziehenden *Fallbezüge* (Hervorhebung im Original, G.H.) dar. Sie dienen, wie ausgeführt, der systematischen Anbahnung patientenindividuell ausgerichteter Pflegekompetenz. Bei den insbesondere in den (b)-Modulen ausgewiesenen Fallbezügen handelt es sich zunächst um sinnvoll erscheinende Vorschläge zur thematischen Fokussierung eines Falls, schulindividuell sind hier Variationen möglich, wenn sich das z. B. auf Grund bestimmter Behandlungsschwerpunkte anbietet. Für die inhaltliche und methodische Gestaltung ist eine Vorgehensweise in Anlehnung an das Konzept des Problemorientierten Lernens (POL) sinnvoll" (XXII f.). Es folgen recht ausführliche Angaben zur Herkunft des POL-Konzeptes sowie zur Bearbeitung der Fälle nach dem Verfahren des so genannten „Siebensprung". Auf die Darstellung des Verfahrens wird an dieser Stelle verzichtet. Diese erfolgt mit den Ausführungen in Kapitel 5 dieses Buches. Erwähnenswert ist jedoch, dass sowohl Variationsmöglichkeiten des POL angesprochen werden als auch Möglichkeiten zur Komplexitätsreduktion durch die Gestaltung von Fall bzw. Aufgabenstellung angeregt werden (vgl. ebd.). In den weiteren Ausführungen des Begründungsteils werden zusätzliche Angaben zum Einsatz von Fällen gemacht. Dort heißt es: „Für die (b)-Module ist im schulischen Unterricht grundsätzlich ein POL-bezogenes Vorgehen vorgesehen, aber auch in den (a)-Modulen und in den (c)-Modulen … können Elemente des POL Eingang finden. So kann sich ein partieller Fallbezug durchaus auch beim Erwerb von Zusammenhangswissen anbieten, um Anschaulichkeit und Motivation zu fördern" (XXII f.).

Analysiert man die methodischen Hinweise in den einzelnen Lernmodulen, so wird die Problemlösungskompetenz als Bestandteil von Pflegekompetenz beinahe durchgängig fokussiert. Der thematische Fokus der auszuwählenden Fallstudie wird dabei – wie im Begründungsteil erläutert – vorgegeben. Meist wird in den pflegebezogenen (b)-Modulen der Begriff der Fallstudie verwendet, versehen mit dem Hinweis, dass zur Bearbeitung ein problemorientiertes Vorgehen gewählt werden soll (vgl. bspw. 12). Im Zusammenhang mit anderen Modulen werden jedoch auch andere Typen fallbezogenen Arbeitens angesprochen. So wird beispielsweise für das Lernmodul „Die Qualität der Gesundheitsversorgung sichern" angeregt, „auf der Basis von Erfahrungsberichten und konkreten Fallbezügen", und zwar grundsätzlich „aus der Perspektive der Empfänger von Gesundheitsdienstleistungen" zu arbeiten (95 f.). Der Einsatz von „Fallbeschreibungen" wird im Lernmodul „Pflegebedürftige Menschen aller Altersgruppen, Angehörige und Bezugspersonen in der Endphase des Lebens und beim Sterben begleiten" angeregt (122 f.). Es ist anzunehmen, dass der Begriff der Fallbeschreibung kontrastierend zum Begriff der Fallstudie verwendet wird und dass mit dem Einsatz von Fallbeschreibungen die Förderung verstehender, hermeneutischer Kompetenz intendiert ist. Meist ist im Zusammenhang mit den in den (b)-Modulen einzusetzenden Fallstudien von Konstruktion die Rede, davon abgegrenzt werden Erfahrungsberichte, konkrete Fallbezüge und Fallbeschreibungen, die demnach am ehesten Fälle betreffen, die der konkreten Wirklichkeit entnommen sind.

Insgesamt ist der Rahmenlehrplan für die Ausbildungen in der Gesundheits- und Krankenpflege/Gesundheits- und Kinderkrankenpflege durch einen konsequenten Fallbezug gekennzeichnet. Dabei überwiegt deutlich der Einsatz von Fallstudien, mit denen die problemanalytische Seite der Pflegekompetenz gefördert wird. Entsprechend seltener wird die Förderung hermeneutischer Kompetenz durch den Einsatz anderer Falltypen angesprochen, wobei sich im Unterschied zum problemorientierten Verfahren weder im Begründungsteil noch in den methodischen Hinweisen der einzelnen Lernmodule Hinweise zur Gestaltung von Lehr- und Lernprozessen beim Einsatz hermeneutischer Verfahren finden. In den auf Wissenszusammenhänge ausgerichteten Lernmodulen dienen Fallbezüge in erster Linie der Veranschaulichung und Motivation, Funktionen, die vor allem dem Einsatz von Fallbeispielen zukommen.

Landesrechtliche Regelungen in Sachsen

Der Erprobungslehrplan für die Ausbildung in der Altenpflege weist eine Struktur nach Lernfeldern auf, die mit Zielen, Inhalten und Hinweisen zum Unterricht beschrieben werden.

An zahlreichen Stellen findet sich im Zusammenhang mit den methodischen Hinweisen die Empfehlung für den Einsatz von Fällen. Meistens wird hierbei der Terminus „Fallbeispiel" verwendet, und der Einsatz von Fallbeispielen wird mit der Zielsetzung verbunden, hierdurch „Anschaulichkeit und Praxisnähe ... zu realisieren" (19).

An anderen Stellen wird dem Einsatz von Fallbeispielen eine über die Illustration abstrakter Zusammenhänge hinausgehende Funktion zugewiesen. Dies trifft etwa auf die Thematik des Pflegeprozesses zu, in dessen Rahmen der Einsatz von Fallbeispielen zusammen mit anderen Methoden ausdrücklich der Einübung des Pflegeprozesses dient (vgl. 53). Der Trainings- oder Anwendungsgesichtspunkt kommt ebenfalls im Lernbereich „Institutionelle Rahmenbedingungen beim altenpflegerischen Handeln berücksichtigen" zum Ausdruck. Hier findet sich folgender Hinweis: „Anhand von Fallbeispielen setzen sie [die Lernenden, G.H.] sich mit Gesetzestexten auseinander und können dabei ihre erworbenen Kenntnisse und Fähigkeiten aufweisen. Sie sind in der Lage, ihr Wissen zu rechtlichen Sachverhalten fächerübergreifend anzuwenden" (66). Der Fall dient hier als fächerübergreifendes Anwendungsfeld erworbener abstrakter bzw. genereller Kenntnisse.

An zwei Stellen finden sich fallbezogene Angaben, die auf eine methodisch gelenkte Bearbeitung der dem Fall zugrunde liegenden Situation schließen lassen. Im Rahmen des Lernbereichs „Lebenswelten und soziale Netzwerke alter Menschen beim altenpflegerischen Handeln berücksichtigen" wird der Einsatz von Fallbeispielen über die Herstellung eines aktuellen Praxisbezuges hinausgehend mit der Zielsetzung verbunden, die Lernenden zu befähigen „Problemlösungsstrategien zu entwickeln" (60). Im Lernbereich „Berufliches Selbstverständnis entwickeln" findet sich parallel zum Inhalt „Fallbesprechungen" der methodische Hinweis „Fallbearbeitung an ausgewählten Beispielen vornehmen" (77), wobei offen bleibt, ob die Beispiele von den Lehrenden ausgewählt oder von den Lernenden eingebracht werden.

Insgesamt dominiert – gemessen an der Anzahl der jeweiligen Hinweise – im Erprobungslehrplan für die Altenpflegeausbildung in Sachsen der Einsatz von Fallbeispielen zur Illustration abstrakter Zusammenhänge und zur Herstellung von Praxisnähe. Jedoch finden sich vereinzelt auch Hinweise zur methodischen Bearbeitung der dem Fall zugrunde liegenden Situation.

Zusammenfassende Ergebnisse der Rahmenlehrplananalyse und Schlussfolgerungen

Fasst man die Analyseergebnisse der 13 untersuchten Regelungsinstrumente zusammen, so ergibt sich folgendes Bild:
- Lediglich sechs der untersuchten Rahmenlehrpläne weisen explizite Hinweise auf den Einsatz fallbezogener Verfahren und Methoden auf.
- Die hierbei genutzten Begrifflichkeiten sind vielfältig. Sie werden in den einzelnen Regelungswerken nicht einheitlich verwendet; teilweise werden im gleichen Rahmenlehrplan unterschiedliche Begriffe synonym gebraucht.
- Deutlich überwiegt der Einsatz fallbezogener Methoden, mit denen die erklärende, problemanalytische Seite von Pflegekompetenz gefördert werden kann. In diesem Zusammenhang finden sich in einigen Rahmenlehrplänen unterschiedlich ausführliche Hinweise zur Gestaltung problemorientierter Lehr- und Lernprozesse.
- Entsprechend diskreter fallen die Hinweise und Anregungen für den Einsatz fallbezogener Verfahren aus, mit denen die verstehende, hermeneutische Seite von Pflegekompetenz gefördert werden kann. Konkretere Hinweise zur Gestaltung hermeneutisch akzentuierter Lehr- und Lernprozesse finden sich in keinem der untersuchten Rahmenlehrpläne.
- Der Fallbezug wird als ein konstitutives Merkmal professionellen Pflegehandelns angesehen (☞ 2.2). Lehrerinnen und Lehrer für Pflegeberufe benötigen entsprechende Konzepte für die Gestaltung einer Pflegebildung, die eine systematische Förderung und Entwicklung einer fallbezogenen Pflege ermöglichen. Diese Konzepte müssen sowohl die erklärend-problemanalytische Perspektive als auch die verstehend-hermeneutische Perspektive auf die Pflegesituation eröffnen und die damit verbundenen Kompetenzen systematisch entwickeln helfen.
- Der auf der Grundlage einer exemplarischen Analyse von Rahmenlehrplänen erhobene Befund lässt eine einheitliche Sprachregelung ebenso vermissen wie eine systematische Bezugnahme auf ausgewiesene Konzepte fallbasierter Lehr- und Lernprozesse. Eine Ausnahme stellt das Konzept des POL dar, das auch in der Pflegebildung inzwischen eine größere Verbreitung gefunden hat.
- Unterschiedliche Vorstellungen herrschen zudem darüber, auf welcher Grundlage und über welchen Weg die in Fällen dargestellten Situationen gewonnen werden sollen. So wechselt die Vorstellung zwischen realen, der Wirklichkeit entnommenen und von den Lehrenden selbst konstruierten Fällen.

2.2 Professionalisierung und Fallbezug

2.2.1 Der Beginn der Professionalisierung

Entscheidende Impulse für eine fallbezogene Pflegebildung resultieren aus dem Professionalisierungsprozess der Pflegeberufe. Professionstheoretiker/innen bringen dessen Beginn oft in Zusammenhang mit der Übernahme des Pflegeprozesskonzeptes in Deutschland. Dieses wurde durch das mittelfristige Programm der

Weltgesundheitsorganisation (WHO) in den 1970er-Jahren in die Europäische Region eingeführt und hat langsam auch Eingang in die Pflegebildung gefunden. Flächendeckend eingeführt wurde das Konzept des Pflegeprozesses jedoch erst mit dem Gesetz über die Berufe in der Krankenpflege vom 4. Juni 1985 (☞ 2.1.1). Parallel hierzu gab es erste Gerichtsurteile zu einer verpflichtenden pflegeprozessbezogenen Pflegedokumentation. Etwa gleichzeitig erfolgte die Übernahme erster pflegetheoretischer Konzepte, in der Regel aus dem angloamerikanischen Bereich. Besondere Verbreitung fand das Modell von ROPER/LOGAN/TIERNEY, zu dessen Schlüsselkonzepten die Lebensaktivitäten gehören. Seine breite Rezeption ist vor allem durch eine Veröffentlichung von FIECHTER/MEIER aus der Schweiz zu erklären, die das Pflegemodell in Verbindung mit dem Pflegeprozess im Rahmen ihres Buches „Pflegeplanung" nutzten. Dieses Buch wurde in Deutschland in Ermangelung eigener Veröffentlichungen fast flächendeckend als Orientierungsgrundlage für die Einführung des Pflegeprozesses und der Pflegeplanung herangezogen. Neben einer theoretischen Einführung in die Hintergründe des Pflegeprozesses und dessen Struktur enthielt dieses Werk einen umfangreichen Übungsteil, in dem anhand von Fallbeispielen die Methode der Pflegeplanung eingeübt werden konnte. Nach diesem Muster wurden auch in Deutschland zahlreiche Übungsbücher zur Pflegeplanung herausgegeben. Auch sie basierten auf Fallbeispielen und stützten sich hinsichtlich der pflegetheoretischen Fundierung meist auf das Pflegemodell von ROPER/LOGAN/TIERNEY oder dessen Modifikation nach JUCHLI (ATL = Aktivitäten des täglichen Lebens) oder KROHWINKEL (AEDL = Aktivitäten und existentielle Erfahrungen des täglichen Lebens).

Einen entscheidenden Entwicklungsschub erhielt der Professionalisierungsprozess in den Pflegeberufen Anfang der 1990er-Jahre. Die so genannte Pflegenotstandsdebatte Ende der 1980er-Jahre kann hier als wesentlicher Auslöser angesehen werden. Die schwierigen Rahmenbedingungen in der beruflich ausgeübten Pflege, die festgestellten oder beklagten Qualifikationsmängel in quantitativer und qualitativer Hinsicht führten zu einer entsprechenden öffentlichen Wahrnehmung dieser Problemlage. Hieraus resultierte die Einleitung einer Bildungsoffensive, die sich zunächst auf die Akademisierung der Ausbildung für lehrende und leitende Pflegepersonen konzentrierte. 1992 legte die ROBERT-BOSCH-STIFTUNG mit ihrer viel beachteten Denkschrift „Pflege braucht Eliten" eine breit angelegte Argumentation vor, in der eine akademische Ausbildung lehrender und leitender Pflegepersonen begründet wurde, verbunden mit einer quantitativen Bedarfseinschätzung für akademisch qualifiziertes Pflegepersonal. In Folge dieser Bildungsoffensive entstanden innerhalb kürzester Zeit und in rascher Abfolge in nahezu allen Bundesländern Studienangebote, zunächst für lehrendes und leitendes Pflegepersonal, an einigen Orten auch Studiengänge mit der Intention einer primär akademischen Erstausbildung (vgl. HUNDENBORN 2005 c). Nur kurze Zeit später entstanden an den ersten Universitäten und Fachhochschulen pflegewissenschaftliche Institute und Forschungseinrichtungen, die den Professionalisierungsprozess entsprechend unterstützten und förderten.

Im Zuge qualitativer Forschung gewann die fallbezogene Forschung, verbunden mit Methoden der Fallanalyse und Fallrekonstruktion eine entsprechende Bedeutung auch in der Pflegewissenschaft.

2.2.2 Professionstheoretische Argumente

Fallbezogenheit resultiert wesentlich auch aus den Professionstheorien. Neben den merkmalsanalytischen Professionalisierungstheorien, die den Professionalisierungsgrad einzelner Berufe anhand von strukturellen Merkmalen – meist unter Bezugnahme auf die so genannten Vollprofessionen, etwa des Juristen oder des Mediziners, – vergleichend beurteilen, traten zunehmend handlungsorientierte Ansätze, die die Merkmale professionellen Pflegehandeln erörtern und damit den Blick von den äußeren Strukturmerkmalen auf den inneren Kern der Pflege, auf den Gegenstand, auf das berufliche Handeln selbst legen.

Unter Bezugnahme auf die Arbeiten von OEVERMANN entwickelte WEIDNER (1995) eine handlungsorientierte Professionalisierungsposition für die Pflegeberufe, die nachfolgend kurz skizziert wird, da sie zum einen eine weite Verbreitung gefunden hat und zum anderen in ihrem Rahmen der Fallbezug ein entscheidendes Merkmal des professionellen Pflegehandelns darstellt.

Als Merkmale professionellen Pflegehandelns gelten hierbei (vgl. HUNDENBORN unter Bezugnahme auf WEIDNER 1996):

- Fundiertes Wissen, das auf die konkrete Pflegesituation angewandt wird
- Verständnis und Sensibilität für die Besonderheit der individuellen Situation von Menschen mit Pflegebedarf, d.h. Verständnis für den Einzelfall
- Notwendigkeit, Entscheidungen treffen und diese auch begründen zu müssen
- Umgang mit der subjektiven Betroffenheit des zu pflegenden Menschen
- Fähigkeit zu hinreichend analytischer Distanz des Professionellen
- Respektierung der Eigenständigkeit und des Selbstbestimmungsrechtes des zu pflegenden Menschen
- Pflegehandlungen, die nicht vollständig standardisierbar sind.

Die einzelnen Merkmale werden in der aufgelisteten Reihenfolge nachstehend näher erläutert.

Nach WEIDNER wenden Professionelle ihr Wissen auf die konkrete Pflegesituation an. Dieses Wissen lässt sich hinsichtlich dreier Wissensarten oder Wissensebenen unterscheiden. Hierzu gehören das systematische, nach Möglichkeit wissenschaftlich gesicherte Wissen, das berufliche Erfahrungswissen und das alltägliche Wissen. Die drei Wissensbereiche stehen zueinander in einer vernetzten Beziehung.

Unter dem systematischen Wissen des Professionellen wird in der Regel wissenschaftliches Wissen verstanden, das methodisch gewonnen und nach pflegespezifischen Gesichtspunkten geordnet wurde. Das in Gesetze, Prinzipien und Regeln gefasste Wissen ermöglicht den Pflegenden eine intra- und interprofessionelle Verständigung sowie eine Deutung und Interpretation von Pflegesituationen.

Zum beruflichen Erfahrungswissen gehören u.a. die tradierten Normen und Regeln der Berufsausübung, die ebenfalls einer pflegewissenschaftlichen Begründung bedürfen; diese liegt jedoch derzeit erst für einen geringen Teil der tradierten Normen und Regeln vor.

Der dritte Wissensbereich bezieht sich auf das Alltagswissen als subjektives Wissen. Es umfasst die subjektiv wahrgenommene Wirklichkeit der einzelnen

Pflegeperson, individuelle Meinungen und Erfahrungen, die nicht immer intersubjektiv vermittelbar sind. Dennoch kommt auch dem Alltagswissen eine handlungsregulierende Funktion zu, und selbst im Laufe eines langen individuellen Professionalisierungsprozesses wird es nie vollständig durch objektive Theorien bzw. wissenschaftliches Regelwissen ersetzt. Dies wird u. a. durch Befunde aus den Forschungsprogrammen Subjektiver Theorien belegt.

Professionell Pflegende wenden diese drei Wissensarten auf die Analyse und Lösung konkreter pflegerischer Problemsituationen an, wobei insbesondere dem wissenschaftlichen Regelwissen sowohl eine Begründungs- als auch eine Reflexionsfunktion für pflegerisches Handeln beigemessen werden.

Die bloße Anwendung wissenschaftlich fundierter und abstrakter Kenntnisse auf einen konkreten Fall reicht jedoch alleine nicht aus, um eine Pflegesituation zu verstehen. Jede konkrete Situation eines zu pflegenden Menschen, jeder Fall weist individuelle Besonderheiten auf, die über die in Regeln fassbaren Kenntnisse hinausgehen. Dies wird durch die Novizen-Expertenforschung inzwischen eindrucksvoll belegt, auf die sich auch BENNER (1994) in ihrer Studie zur Kompetenzentwicklung von Pflegekräften stützt. DEWE/OTTO weisen in ihrem Strukturprinzip professionalisierten Handelns darauf hin, dass die Fähigkeit zum hermeneutischen Fallverstehen praktisch erworben wird, d. h. gebunden ist an Erfahrung und entsprechende Reflexion in der Praxis erlebter und bearbeiteter Fallsituationen.

Insbesondere das wissenschaftliche Regelwissen, auf das professionell Pflegende in ihrer beruflichen Tätigkeit zurückgreifen, verleiht ihnen eine entsprechende Begründungskompetenz für ihr pflegerisches Handeln. Diese Begründungen werden von der Gesellschaft auch entsprechend eingefordert, und zwar selbst dann, wenn eine Pflegesituation unmittelbares Entscheiden und Handeln einfordert, das keine Zeit für ausführliche und bewusste Begründungen lässt, wie dies beispielsweise in der Bewältigung von Notfallsituationen der Fall ist. Auch hier wird der Professionelle nicht aus seiner Begründungspflicht entlassen, weshalb in diesem Professionalisierungsansatz auch von einer Dialektik von Entscheidungs- und Begründungszwang gesprochen wird.

Als weiteres Merkmal professionellen Pflegehandelns gilt eine hinreichende analytische Distanz des Professionellen zur Pflegesituation. Pflegende sind ihrer Tätigkeit ständig konfrontiert mit Krankheit, Alter und Behinderung, mit Hilfs- und Pflegebedürftigen, die nicht nur objektiv, sondern auch subjektiv betroffen sind. Dies bedeutet auch für die professionell Pflegenden eine Konfrontation und eigene Auseinandersetzung mit Leid und Tod, mit Schmerz und Krisensituationen anderer Menschen. Zwei Gefahren sind in diesem Zusammenhang besonders groß: Zum einen die Gefahr, durch eine Identifikation mit dem Leiden des zu pflegenden Menschen selbst zum Betroffenen zu werden und damit den notwendigen Abstand zu verlieren, der erforderlich ist, um Dienstleistungen des Helfen erbringen zu können. Zunehmend wird in der pflegespezifischen Literatur jedoch auch auf eine zweite Gefahr aufmerksam gemacht: Die Gefahr der emotionalen Abschottung angesichts ständiger Konfrontation mit dem Leid anderer Menschen und der Angst, selbst hiervon gefangen genommen zu werden. Auch restriktive Rahmenbedingungen, die eine dem Pflegeverständnis entsprechende Pflege nicht zulassen, können letztlich zu einer emotionalen Kälte in der Gestaltung der pflegerischen Beziehung führen. Von KERSTING (2002) wurde dieses Phänomen in Abgrenzung zum Burn-out-Phänomen mit dem Begriff des Cool-out-Phänomens belegt.

Menschen mit Pflegebedarf sind vorübergehend oder dauerhaft in der selbständigen Lebensgestaltung eingeschränkt. Gerade diese Situation erfordert nach OEVERMANN die grundsätzliche Respektierung von Eigenständigkeit und Selbstbestimmungsrecht der zu pflegenden Menschen. Eine Hilfeleistung, die die Abhängigkeit fördert und die Selbstbestimmung ignoriert und damit den Menschen mit Pflegebedarf stigmatisiert, ist nach OEVERMANN nicht als professionelles Handeln zu bewerten. In asymmetrischen Beziehungen ist jedoch die Gefahr besonders groß, bewusst oder unbewusst, Abhängigkeit zu fördern, Unabhängigkeit zu verhindern und Machtpotenziale, die durch die Asymmetrie der Beziehung zwangläufig gegeben sind, zum Zwecke eigener Profilierung, zur Demonstration der eigenen Macht oder im vermeintlichen Wissen, was für den anderen gut ist, auszunutzen. Reflexivität und ethisch-moralische Kompetenz sind unverzichtbare Kompetenzen, die diese Gefahren minimieren helfen. Das Prinzip der Subsidiarität ist philosophisch-ethisches Prinzip vieler Pflegetheorien (vgl. u. a. Allgemeine und umfassende Theorie der Pflege von OREM).

Weil konkrete Pflegesituationen nie allein durch die Anwendung generalisierter Regeln oder wissenschaftlichen Regelwissens zu bewältigen sind, sondern immer auch ein Verständnis für die Individualität des zu pflegenden Menschen und die Besonderheit des Einzelfalles einfordern, sind für jede konkrete Situation auch individuell abgestimmte und ausgehandelte spezifische Lösungen zu entwickeln. Aus professionstheoretischer Sicht lassen sich deshalb für das Pflegehandeln keine vollständigen Lösungsstandards formulieren. Standards stellen vielmehr bereits Abstraktionen von konkreten Situationen, d.h. Generalisierungen auf der Grundlage von Einzelfällen, dar. Das Vorgehen im Einzelfall erfordert jedoch in der Regel Entscheidungen, die sich im Spannungsverhältnis von wissenschaftlich begründeten Pflegestandards und der individuellen Situation des zu pflegenden Menschen bzw. der Besonderheit des Einzelfalls entwickeln und rechtfertigen lassen müssen.

Auf dieser Grundlage formuliert WEIDNER in Anlehnung an RAVEN drei Kompetenzbereiche, die für professionelles Pflegehandeln kennzeichnend sind. Hiernach erfordert pflegerisches Handeln „neben logisch-systematischen Analysen des Pflegeprozesses und daraus resultierendem kreativem und reflexivem Lösungsverhalten im Umgang mit Pflegeproblemen … selbstverständlich die Beherrschung manueller Pflegepraktiken, z. B. die Kunst des richtigen Bettens von Patienten, sowie eine vertrauensstiftende Handlungssicherheit im Umgang mit medizinischen Geräten." WEIDNER bezeichnet diese Kompetenz als „praktisch-technische Kompetenz" (125).

Davon unterscheidet er die „klinisch-pragmatische" oder „emotional-kommunikative Kompetenz." „Die klinisch-pragmatische Kompetenz sorgt einerseits für die Sicherheit des sozialen Umgangs mit dem Patienten und seinen Angehörigen und umfasst andererseits die Fähigkeit zur stellvertretenden Deutung (Fallverstehen)" (ebd.).

Als dritten Kompetenzbereich definiert WEIDNER die „ethisch-moralische Kompetenz." „Die ethisch-moralische Kompetenz sorgt sowohl für die Regelung von Rechten und Pflichten im Rahmen der Pflegekraft-Patienten-Interaktion als auch für die ethische Gewichtung und Begründung von pflegerischen Maßnahmen" (ebd.).

Die ethisch-moralische Kompetenz beinhaltet nach RAVEN „moralisches Urteilen im Sinne von Gerechtigkeit" sowie „moralische Sensibilität im Sinne von Fürsorge" (RAVEN 1995: 353). Auch RAVEN weist dieser Kompetenz eine besondere Bedeutung zu. Sie hat seiner Auffassung nach eine verbindende Funktion zwischen der „Logik des Kopfes" und der „Logik des Herzens" (ebd.: 352). „Damit zweckrationale Logik und Handlungsroutine den kranken Menschen nicht zum bloßen Objekt eines verkürzten Pflegeverständnisses werden lassen, bedarf es einer moralischen und kommunikativen Sensibilität der Pflegepersonen. Wenn man so will, sorgt so eine ‚Logik des Herzens' dafür, dass die im naturwissenschaftlichen Weltbild des Medizinalsystems angelegte Dominanz logisch-strategischen Denkens im Umgang mit hilfsbedürftigen Menschen nicht überhand nimmt" (ebd.).

Nach RAVEN ist diese ethisch-moralische Kompetenz für den Professionellen auf drei unterschiedlichen Ebenen von Bedeutung. Auf der Ebene der unmittelbaren Patient-Angehörigen-Pflegende-Interaktion rechtfertigt sie „die stellvertretende Übernahme der Verantwortung für Kinder, Alte, Behinderte, akut und chronisch Kranke, also für jene Menschen, die vorübergehend oder auf Dauer ihre Lebenspraxis nicht alleine oder nur defizitär gestalten können" (ebd.: 353).

Auf institutioneller Ebene ist diese Kompetenz von Bedeutung, wenn Pflegende sich für Strukturen einsetzen, die Pflegehandeln ermöglichen oder fördern, bzw. gegen Strukturen zur Wehr setzen, die Pflegehandeln erschweren oder unmöglich machen. Auf gesellschaftlicher Ebene setzen professionell Pflegende diese Kompetenz ein, wenn es darum geht, pflegerische Anliegen im gesellschaftlichen Kontext zu thematisieren, um sie damit im Bewusstsein der Bevölkerung zu verankern und lebendig zu halten.

Fallbezogenheit, die oft im Widerspruch zu wissenschaftlichem Regelwissen und zu Standards steht, ist aus professionstheoretischer Sicht konstitutives Merkmal eines professionellen Pflegehandelns. Die Sensibilität für die Besonderheit des Einzelfalles lässt sich nicht allein mit Hilfe praktisch-technischer Kompetenz erlangen, es bedarf hierzu vielmehr emotional-kommunikativer Kompetenz sowie ethisch-moralischer Kompetenz. Für eine fallbezogene Bildungsarbeit in den Pflegeberufen resultiert hieraus die Forderung nach dem Einsatz unterschiedlicher fallbezogener Verfahren, mit deren Hilfe einerseits praktisch-technisch Kompetenzen, die durch logisch-systematische Analysen gekennzeichnet sind, gefördert werden können. Auf der anderen Seite bedarf es des Einsatzes fallbezogener Verfahren und Methoden, mit deren Hilfe emotional-kommunikative Kompetenzen sowie ethisch-moralische Kompetenzen entsprechen angebahnt und gefördert werden können.

2.3 Berufspädagogische Leitideen und Prinzipien

Weitere Impulse erhielt eine fallbezogene Pflegebildung aus der Berufspädagogik, wobei eine Orientierung der Pflegebildungseinrichtungen an ausgewiesenen erziehungswissenschaftlichen bzw. berufspädagogischen Konzepten erst vergleichsweise spät erfolgte. Vielfach wird dies in Zusammenhang gebracht mit der fehlenden Integration der Schulen des Gesundheitswesens in das öffentliche System berufsbildender Schulen, in deren Folge die Pflegebildungseinrichtungen meist der Fachaufsicht durch die Gesundheits- und Sozialministerien der Länder unterstehen. Auch in dem eigenen Weg der Ausbildung von Pflegelehrerinnen und Pflegelehrern im Vergleich zur universitären Lehramtsausbildung sehen viele die Ursache für eine mangelnde erziehungswissenschaftliche und berufspädagogische Fundierung pflegerischer Bildungsarbeit. Diese Situation hat sich in den vergangenen 10 bis 15 Jahren grundlegend verändert. Mit der Übernahme des Schlüsselqualifikationskonzeptes wie des Lernfeldkonzeptes erfolgt nunmehr – wenn auch mit deutlicher zeitlicher Verzögerung – eine ausdrückliche Orientierung an berufspädagogischen Standards.

Berufliche Bildung hat die Aufgabe auf jetzige und künftige Anforderungen des jeweiligen beruflichen Handlungsfeldes vorzubereiten, d.h. berufliche Handlungskompetenz anzubahnen und zu fördern. In neueren berufspädagogischen Konzepten wird berufliche Handlungskompetenz nicht länger gleich gesetzt mit rein fachlicher Qualifikation. „Berufliche Handlungskompetenz bedeutet heute neben gestiegenen kognitiven Ansprüchen vor allem eine deutlich ausgeprägte personale und methodische Kompetenz, gekennzeichnet durch Schlüsselqualifikationen, materialer, formaler und sozialer Art, wie z.B. Kommunikations- und Kooperationsfähigkeit, Beherrschung von Lern- und Arbeitstechniken oder Entscheidungs- und Gestaltungsfähigkeit. Konstitutive Faktoren beruflicher Handlungsfähigkeit sind demnach beruflicher Sachverstand, Selbständigkeit im Denken und Handeln, zwischenmenschliche Kooperation und Sachinteresse als motivationaler Faktor" (OTT 2001: 61). Neben die Forderung nach beruflicher Handlungskompetenz tritt – häufig verstanden als deren integraler Bestandteil – die Forderung nach Persönlichkeitsentwicklung. „Persönlichkeitsentwicklung bezieht sich in erster Linie auf den Umgang mit sich selbst. Ihre Intention liegt im Selbsterkennen, im eigenverantwortlichen Handeln, im Aufbau eigener Interessenfelder und Lebenspläne. Zielaspekt der Persönlichkeitsentwicklung ist das Erreichen der Individualkompetenz von Schülern und Auszubildenden, verstanden als Entwicklung des eigenen Urteilsvermögens (einschließlich Selbstkritik) und Einübung des sozialen Verhaltens und politischen Handelns. Sozial-politisches Handeln bedeutet nicht regelausführendes, sondern interpretierendes Handeln, derart, dass der Mensch Gegebenheiten, Ereignisse und Erfahrungen seiner Lebenswelt (anhand seiner Deutungsmuster und Wertmaßstäbe) interpretiert und danach reflexiv handelt. Reflexives Lernen bzw. Selbstreflexion ist die Fähigkeit, die Bedingungen und Folgen des eigenen Denkens und Handelns zu durchschauen, sich des Sinns und der Legitimation der eigenen Tätigkeit zu vergewissern und zu verantworten" (ebd.).

2.3.1 Fallbezug in berufspädagogischen Konzepten

Das Lernfeldkonzept hat im Bereich der dual geregelten Ausbildungsberufe das Schlüsselqualifikationskonzept inzwischen weitgehend abgelöst. In diesem Zusammenhang kann es nicht darum gehen, Verbindungen bzw. Unterschiede zwischen beiden Konzepten aufzuweisen. Es soll vielmehr gezeigt werden, dass sich aus diesen berufspädagogischen Konzepten ein fallorientiertes Vorgehen in der beruflichen Bildung allgemein bzw. in der Pflegebildung speziell begründen lässt. Seit den 1990er-Jahren erfolgen auf Beschluss der Kultusministerkonferenz der Länder die neu geregelten und neu geordneten Ausbildungsberufe im dualen System der Berufsausbildung auf der Grundlage lernfeldstrukturierter Lehrpläne. In den entsprechenden Veröffentlichungen werden sowohl der Bildungsauftrag der Berufsschule als auch das Konzept der beruflichen Handlungskompetenz definiert. Hiernach „hat die Berufsschule zum Ziel,

- eine Berufsfähigkeit zu vermitteln, die Fachkompetenz mit allgemeinen Fähigkeiten humaner und sozialer Art verbindet;
- berufliche Flexibilität zur Bewältigung der sich wandelnden Anforderungen in Arbeitswelt und Gesellschaft auch im Hinblick auf das Zusammenwachsen Europas zu entwickeln;
- die Bereitschaft zur beruflichen Fort- und Weiterbildung zu wecken;
- die Fähigkeit und Bereitschaft zu fördern, bei der individuellen Lebensgestaltung und im öffentlichen Leben verantwortungsbewusst zu handeln" (KMK 2000: 8).

Um diese Ziele zu erreichen, muss die Berufsschule

- „den Unterricht an einer für ihre Aufgabe spezifischen Pädagogik ausrichten, die Handlungsorientierung betont;
- unter Berücksichtigung notwendiger beruflicher Spezialisierung berufs- und berufsfeldübergreifende Qualifikationen vermitteln;
- ein differenziertes und flexibles Bildungsangebot gewährleisten, um unterschiedlichen Fähigkeiten und Begabungen sowie den jeweiligen Erfordernissen der Arbeitswelt und Gesellschaft gerecht zu werden;
- im Rahmen ihrer Möglichkeiten Behinderte und Benachteiligte umfassend stützen und fördern;
- auf die mit Berufsausübung und privater Lebensführung verbundenen Umweltbedrohungen und Unfallgefahren hinweisen und Möglichkeiten zu ihrer Vermeidung bzw. Verminderung aufzeigen" (ebd.).

Die aufgeführten Ziele, so heißt es weiter, sind „auf die Entwicklung von Handlungskompetenz gerichtet. Diese wird hier verstanden als die Bereitschaft und Fähigkeit des Einzelnen, sich in beruflichen, gesellschaftlichen und privaten Situationen sachgerecht, durchdacht sowie individuell und sozial verantwortlich zu verhalten. **Handlungskompetenz** entfaltet sich in den Dimensionen von Fachkompetenz, Personalkompetenz und Sozialkompetenz.

Fachkompetenz bezeichnet die Bereitschaft und Fähigkeit, auf der Grundlage fachlichen Wissens und Könnens Aufgaben und Probleme zielorientiert, sachgerecht, methodengeleitet und selbständig zu lösen und das Ergebnis zu beurteilen.

Personalkompetenz bezeichnet die Bereitschaft und Fähigkeit, als individuelle Persönlichkeit die Entwicklungschancen, Anforderungen und Einschränkungen in Familie, Beruf und öffentlichem Leben zu klären, zu durchdenken und zu beurteilen, eigene Begabungen zu entfalten sowie Lebenspläne zu fassen und fort zu entwickeln. Sie umfasst personale Eigenschaften wie Selbständigkeit, Kritikfähigkeit, Selbstvertrauen, Zuverlässigkeit, Verantwortungs- und Pflichtbewusstsein. Zu ihr gehören insbesondere auch die Entwicklung durchdachter Wertvorstellungen und die selbstbestimmte Bindung an Werte.

Sozialkompetenz bezeichnet die Bereitschaft und Fähigkeit, soziale Beziehungen zu leben und zu gestalten, Zuwendungen und Spannungen zu erfassen, zu verstehen sowie sich mit anderen rational und verantwortungsbewusst auseinanderzusetzen und zu verständigen. Hierzu gehört insbesondere auch die Entwicklung sozialer Verantwortung und Solidarität.

Eine ausgewogene Fach-, Personal-, Sozialkompetenz ist die Voraussetzung für **Methoden- und Lernkompetenz**" (ebd.; alle Hervorhebungen im Original).

In diesem Zusammenhang nimmt die KMK auch eine Abgrenzung des Qualifikationsbegriffs vom Kompetenzbegriff vor. Hiernach ist der Qualifikationsbegriff unmittelbar auf die beruflichen Anforderungen, d. h. auf die Interessen des Arbeitsmarktes an der Verwertbarkeit des Erlernten gerichtet, während der Kompetenzbegriff auf die individuelle Ausstattung des lernenden Subjektes ausgerichtet ist und damit auf „seine Befähigung zu eigenverantwortlichem Handeln in beruflichen, gesellschaftlichen und privaten Situationen" (ebd.).

Handlungsorientierung als oberstes Ziel beruflicher Bildung soll auf der curricularen Ebene dadurch unterstützt werden, dass sich die Lehrpläne für den schulischen Teil der Berufsausbildung nicht länger an Fächern mit ihrer Fachsystematik, sondern an beruflichen Handlungsfeldern mit ihrer Handlungssystematik orientieren. Didaktisch aufbereitete Handlungsfelder werden als Lernfelder bezeichnet, die die neue Struktur beruflicher Lehrpläne kennzeichnen. Auf der unterrichtlichen Ebene legt die Forderung nach Vermittlung beruflicher Handlungskompetenz die Gestaltung des Unterrichts nach dem Prinzip der Handlungsorientierung nahe (vgl. ebd.: 10). Da sich ein handlungsorientiert gestalteter Unterricht grundsätzlich auf das konkrete berufliche Handlungsfeld beziehen muss, ist eine Klärung dessen notwendig, was Gegenstand des jeweilgen Handlungsfeldes ist und wodurch berufliches Handeln gekennzeichnet ist (☞ 2.2).

Bereits in den 1970er-Jahren forderte SCHMIEL (1978), dass die Realisierung des didaktischen Prinzips der Handlungsorientierung im Unterricht eine genaue Analyse der jeweiligen beruflichen Handlungen erforderlich mache. Folgende vier Perspektiven sollen bei dieser Analyse eingenommen werden:

- Anforderungsstruktur von Handlungen: Es ist zu klären, ob es sich bei den beruflichen Handlungen um einfache Fertigkeiten handelt oder um komplexere Fertigkeiten, die neben motorischen Elemente in einem unterschiedlichen Maß auch Kenntnisse, Einsichten, geistige Fähigkeiten und bestimmte Einstellungen einfordern
- Ausführungsweise von Handlungen: Hier gilt es zu klären, ob es sich bei den beruflichen Handlungen um repetetive Ausführungen einzelner begrenzter Tätigkeiten handelt, die das Vorgehen nach Algorithmen erfordern oder ob die

Fähigkeit zu Handlungsvollzügen gefordert ist, deren Ablauf nicht zwingend festliegt, sondern aufgrund vorliegender Bedingungen erst bestimmt oder modifiziert werden muss, so dass ein hohes Maß an Selbständigkeit und ein Abweichen von vorgegebenen Standards verlangt wird
- Zeitfaktor von Handlungen: Hier soll geklärt werden, in wie weit lediglich aktuelle Situationen dem Bildungsprozess zugrunde gelegt werden oder ob auch Anforderungen der Zukunft mit einbezogen werden sollen
- Weite des Bereichs, dem die Handlungen entnommen sind: In diesem Zusammenhang gilt es u.a. zu klären, ob lediglich die Arbeitsaufgaben an einem bestimmten Arbeitsplatz Gegenstand der Ausbildung sein sollen oder ob der Arbeitsplatz vielmehr in seinen vielfältigen Verflechtungen, in seiner Einbindung in den Betrieb, und wiederum der Einbindung des Betriebes in die Gesellschaft betrachtet werden soll. Im letzteren Falle muss Ausbildung auch die Aufgaben im politischen Leben und in anderen Bereichen des Lebens einbeziehen. Wird dagegen Handeln noch umfassender verstanden, nämlich im Sinne einer tätigen Einstellung zum Leben, zu dem Bereich, auf den man Einfluss hat und den man gemäß der eigenen Vorstellungen – also reflektiert wertend – gestalten kann, erfordert dies eine umfassende Persönlichkeitsförderung und -bildung als integralem Bestandteil von Handlungsorientierung (vgl. 57 ff.).

Nach SCHMIEL umfasst ein umfassendes Handlungsverständnis folgende drei Hauptaspekte:
- „die Handlungsfähigkeit mit den entsprechenden Fertigkeiten, Kenntnissen, Einsichten und Einstellungen;
- das Reflexionsvermögen mit den dazu erforderlichen Beurteilungsmaßstäben und
- den Handlungswillen, der das als richtig Erkannte zur Tat werden lässt" (59).

Übrigens weist SCHMIEL in diesem Zusammenhang bereits darauf hin, dass einer umfassenden Handlungsorientierung in der Regel nicht durch schulische Lernprozesse alleine Rechnung getragen werden kann, sondern dass hierzu Kooperationen mit der betrieblichen Praxis erforderlich sind, die dann auch Gegenstand fachdidaktischer Überlegungen und Konzepte sein muss.

Wie wirkt sich Handlungsorientierung in der konkreten Unterrichtsgestaltung aus? Nach SCHMIEL gewinnen hier zunächst alle die Methoden Bedeutung, die dem Lernenden eine selbständige Aneignung und Auseinandersetzung mit den neuen Lerngegenständen ermöglichen. Selbständigkeit werde nicht nur im Bereich des Unterrichtes gefördert, sie komme auch dem Handeln außerhalb des Unterrichts zugute. Besondere Bedeutung misst er den Methoden zu, die eine Gelegenheit bieten, das neue Tun ausführend zu erlernen. Hier sieht er vor allem eine Chance in der Simulation von Handlungssituationen. Simulationen ermöglichen es, berufliches Handeln in einer pädagogisch gestalteten Schonsituation zu erlernen, d.h. ohne den Zeitdruck, die Gefahren, Erwartungen oder auch Sanktionen, die sich in der Wirklichkeit von realen Berufs- oder Lebenssituationen finden. Ausdrücklich erwähnt er neben anderen simulativen Verfahren die Fallmethode als unmittelbare, aber sanktionsfreie Vorbereitung auf die beruflichen Herausforderungen. Simulative Verfahren lassen sich nach SCHMIEL noch realitätsnäher gestalten, wenn etwa die räumliche Umgebung ebenfalls simuliert wird. Diese Möglichkeiten bieten Pflegebildungseinrichtungen etwa in Form der Demonstrationsräume oder Pflegelaboratorien.

2.3.2 Fallbezug in pflegedidaktischen Ansätzen

Die explizite Bezugnahme auf erziehungswissenschaftliche bzw. berufspädagogische Konzepte einerseits sowie auf pflegetheoretische Konzepte andererseits hat in den vergangenen 10 bis 15 Jahren zur Entwicklung unterschiedlicher pflegedidaktischer Entwürfe geführt, in denen der Situations- bzw. Fallbezug eine wesentliche Rolle spielt.

Zum einen sei hier der pflegedidaktische Ansatz von HUNDENBORN/KREIENBAUM/KNIGGE-DEMAL erwähnt, der sich hinsichtlich seiner erziehungswissenschaftlichen Position auf das topische Bildungsverständnis von KAISER bezieht. Da diesem Ansatz ein eigenes Kapitel in diesem Buch gewidmet ist (☞ Kap. 4), wird auf weitere Ausführungen in diesem Kontext verzichtet.

Als zweiter Ansatz sei der weit verbreitete Entwurf einer kritisch-konstruktiven Pflegedidaktik von WITTNEBEN (1991, 1998, 1999, 2003) angeführt. Hierin wird die Perspektive der Ausbildungsinhalte, d.h. die Perspektive auf die zu pflegenden Menschen, über ein in der Zwischenzeit mehrfach modifiziertes „Modell der multidimensionalen Patientenorientierung" beschrieben. In diesem werden Pflegekonzepte erfasst, die durch ein unterschiedliches Maß an Patientenorientierung gekennzeichnet sind. Das Modell umfasst in einem ersten Entwurf die Konzepte einer verrichtungsbezogenen, symptombezogenen, krankheitsbezogenen, verhaltensbezogenen und handlungsbezogenen Pflegeauffassung. Erst auf den höheren Stufen wird die an ein naturwissenschaftliches Krankheitsverständnis gebundene Pflegeauffassung durch eine humanwissenschaftliche Perspektive ergänzt und damit die Enge eines reduktionistischen Pflegebegriffs überwunden. Auf den Stufen der Verhaltensorientierung und Handlungsorientierung gerät zunehmend die gesamte Situation des zu pflegenden Menschen in den Blick und damit seine Reaktionen, sein Erleben und Empfinden, seine Selbstpflegehandlungen und sein Selbstpflegehandlungsvermögen (vgl. 2003: 24 ff.; 102). Unter der Perspektive einer schülerorientierten Bildung, d.h. mit Blick auf das lernende Subjekt, orientiert sich WITTNEBEN in der Weiterentwicklung ihres Ansatzes zunächst am Konzept der Schlüsselqualifikationen und später am Konzept einer „komplexen pflegeberuflichen Handlungskompetenz." Diese entfaltet sie in den Dimensionen kognitiver, sprachlich-kommunikativer und sozialer Kompetenz sowie in den Dimensionen von moralischer, psychomotorischer und emotionaler Kompetenz (vgl. WITTNEBEN 1999: 5 ff.). Um die Situation aus der Sicht des Betroffenen sehen und verstehen zu können, um ein Verständnis für die Besonderheit des Einzelfalls entwickeln zu können, bedarf es nach WITTNEBEN einer Kompetenz, die einerseits eher kognitiv bestimmt ist (insofern rechnet sie das hermeneutische Deuten der kognitiven Kompetenzdimension zu). Auf der anderen Seite bedarf es jedoch notwendigerweise „in einem personenbezogenen Dienstleistungsberuf wie dem Pflegeberuf einer Ergänzung um eher emotionsbetonte Wahrnehmungen gegenüber sich selbst und anderen, die zugleich distanzierend und entlastend sein müssen, wenn die gesuchte emotionale Kompetenz nicht zu einem Überforderungsfaktor deformieren soll (WITTNEBEN unter Bezugnahme auf REMMERS, ebd.: 8). WITTNEBEN hat die Absicht, einen fachdidaktischen Ansatz zu entwickeln, der nicht „allein an die Struktur des Fach- und Sachwissens gebunden ist" (ebd.: 9). Im Handlungswissen sind vielmehr „anwendungsrelevante, d.h. strategische und situationsspezifische Wissenskomponenten enthalten, deren Erwerb einen Transfer auf konkrete berufliche Situationen eher ermöglicht als die Aneignung von abstraktem Wissen" (WITTNEBEN unter Bezugnahme auf MANDL et al., ebd.). Dieses anwendungsrelevante Handlungswissen ist nach WITTNEBEN noch weitgehend verborgen und erst noch zu entdecken (vgl. ebd.). In diesem Zusammenhang misst sie der Arbeit mit so genannten Narrativa eine entscheidende Bedeutung bei. In diesen Fallsituationen werden reale Gegebenheiten, Erlebnisse und Erfahrungen von Pflegenden in erzählender Form dargelegt, auf deren Grundlage sich tatsächliche Handlungsanforderungen der Pflegepraxis rekonstruieren lassen. Damit könnte Handlungswissen auf andere Weise entdeckt werden als über den Weg, der bislang weitgehend im Bereich der Curriculumkonstruktion beschrittenen werde, nämlich Handlungsanforderungen schlechthin normativ zu setzen, d.h. ohne ausreichendes Wissen über die tatsächlichen Handlungsanforderung zu haben. Solche Narrativa können nicht nur für die Curriculumkonstruktion genutzt werden, sondern stellen ebenfalls methodische Möglichkeiten einer fall- und situationsbezogenen Pflegeunterrichtspraxis dar (vgl. ebd.: 10).

Zusammenfassend lässt sich festhalten, dass einer fall- und situationsbezogenen Arbeit sowohl im Bereich der allgemeinen berufsdidaktischen Konzepte als auch spezifischer pflegedidaktischer Konzepte im Hinblick auf das oberste Bildungsziel der Handlungskompetenz im Rahmen eines handlungsorientiert gestalteten Unterricht eine hohe Bedeutung beigemessen wird.

2.4 Lernpsychologische Argumente

Didaktische Konzepte sind immer auch an eine Vorstellung dessen gebunden, auf welche Weise sich Lernprozesse vollziehen und was demnach dem Lernen förderlich oder hinderlich ist. In der psychologisch orientierten Lehr-Lern-Forschung sind zwei Hauptströmungen beachtenswert: der kognitive Ansatz und der Situiertheitsansatz.

Im kognitiven Ansatz wird der Mensch als informationsverarbeitendes System betrachtet. Das pädagogische Interesse ist vor allem darauf ausgerichtet, Prozesse der Informationsaufnahme und -verarbeitung so zu gestalten, dass die Lernenden strukturiertes Wissen aufbauen können. Unter Wissen werden hier nicht nur die Kenntnisse einer Person verstanden, sondern auch deren Können. Diese beiden Wissensarten im kognitiven Ansatz werden als deklaratives Wissen und als prozedurales Wissen bezeichnet (vgl. RENKL, 2002: 590). Deklaratives und prozedurales Wissen sind dabei in der Regel auf einen spezifischen Gegenstandsbereich bezogen. Vernetztes, in hierarchischen Strukturen und Schemata geordnetes Wissen wird als erforderlich für effektive Problemlösungen angesehen (vgl. ebd.: 591). Neben dem gegenstands- oder domainenspezifischen Wissen spielen im kognitiven Ansatz weitere Wissensarten, und zwar übergreifender Art, eine Rolle. Hierzu gehören die Lernstrategien und metakognitives Wissen. Die Lernstrategien beeinflussen „in hohem Maße die Qualität des erworbenen Wissens (Verständnistiefe, Anwendbarkeit)" (ebd.). Metakognition bezieht sich u.a. auf eine Einschätzung und Beurteilung des eigenen Wissens und Könnens durch den Lernenden selbst. In diesem Rahmen können Lernende beispielsweise kontrollieren, in welchem Maße sie Lerninhalte tatsächlich verstanden haben. Für die Gestaltung von Lehr- und Lernprozessen spielen Instruktionen eine besondere Rolle. Sie sollen den Wissensaufbau gezielt fördern. Als generelle Konzepte kommen sowohl die direkte Instruktion als auch das problemorientierte Lehren in Frage, wobei durch letzteres vor allem auch der Aufbau von Lernstrategien gefördert wird. Allerdings erweist es sich als ein Problem, dass Lernende die neu erworbenen Strategien meist nicht dauerhaft einsetzen bzw. ihre alten Strategien zugunsten neu erworbener Strategien nicht ohne weiteres aufgeben. Dies liegt u.a. daran, dass die Anwendung neuer Konzepte Anstrengung und Zeit kostet, die unter Handlungsdruck oft nicht gegeben ist (vgl. ebd.), so dass auf die alten, bewährten Konzepte der Situationsbewältigung zurückgegriffen wird. Im Forschungsprogramm Subjektiver Theorien ist dies vielfach belegt.

Ende der 1980er-Jahre wurde dem pädagogischen Problem des so genannten „trägen Wissens" verstärkt Beachtung geschenkt (vgl. ebd.: 596). Hierunter wird solches Wissen verstanden, das etwa in Prüfungssituationen reproduziert werden kann, das aber für die Lösung von Problemen im Berufs- und Alltagsleben nicht herangezogen wird. Kritiker des kognitiven Ansatzes gehen davon aus, dass Wissen nicht abstrakt erworben und auf konkrete Situationen angewandt werden kann, dass Wissen vielmehr immer kontextgebunden erworben wird, d.h. in Situationen. Demnach gebe es kein Wissen, das eine Person besitzt, Wissen konstituiere sich vielmehr „in situ", d.h. als Relation zwischen Person und Situation. Entsprechende Bedeutung für Lernprozesse haben deshalb nicht nur fachliche Aspekte, sondern vor allem auch sozial-kulturelle Aspekte. Lernen wird damit in einem weiteren Sinn „als Enkulturation in soziale Gemeinschaften" (ebd.) verstanden. Für die Gestaltung von Lernumgebungen im Situiertheitsansatz spielen vor allem zwei Strategien eine Rolle. Im Konzept des Lehrlings-Lernens (apprenticeship learning) erfolgt Lernen im Kontext authentischer Aufgaben, nicht anhand künstlicher Lernaufgaben. Der von COLLINS/BROWN/NEWMAN entwickelte Ansatz geht davon aus, dass Experten über so genanntes implizites Wissen verfügen, das sie zur Problembewältigung einsetzen. Im Lehrlings-Lernen veranschaulicht der Experte dem Lernenden zunächst unter Verbalisierung seines Denkens und Tuns, wie er authentische Problemsituationen bewältigt. In der Lernsituation betreut der Experte den Lernenden bei der Problembewältigung und gibt entsprechende Hilfestellung, wobei auch der Lernende dazu angeregt wird, seine Vorgehensweisen zu artikulieren und zu explizieren (vgl. RENKL: 599; vgl. RIED 2000: 75). Eine weitere Möglichkeit zur Gestaltung von Lernprozessen stellt das problemorientierte Lernen dar, das auch im kognitiven Ansatz vorkommt. Ausgangspunkt der Lernprozesse sind komplexe, realitätsnahe Problemsituationen.

Den Gesichtspunkt der Enkulturation in eine Gruppe, der mit dem Ansatz des situierten Lernens verbunden ist, greift auch LEMPERT (1995: 347 f.) auf. Seiner Auffassung nach hat berufliche Bildung nicht nur die Aufgabe, berufliche Handlungskompetenz zu vermitteln, sondern ebenfalls die Aufgabe der beruflichen Sozialisation. Die Lernenden sollen demnach in die Berufsgruppe hineinwachsen, sich mit ihren Regeln und Normen identifizieren sowie Rolle und Aufgabe als Mitglied einer Berufsgruppe übernehmen. Dieser Prozess der beruflichen Sozialisation wird nach LEMPERT durch „*kasuistisches*, d.h. fallweises Lernen in der betrieblichen Arbeit selbst" günstig unterstützt. „Im kasuistischen Lernen fallen berufliche Sozialisation – als Persönlichkeitsveränderung in Auseinandersetzung mit sozialer Umwelt – und berufliches Lernen – soweit es die Steigerung beruflicher Handlungsfähigkeit einschließt – zusammen" (ebd.: 348; Hervorhebung im Original).

Während der kognitive Ansatz einerseits und der Situiertheitsansatz andererseits nicht selten als sich ausschließende Forschungslinien angesehen werden, gibt es auch integrierende Ansätze, in denen eine Verschränkung der unterschiedlichen Strategien vorgenommen wird. Zu diesen zählt das von KAISER (2005) entwickelte integrierende Modell des Lernens (IML). KAISER differenziert vier unterschiedliche Wissensarten: neben dem deklarativen und prozeduralen Wissen das situative und das sensomotorische Wissen. Das deklarative Wissen umfasst das in Begriffen vermittelte Wissen, das prozedurale Wissen oder auch Können die eingeübten Routinen, das situative Wissen die eigene Erfahrung auf der Grundlage erlebter Situationen und das sensomotorische Wissen die trainierte Ablaufsteuerung (vgl. ebd.). Nach KAISER ist das deklarative Wissen, das abstrakt erworbene Wissen, in der Regel nicht unmittelbar handlungsleitend in konkreten Situationen. Vielmehr erinnern sich Menschen in neuen Situationen schnell daran, ob sie solche oder ähnliche Situationen schon einmal erlebt haben, und sie erinnern sich vor allem daran, wie sie diese Situationen erfolgreich bewältigt haben. Ihr Handeln in der neuen Situation erfolgt vor allem auf der Grundlage früher gemachter Erfahrungen mit vergleichbaren Situationen. Erinnerung, Vergleich und Orientierung an bereits bewältigten Situationen sind für das Handeln in Situationen ausschlaggebender als die bewusste und gezielte Anwendung abstrakter Kenntnisse (vgl. HUNDENBORN/BRÜHE unter Bezugnahme auf KAISER; 2004: 9 ff). KAISER spricht auch vom Primat des Situativen über das Deklarative. Dennoch ist auch das deklarative Wissen für die Situationsbewältigung von Bedeutung, und zwar vor allem für die Reflexion und die Kontrolle des Handelns in einer Situation. Auch in solchen Situationen, zu deren Bewältigung Lernende nicht auf bewährte Handlungsmuster zurückgreifen können, kann das deklarative Wissen als handlungsleitendes Wissen herangezogen werden. Für die Gestaltung von Lernprozessen sind demnach sowohl Strategien aus dem kognitiven Ansatz als auch aus dem Situiertheitsansatz nutzbar zu machen. KAISER entwickelte auf der Grundlage seines integrierenden Modell des Lernens ein fallbezogenes Vorgehen für die Pflegeausbildung, in dem die einzelnen Wissensarten systematisch miteinander verknüpft werden. Dieses Verfahren wird in Kapitel 6.2 ausführlich vorgestellt.

3 Was ist ein Fall? – Definitions- und Abgrenzungsversuche

3.1	Begriffsvielfalt und Klärungsprobleme 35	3.3	Eine Typologie fallbezogener Lehr- und Lernmethoden	38
3.2	Fallverständnis – Was ist ein Fall? 36	3.4	Fallgegenstand und Domänenspezifik	41

3.1 Begriffsvielfalt und Klärungsprobleme

Wie in Kapitel 2 dargestellt, lässt sich die Arbeit mit Fällen in der Pflegebildung auf unterschiedliche Quellen und Ursprünge zurückführen. Hieraus resultiert eine Vielfalt von Begriffen, die teils synonym, teils differenziert verwendet werden. Die folgende Auflistung unterschiedlicher Begriffe ist lediglich beispielhaft und nicht vollständig, sie verdeutlicht jedoch die verwirrende Sprachregelung: So ist von Fall, Fallbeispiel oder Fallstudie die Rede, von Fallmethode, Fallarbeit oder Falldidaktik, von didaktischen Fallstudien und Praxisfallstudien, von Fallvignetten, Fallgeschichten oder Fallerzählungen. Lehrenden, die mit Fällen arbeiten wollen, wird hierdurch ein Überblick über die Möglichkeiten fallbezogener Pflegebildung deutlich erschwert. Ebenso nehmen Verständigungsprobleme zwischen Lehrenden zu, wenn der gleiche Begriff unterschiedlich belegt wird oder verschiedene Begriffe für den gleichen Sachverhalt genutzt werden.

In diesem Kapitel wird eine begriffliche Klärung herbeigeführt, indem die Möglichkeiten fallbezogenen Vorgehens unter verschiedenen Perspektiven beleuchtet werden. Die auf dieser Grundlage vorgestellte Typologie erleichtert Lehrenden, die fallbezogen arbeiten wollen, eine Einordnung ihrer Vorgehensweise und somit eine Abgrenzung und Unterscheidung gegenüber anderen Verfahren. Sie fördert die Verständigung untereinander durch die Benutzung gleicher Begriffe. Sie eröffnet darüber hinaus ein breites Spektrum fallorientierter Methoden und erweitert damit die eigenen Möglichkeiten fallorientierter Lehre. Die vorgestellte Typologie wird auch für die Ausführungen in den folgenden Kapiteln des Buches genutzt.

3.2 Fallverständnis – Was ist ein Fall?

Der Fall als Einzelbegriff weist eine vergleichbare Definitionsvielfalt auf wie die in Kapitel 3.1 beispielhaft aufgeführten zusammengesetzten Begriffe der Fallstudie oder der Fallarbeit. Dies verdeutlichen folgende Beispiele:

„Ein Fall (case) ist eine möglichst wirklichkeitsgetreue Aufzeichnung eines Problems, mit dem ein oder mehrere Manager tatsächlich konfrontiert wurden, zusammen mit den dazugehörigen Fakten, Meinungen und Erwartungen, die die Entscheidungssituation determinieren" (STAEHLE, zitiert nach KAISER 1985: 441).

Nach KAISER handelt es sich bei einem Fall „zumeist um eine Beschreibung einer konkreten Situation aus dem Alltagsleben, die anhand bestimmter Tatsachen, Ansichten und Meinungen dargestellt wird, auf deren Grundlage eine Entscheidung getroffen werden muss" (1983: 20f.).

Ähnlich wie KAISER definiert FLECHSIG Fälle als „zeitlich und räumlich abgrenzbare Ereigniskomplexe. Manchmal sind sie erfreulich, Glücksfälle also, meistens jedoch unerfreulich: Unfälle, Krankheitsfälle, Kriminalfälle, Gerichtsfälle oder andere Vorfälle" (1996: 1). Fälle liegen in der Regel in schriftlich dokumentierter Form vor. Die Auseinandersetzung mit dem Fall basiert auf diesen Dokumenten (vgl. ebd.: 1f).

STEINER definiert den Fall als „eine Abfolge konkreter Begebenheiten ... von und mit handelnden Individuen ... in einem spezifischen situativ-geschichtlichen Kontext. Wesentlich für den Fall ist seine prozesshafte, zeitliche Dimension: Der Fall besteht aus einer Sequenz von Ereignissen, mentalen Zuständen und Geschehnissen mit Individuen als Akteuren. Die Sachverhalte des Falles können einen realen Bezug zur Wirklichkeit haben oder imaginär sein" (2005: 13).

Je nach Definition liegt dem Fall eine reale oder fiktive Begebenheit zugrunde, ist von einer Problem- oder Entscheidungssituation die Rede, von einem erfreulichen oder einem unerfreulichen Ereignis, von Geschehnissen, aber auch von mentalen Zuständen.

Hinter der Vielfalt von Definitionen verbergen sich unterschiedliche Auffassungen dessen, was als Fall verstanden wird (vgl. ebd.: 20f.). Letztendlich wird diese Frage nur berufsspezifisch, d.h. von Beruf zu Beruf unterschiedlich, beantwortet werden können. Denn die verschiedenen Berufe sind auf jeweils andere gesellschaftliche Handlungsfelder und Aufgaben ausgerichtet. Aber auch innerhalb eines Berufes, zu dessen konstitutiven Merkmalen der Fallbezug gehört, können die Vorstellungen davon, was einen berufsrelevanten Fall ausmacht, durchaus differieren. Denn Mitglieder einer Berufsgruppe teilen nicht notwendigerweise das gleiche Berufsverständnis.

STEINER hat auf der Grundlage pädagogischer Literatur fünf verschiedene Verwendungsarten des Fallbegriffes rekonstruiert, die kurz vorgestellt werden, da sie für den Einsatz fallbezogener Verfahren als hilfreich anzusehen sind. Je nach Sichtweise wird ein Fall entweder als „Störfall", als „Exemplum", als „Problem" als „paradigmatisches Beispiel" oder „erzählende Darstellung einer Begebenheit" verstanden (vgl. ebd.: 20ff.).

In den ersten beiden Auffassungen – dem Fall als „Störfall" und dem Fall als „Exemplum" – spielt das Verhältnis zwischen Allgemeinem und Besonderem eine entscheidende Rolle. Am konkreten Fall wird immer auch Allgemeines deutlich; der konkrete Fall repräsentiert das Allgemeine.

Wird ein Fall – wie u. a. in der Rechtssprechung und in der Medizin – als „Störfall" betrachtet, liegt der Fokus auf den Abweichungen einer gegebenen Situation, eines Geschehens oder eines Ablaufs von einer feststehenden Normvorstellung. So wird von einem Reaktorzwischenfall gesprochen, wenn aus einem Atomkraftwerk radioaktive Strahlung in die Umwelt gelangt. Störungen im Bahnverkehr liegen vor, wenn Fahrplanzeiten nicht eingehalten werden, und eine Krankheit wird als Abweichung von der Gesundheit verstanden. Die Menschen, die in einer solchen von einer Normalvorstellung abweichenden Situation handeln oder mit ihr befasst sind, verfolgen das Ziel, die Normabweichung zu beheben und die gegebene Situation der Normalsituation anzunähern.

Ein anderer Fokus auf den Fall wird dann eingenommen, wenn eine im Fall geschilderte konkrete Gegebenheit oder ein konkretes Ereignis genutzt werden, um hieran eine allgemeine Regel, ein Prinzip oder eine Gesetzmäßigkeit zu verdeutlichen. Lehrende setzen solche Beispiele oft situativ im Unterricht ein, wenn sie den Lernenden abstrakte Zusammenhänge veranschaulichen wollen. So kann das Prinzip der kommunizierenden Röhren am Beispiel der zentralen Venendruckmessung verdeutlicht werden. Das Beispiel steht für die Veranschaulichung des allgemeinen physikalischen Prinzips, dass Flüssigkeiten in zwei Röhren, die miteinander Verbindung haben, in beiden Röhren gleich hoch steigen. Auf der anderen Seite wird die Messung des zentralen Venendrucks für die Lernenden erst verständlich und nachvollziehbar, wenn sie das Prinzip der kommunizierenden Röhren kennen und verstanden haben. Allgemeines und Besonderes oder Abstraktes und Konkretes sind also wechselseitig aufeinander bezogen.

Wenngleich das Verhältnis von Allgemeinem und Besonderem auch in den folgenden Fallauffassungen eine Rolle spielt, liegt der Fokus stärker auf der Bewältigung (beruflicher) Situationen, es geht also weniger um die Frage, welche allgemeine Regel im konkreten Fall deutlich wird, als vielmehr um die Frage, wie Menschen in herausfordernden Situationen handeln.

In diesem Verständnis wird der Fall häufig als Problem betrachtet. Ausgangspunkt sind dann unbestimmte oder ungeklärte Situationen, in denen sich Menschen bewähren müssen. Es wird von ihnen erwartet, dass sie die Situation analysieren, realistische Ziele festlegen, Lösungen zur Beeinflussung des Problems entwickeln und deren Auswirkung auf die Situation beurteilen. Den unterschiedlichen Verfahren des problemorientierten Lernens liegt ein solches Fallverständnis zugrunde. Lernende werden mit berufstypischen Problemsituationen konfrontiert, die von ihnen analysiert und durch die Wahl geeigneter Lösungsalternativen bewältigt werden müssen.

Eine wiederum andere Bedeutung wird den Fällen beigemessen, die aus der Sicht einer Berufsgruppe als mustergültig anzusehende Lösungen und Vorgehensweisen in einer bislang unbekannten Problemsituation schildern. Solche Fälle dienen den Mitgliedern einer Berufsgruppe und beruflichen Anfängern als Vorbild sowie zur Orientierung und Weiterentwicklung. In Anlehnung an den Paradigmabegriff von KUHN werden solche Fälle als paradigmatische Beispiele bezeichnet.

Und schließlich kommt den Fällen mit erzählendem Charakter eine eigene Bedeutung zu. In Geschichten und Erzählungen werden wichtige Ereignisse, Begebenheiten, Stimmungen, Erfahrungen, Lebensgeschichten weitergegeben, die von anderen Menschen als Erkenntnisquelle für den eigenen Lern- und Entwicklungsprozess genutzt werden können. Das Erzählen können, verbunden mit dem Zuhören können, gehört in allen Kulturen zu den elementaren Kompetenzen von Menschen, aus denen Möglichkeiten der Sinndeutung und Orientierung erwachsen. Für dieses Fallverständnis wird wegen des erzählenden Charakters der Falldarstellung auch der Begriff des Narrativs verwendet. So ist etwa die Biographiearbeit in der Altenpflege nicht denkbar ohne das Erzählen lassen und Zuhören können. Im Narrativen, im Erzählen erschließt sich in anderer Weise die Bedeutung von Ereignissen und Geschehnissen für den Lebensentwurf und die Lebensgeschichte der erzählenden Person als in der nüchternen Form eines auf Fakten und Tatsachen beschränkten Berichtes.

Unterschiedliche Autoren weisen darauf hin, dass ein Ereignis, ein Geschehnis oder eine Situation nicht per se als Fall zu verstehen sind, sondern erst dann zum Fall werden, wenn Menschen über eine Situation nachdenken, darüber sprechen oder schreiben, wenn sie sich also der Situation bewusst werden, wenn sie sich des Falles so zu sagen annehmen. Unabhängig vom jeweiligen Fallverständnis bleiben die Beschäftigung mit dem Fall und die Fallbearbeitung immer gebunden an den persönlichen Hintergrund dessen, der sich mit dem Fall auseinandersetzt, d.h. an sein Vorwissen, seine Erfahrungen und Einstellungen, seine Befindlichkeiten und Stimmungen sowie an seine Kompetenzen (vgl. ebd: 14, 43; vgl. SCHRAPPER/ THIESMEIER 2001: 1ff.)

3.3 Eine Typologie fallbezogener Lehr- und Lernmethoden

In den Kapiteln 3.1 und 3.2 wurde dargelegt, dass unterschiedliche Auffassungen darüber bestehen, was unter einem Fall verstanden wird. Entsprechend groß ist auch die Begriffsvielfalt. Um die vielfältigen Möglichkeiten der Arbeit mit Fällen durch die Festlegung auf einen Begriff nicht vorschnell einzuschränken, sondern im Gegenteil das Spektrum fallorientierten Vorgehens in Bildungsgängen zu erweitern, schlägt STEINER vor, als übergeordneten Begriff den der fallbezogenen Methoden zu wählen. Auf der Grundlage unterschiedlicher in der Literatur beschriebener Auffassungen und Verfahren entwickelt er eine Typologie fallbezogener Methoden, der er eine heuristische Funktion zuschreibt. Sie ermöglicht den Lehrenden eine Einordnung ihrer Vorgehensweise, eine Abgrenzung gegenüber anderen fallbezogenen Methoden und trägt zum Auffinden neuer Verfahren bei (vgl. STEINER ebd.: 172 ff.).

Die Typologie beruht auf folgender Grundlage: Ein im Rahmen von Bildungsprozessen eingesetzter Fall wird unter zwei verschiedenen Perspektiven betrachtet, und zwar zum einen unter der Frage, welche Intentionen oder Ziele mit dem Einsatz eines Falles im Unterricht verfolgt werden. Diese Ziele lassen sich unter zwei übergeordneten Zielperspektiven zusammenfassen. So wird ein Fall entweder eingesetzt, um die Entscheidungs- und Problemlösungskompetenz der Lernenden zu fördern oder um ihre hermeneutische Kompetenz weiter zu entwickeln, indem sie ein vertieftes Verständnis für Situationen entwickeln.

Wird der Fall zur Förderung von Entscheidungs- und Problemlösungskompetenz eingesetzt, so wird in der Fallschilderung eine offene Problem- oder Entscheidungssituation dargelegt. Der Lernende hat die Aufgabe, die im Fall geschilderten Probleme einer Lösung zuzuführen oder eine offene Entscheidungssituation durch das Treffen einer realistischen Entscheidung zu beenden. Vom Lernenden wird eine aktive Einflussnahme auf die im Fall geschilderte Situation erwartet, indem er die Probleme des Falles löst oder die anstehenden Entscheidungen trifft.

Geht es bei der unterrichtlichen Zielsetzung darum, dass die Lernenden ein vertieftes Verständnis für Situationen entwickeln und somit in ihrer hermeneutischen Kompetenz gefördert werden, wird das dem Fall zugrunde liegende Ereignis oder Geschehnis als abgeschlossene Gegebenheit geschildert, die kein aktives Eingreifen des Lernenden im Sinne einer Entscheidung oder Problemlösung erfordert. Es wird vielmehr von ihnen erwartet, unterschiedliche Sichtweisen auf den Fall einzunehmen und hierdurch ihre Interpretations- und Deutungsmöglichkeiten zu erweitern.

Zum anderen kann jeder in Bildungsprozessen eingesetzte Fall unter der Perspektive beleuchtet werden, welche Beziehung die Lernenden zum Fall haben. Hier geht es um die Frage, ob sie das dem Fall zugrunde liegende Ereignis selbst miterlebt haben, d.h. selbst Handelnde in der Situation waren, oder ob sie zum Fallgeschehen keinen unmittelbaren eigenen Erfahrungsbezug haben.

Werden Fälle bearbeitet, die die Lernenden – entweder einzelne Gruppenmitglieder oder die gesamte Lerngruppe – selbst erlebt haben, sind sie in einer doppelten Rolle angesprochen: als Handelnde in der Situation und – meist – mit zeitlichem Abstand als Beobachter der Situation, der sich im Rückblick mit der Situation auseinandersetzt. Da die Fallakteure auch in der Lernsituation anwesend sind, besteht die Möglichkeit, fehlende Informationen durch Nachfragen zu ergänzen. In der Fallbearbeitung dieser Art geht es immer auch um eine tiefere Einsicht in das eigene Handeln und damit um Förderung der Reflexionsfähigkeit. Fälle, bei denen die Rollen der Fallakteure und der Fallbearbeiter zusammenfallen, werden in der Literatur häufig als Praxisfälle oder Realfälle bezeichnet, und zwar in Abgrenzung zu den Fällen, zu denen die Lernenden keinen unmittelbaren Erfahrungsbezug haben.

Fälle, die auf Ereignisse zurückgehen, in die die Lernenden selbst als Handelnde nicht eingebunden waren, werden in Abgrenzung zu den Praxisfällen oder Realfällen oft als didaktische Fälle oder konstruierte Fälle bezeichnet. Sie werden in der Regel von den Lehrenden für die unterrichtliche Situation ausgewählt und u. U. vor dem Hintergrund curricularer Vorgaben und unterrichtlicher Ziele mehr oder weniger stark bearbeitet, also didaktisch aufbereitet. Meist liegen sie in schriftlich dokumentierter Form vor, weshalb sie manchmal auch als Papierfall oder Textfall bezeichnet werden; jedoch sind auch andere Möglichkeiten der mediendidaktischen Aufbereitung gegeben, etwa als Film, Hörspiel oder Theaterinszenierung. Auch fiktionale Texte – etwa Kurzgeschichten, Romane – können für die Fallbearbeitung im Unterricht genutzt werden. Einmal dokumentiert, können Fälle, an denen die Lernenden nicht beteiligt waren, für unterschiedliche Lerngruppen genutzt werden, während Fälle, die Lernende selbst erlebt haben, von ihrer Einmaligkeit leben und in der gleichen Form nicht wiederkehren.

Betrachtet man einen im Unterricht einzusetzenden Fall unter diesen beiden Perspektiven, der Perspektive der Zielsetzung und der Perspektive der Beziehung der Lernenden zum Fall, ergeben sich nach STEINER (vgl. ebd.) vier verschiedene Grundformen des fallmethodischen Vorgehens, die Lehrenden für die Analyse und Planung fallbezogener Lehr- und Lernprozesse eine wesentliche Hilfestellung leisten. Die vier beschriebenen Grundformen sind als idealtypische Kategorien zu verstehen, viele in der Literatur beschriebene fallbezogene Verfahren sind jedoch einer Kategorie oft nicht klar zuzuordnen, da es sich um Mischformen handelt.

Unterschieden werden können nach dieser Typologie (☞ auch Tab. 3.1):
- Fälle zur Förderung von Problemlösungskompetenz, die nicht auf unmittelbaren Erfahrungen der Lernenden beruhen. STEINER schlägt hierfür die Verwendung des Begriffs „Fallmethode" vor;
- Fälle zur Förderung von Problemlösungskompetenz, die auf unmittelbaren Erfahrungen der Lernenden beruhen. STEINER schlägt hierfür die Verwendung des Begriffs „Einzelfallprojekt" vor;
- Fälle zur Förderung hermeneutischer Kompetenz, die nicht auf unmittelbaren Erfahrungen der Lernenden beruhen. STEINER schlägt hiefür die Verwendung des Begriffs „Falldialog" vor;
- Fälle zur Förderung hermeneutischer Kompetenz, die auf unmittelbaren Erfahrungen der Lernenden beruhen. STEINER schlägt hierfür die Verwendung des Begriffs „Fallarbeit" vor.

Zielsetzung / Beziehung der Lernenden zum Fall	Förderung von Entscheidungs- und Problemlösungskompetenz	Förderung hermeneutischer Kompetenz
kein unmittelbarer Erfahrungsbezug der Lernenden zum Fall	Fallmethode	Falldialog
unmittelbare Beteiligung der Lernenden am Fallgeschehen	Einzelfallprojekt	Fallarbeit

Tab. 3.1: Typologie fallbezogener Methoden, modifiziert nach STEINER.

3.4 Fallgegenstand und Domänenspezifik

Die bisherigen Ausführungen zur Charakterisierung und Typisierung unterschiedlicher fallbezogener Verfahren betrachten den Einsatz von Fällen vorwiegend unter einer didaktischen bzw. methodischen Perspektive, d.h. es wird in erster Linie dargelegt, wozu ein Fall in Lernprozessen eingesetzt wird. Was Gegenstand eines Falles ist, auf welche Inhalte er sich bezieht, ist bislang auf einer eher abstrakten Ebene behandelt worden. Werden Fälle im Bereich der Pflegeausbildungen sowie der Fort- und Weiterbildung eingesetzt, ist jedoch die Beantwortung der Frage unerlässlich, welche konkreten Ereignisse, Gegenstände, Begebenheiten, mentalen Zustände etc. Gegenstände pflegeberuflicher Auseinandersetzung sind.

Berufe übernehmen Aufgaben, die in einer Gesellschaft als wichtig erachtet und die ihnen von der Gesellschaft dauerhaft übertragen werden. Was Gegenstand fallbezogener Auseinandersetzung ist, ist demnach abhängig vom Kompetenzbereich des jeweiligen Berufes. Damit wird eine Situation oder eine Begebenheit erst unter einer berufsspezifischen Perspektive zu einem Fall. Das Helfersystem in Verbindung mit dem institutionellen Kontext des Hilfesystems definiert ein Geschehen oder Ereignis als Fall.

Auf die Frage danach, was im Handlungsfeld beruflich ausgeübter Pflege als Fall – im Sinne der Zuständigkeit der Berufsgruppe – zu verstehen ist, liefern u.a. Pflegewissenschaft und Professionstheorien entsprechende Antworten.

Insbesondere in den handlungsorientierten Professionalisierungspositionen, die sich weniger mit strukturellen Merkmalen eines Berufes im Vergleich mit anderen Berufen auseinandersetzen, sondern die vielmehr Merkmale professionellen Handelns in den Mittelpunkt ihrer Betrachtung stellen, gehört der Fallbezug zu einem der konstitutiven Merkmale.

In der personenbezogenen Dienstleistung Pflege steht die Beziehung zwischen der Pflegeperson und dem Menschen mit Pflegebedarf im Zentrum des beruflichen Handelns. Zur Bewältigung von Pflegesituationen ist nicht allein das Regelwissen professionell Pflegender ausreichend, vielmehr erfordert die konkrete Situation des Menschen mit Pflegebedarf, dessen Wahrnehmung und Deutung der Situation zu erschließen, eine Sensibilität für die Besonderheit des Einzelfalles zu entwickeln und im Spannungsverhältnis von Regelwissen und Einzelfallverstehen die Pflegesituation zu gestalten (vgl. u.a. WEIDNER 1995).

Die Überlegungen zur Domainenspezifik, zum konkreten Handlungsfeld der Pflegeberufe werden im folgenden Kapitel 4 anhand eines systemischen Ansatzes weiter konkretisiert und für die fallbezogene Gestaltung von Lehr- und Lernprozessen in der Pflegebildung genutzt.

4 Ein systemischer Ansatz als Bezugsrahmen für fallbezogene Lehr- und Lernprozesse in der Pflegebildung

4.1	Entstehungshintergrund	42	4.5	Weitere berufsrelevante Situationen 49
4.2	Pflegehandeln in Pflegesituationen	43	4.6	Systemischer Ansatz und fallbezogene Lehr- und Lernverfahren 50
4.3	Das Situationsverständnis im systemischen Ansatz	43		
4.4	Die konstitutiven Elemente einer Pflegesituation	45		

4.1 Entstehungshintergrund

Der systemische Ansatz wurde in seinen Grundzügen 1994 von HUNDENBORN/KREIENBAUM entwickelt, um Strukturen pflegerischen Handelns zu verdeutlichen, und zwar zu einer Zeit, als die pflegetheoretischen Grundlagen in Deutschland erst schwach ausgebildet waren. Knapp ein Jahr später wurde dieser Ansatz in Nordrhein-Westfalen von einer Curriculumkommission für die Entwicklung eines situationsorientierten Curriculums für die Kranken- und Kinderkrankenpflegeausbildung genutzt (vgl. HUNDENBORN/KNIGGE-DEMAL 1998, 15 ff.). In diesem Zusammenhang wurde der Ansatz von HUNDENBORN/KREIENBAUM/KNIGGE-DEMAL um die konstitutiven Elemente einer Pflegesituation weiterentwickelt.

Seitdem wurde er mehrfach zur Bearbeitung curricularer und pflegedidaktischer Fragestellungen im Rahmen unterschiedlicher Projekte genutzt. Hinsichtlich des Einsatzes unterschiedlicher fallbezogener Lehr- und Lernmethoden bietet er eine Orientierungshilfe, die die von STEINER entwickelte und in Kapitel 3 vorstellte Typologie sinnvoll ergänzt, da der systemische Ansatz Gegenstand und Strukturen pflegerischen Handels entsprechend entfaltet.

4.2 Pflegehandeln in Pflegesituationen

Der von HUNDENBORN/KREIENBAUM entwickelte systemische Ansatz geht davon aus, dass sich pflegeberufliches Handeln – verstanden als eine besondere Form sozialen Beziehungshandelns – in Pflegesituationen vollzieht. Dabei wird das Handeln nicht nur durch die Einstellungen, Beweggründe und Interessen der beteiligten Personen bestimmt, sondern auch durch die Situation selbst sowie durch ihre kontextuelle Einbettung, etwa in die Bedingungen des Arbeitsplatzes oder der Institution. Die Institution bestimmt mit ihren spezifischen Zielsetzungen und Aufgabenspektren, mit ihren personellen, wirtschaftlichen und rechtlichen Rahmenbedingungen das Handeln in Pflegesituationen entscheidend mit. Sie ermöglichen oder fördern somit pflegerische Handlungsalternativen in Pflegesituationen, sie können diese aber ebenso erschweren, behindern oder unmöglich machen. Institutionen sind wiederum im Kontext gesamtgesellschaftlicher Ereignisse und Prozesse zu betrachten. Als Einrichtungen der Gesellschaft erfüllen sie in deren Auftrag dauerhaft als bedeutsam erachtete Aufgaben. Auch die Gesellschaft vermittelt so ihre Ansprüche indirekt über die Institutionen an die Pflegenden weiter. Entscheidungen in der Gesellschaft sind wiederum abhängig von dem für diese Gesellschaft geltenden Wertsystem bzw. den gleichzeitig in einer Gesellschaft zur Geltung kommenden unterschiedlichen Wertsystemen. Die Frage beispielsweise, welche Einrichtungen des Pflege- und Gesundheitswesens gefördert werden und in welchem Umfang dies geschieht, wird u.a. vor dem Hintergrund von Wertauffassungen gestellt und beantwortet (vgl. HUNDENBORN/KNIGGE-DEMAL 1998: 15ff).

4.3 Das Situationsverständnis im systemischen Ansatz

Dem systemischen Ansatz liegt ein Situationsverständnis zugrunde, wie es dem im Symbolischen Interaktionismus vergleichbar ist. Danach besteht eine Gesamtsituation immer aus objektiven und subjektiven Anteilen, die in die Situationsdefinition einfließen. Das Handeln von Menschen in Situationen ist nun in hohem Maße davon abhängig, wie sie die Situation deuten. Damit nehmen auf das Handeln in Situationen nicht nur die objektiven Situationsfaktoren oder -bedingungen Einfluss, sondern ebenso die subjektiven Wahrnehmungen, die Situationsdeutungen, die Zuschreibungen, die Empfindungen und das Erleben der in der Situation Handelnden. In seiner Didaktik der Erwachsenenbildung geht KAISER (1985: 29ff.) von einem vergleichbaren Situationsverständnis und Handlungsverständnis aus. Nach KAISER handeln Menschen immer in einmaligen konkreten Situationen, ihr Handeln ist gebunden an die Situation und abhängig von deren Besonderheit, von deren Eigenart und von ihren Anforderungen (vgl. HUNDENBORN/KNIGGE-DEMAL ebd.). Situationen werden nach KAISER verstanden als „‚Orte', an denen menschliche Handlungsfähigkeit eingefordert ist, an denen sie sich äußert, an denen sie sich bewährt oder scheitern kann" (ebd.: 35).

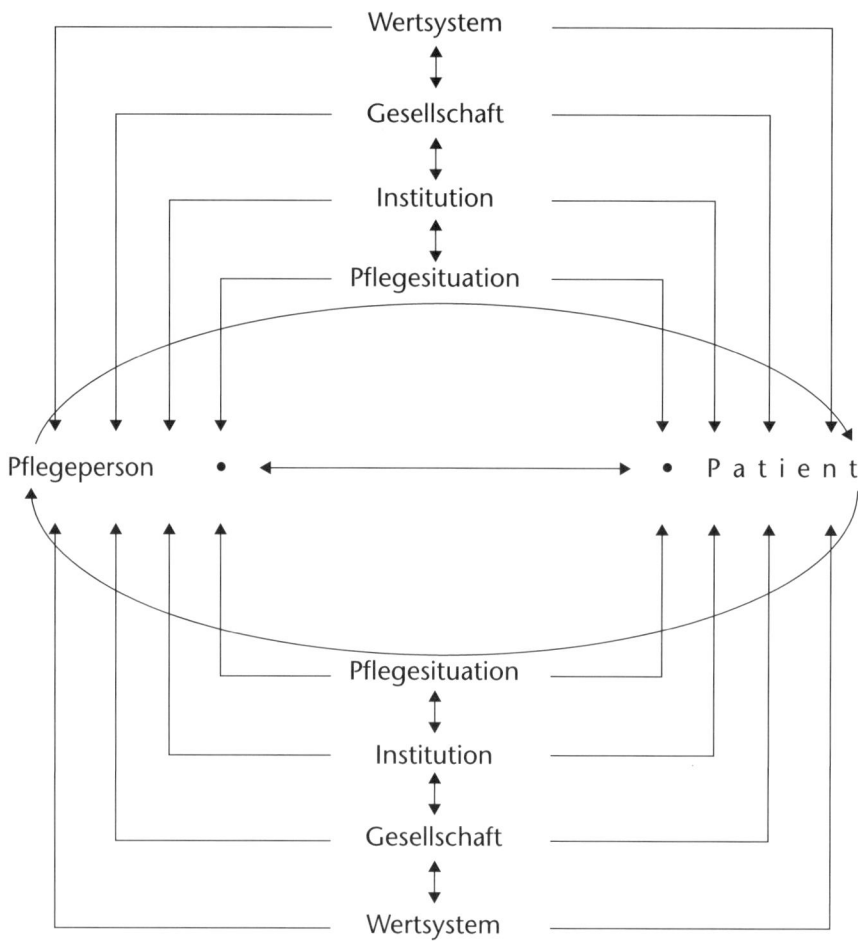

Abb. 4.1: Der systemische Ansatz von Pflege von HUNDENBORN/KREIENBAUM 1994.

Dabei sind die Situationen nach KAISER „in ihren typischen Strukturen ‚objektiv'" (ebd.: 37) „Sie sind für die Mitglieder einer Gesellschaft oder eines ihrer Subsysteme verbindlich, sie bestehen unabhängig von ihnen in dem Sinn, dass sie zeitlich vor dem einzelnen da sind, der sich in Sozialisationsprozessen das Wissen um die für ihn relevanten Situationen aneignen muss und im Handeln an vorgefundenen Situationsbedingungen auch scheitern kann. Sie sind jedoch nicht unabhängig derart, dass sie ‚an sich' bestehende Strukturen darstellten, bei denen den Individuen nichts anderes übrig bleibe, als sich ihnen an- und einzupassen. Diese Sicht verkennt den Vorgang gesellschaftlicher (Neu-)Konstruktion, der im Handeln von Individuen immer mit abläuft. Die Charakterisierung sozialer Situationen als objektiv unterstreicht die Tatsache, dass sich das Individuum beim Handeln an vorfindlichen Gegebenheiten ausrichten, sie in ihrem Zusammenhang und in ihrer Wirkung kennen muss, um erfolgreich handeln zu können. Die

Situation in ihren objektiven Aspekten zu sehen, verlangt daher vom einzelnen ein hohes Maß an allgemeinen Kenntnissen und Einsichten in ihren Aufbau und den Zusammenhang ihrer einzelnen Momente." (ebd.)

Wenngleich Situationen immer einmalig und einzigartig sind, gibt es dennoch etwas Wiederkehrendes und Gemeinsames, das es ermöglicht, Situationen miteinander zu vergleichen und hierüber Situationstypen zu identifizieren. KAISER bezeichnet diese immer gleichen Merkmale einer Situation als „Rollenstruktur", „Handlungsmuster", „Situationszweck" und „Ausstattung". Diese allgemeinen Merkmale sind in jeder Situation gegeben; sie können jedoch in vielfältigen unterschiedlichen Ausprägungen vorkommen. Damit verändern sich der Situationstypus und auch die Erwartungen an die in der Situation Handelnden sowie deren Möglichkeiten, in der Situation zu agieren. Aber auch innerhalb des jeweiligen Situationstypus bleibt die einzelne konkrete Situation immer mehrdeutig, so dass unterschiedliche Handlungsmöglichkeiten gegeben sind (vgl. HUNDENBORN/KNIGGE-DEMAL ebd.).

„Situationen sind in ihrer Konstellation, in ihre Verflochtenheit mit anderen Situationen, in den Möglichkeiten des Handelns und den zu treffenden Entscheidungen vielfältig, aspektreich, mehrdeutig (es gibt nicht die eine, richtige, mit Notwendigkeit zu erfolgende Handlung). Das Handeln in Situationen beruht auch nicht auf ausnahmslos geltenden Gesetzen, sondern auf Wahrscheinlichkeiten, auf Zufälligkeiten. Vom Handelnden erfordert dies die Abwägung verschiedener möglicher Gesichtspunkte, unter denen die Situation betrachtet werden kann, das Erfassen der Aspektvielfalt einer Situationskonstellation, die Aktivierung unterschiedlichen situationsspezifischen Wissens. ... Häufig werden diese situationsbezogenen Leistungen abgekürzt erbracht, wenn Situationen routinemäßig zu bewältigen sind. Aber sobald die Routine zum Handeln nicht mehr hinreicht, muss sich der Mensch in der oben beschriebenen Weise explizit auf die Situation richten" (ebd.: 43).

4.4 Die konstitutiven Elemente einer Pflegesituation

Fragt man in Anlehnung an KAISER nach den allgemeinen Merkmalen einer Pflegesituation, so lassen sich die folgenden fünf Merkmale als konstitutiv ausmachen: Der Pflegeanlass, das Erleben und Verarbeiten, die Interaktionsstrukturen, die Institution und der Pflegeprozess. Diese kommen in jeder Pflegesituation zur Geltung und sind als Einflussgrößen auf das pflegerische Handeln anzusehen, die entsprechende Handlungsmöglichkeiten erst eröffnen oder fördern, die sie aber auch einschränken oder behindern können. Die Abbildung 4.2 ist auf Abbildung 4.1 bezogen und differenziert den inneren Systemkreis der Pflegesituation. Unter analytischen Gesichtspunkten werden die konstitutiven Elemente einzeln vorgestellt; in Pflegesituationen sind sie jedoch nicht als voneinander unabhängig zu betrachten, sondern stehen vielmehr in einer vernetzten Beziehung und wechselseitigen Abhängigkeit zueinander (vgl. HUNDENBORN/KNIGGE-DEMAL ebd.).

Hiernach sind zum einen die Pflegeanlässe als relevante Einflussgrößen auf das Handeln in Situationen anzusehen. Pflegeanlässe werden verstanden als die

4 Ein systemischer Ansatz als Bezugsrahmen für fallbezogene Lehr- und Lernprozesse

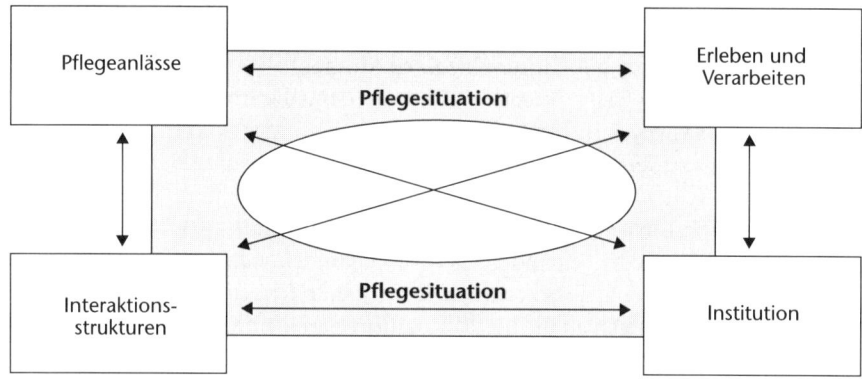

Abb. 4.2: Konstitutive Merkmale einer Pflegesituation (HUNDENBORN/KREIENBAUM/KNIGGE-DEMAL 1996).

Erfordernisse, die berufliches Pflegehandeln notwendig machen. Neben Pflegeanlässen, die sich aus akuten und chronischen Krankheiten, aus Unfallereignissen und aus Behinderungen ergeben, gehört hierzu auch der besondere Pflegebedarf, der sich – teils unabhängig von Krankheit, teils hiermit einhergehend – in besonderen Lebens- und Entwicklungsphasen ergibt, beispielsweise der im Alter häufig entstehende oder zunehmende Pflegebedarf durch Nachlassen normaler Lebensfunktionen, der Pflegebedarf eines gesunden Neugeborenen oder der besondere Pflegebedarf im Zusammenhang mit Schwangerschaft, Geburt und Wochenbett. Die Pflegeanlässe sind als quasi objektive Perspektive auf die Pflegesituation zu verstehen. Um bezüglich der Anforderungen, die sich aus den Pflegeanlässen ergeben, angemessen handeln zu können, benötigen Pflegende u.a. folgende Kompetenzen:

- Bedeutsame Veränderungen der gesundheitlichen Situation erkennen, dokumentieren und weiterleiten
- In Notfallsituationen Handlungsbedarf und Ressourcen rasch aufeinander abstimmen
- Komplikationen und potentielle Probleme verhindern oder frühzeitig erfassen
- Das Maß an möglicher Eigenaktivität und notwendiger Unterstützung der jeweiligen Situation anpassen (vgl. ebd.).

Neben der objektiven Perspektive auf die Pflegesituation ist stets auch die subjektive Perspektive von entscheidender Bedeutung. Diese wird im systemischen Ansatz über das konstitutive Merkmal „Erleben und Verarbeiten" angesprochen. Hier spielen die subjektiven Deutungen, die Erlebnisweisen und Zuschreibungen, die Prozesse des Erlebens, Verarbeitens, der Krankheits- und Krisenbewältigung eine bedeutsame Rolle. Pflegesituationen sind stets aus diesen beiden Perspektiven zu betrachten. Um die subjektive Sicht der Menschen mit Pflegebedarf nachempfinden zu können, benötigen Pflegende vor allem hermeneutische Kompetenz, die sich in folgenden Kompetenzen beispielhaft konkretisieren lässt:

4.4 Die konstitutiven Elemente einer Pflegesituation

- Menschen mit Pflegebedarf ihre Situationsdeutung aussprechen lassen und ihre Sichtweise nachvollziehen
- Menschen mit Pflegebedarf eine Deutung ihres Zustandes anbieten und Interventionen erklären
- Gefühls- bzw. Emotionsarbeit in Verarbeitungs- und Bewältigungsprozessen sensibel einsetzen (vgl. ebd.).

Aber nicht nur die subjektiven Situationsdeutungen durch die Menschen mit Pflegebedarf und ihre Bezugspersonen sind für das Handeln in Pflegesituationen von Bedeutung, sondern ebenso die Situationsdeutungen durch die professionellen Akteure. Ihre Gestimmtheiten, ihre Vorlieben und Abneigungen, ihre Möglichkeiten, belastende Situationen zu bewältigen, sind von gleichrangigem Interesse, wenn man die pflegerische Beziehung als Beziehung zwischen zwei handelnden Subjekten versteht. Aus dieser Sicht spielen Kompetenzen, die sich auf das reflexive Betrachten des eigenen Erlebens und seiner Konsequenzen für das Handeln beziehen, eine besondere Rolle, die nachstehend wiederum beispielhaft konkretisiert werden:

- Eigene Belastungsgrenzen aufmerksam wahrnehmen und entsprechende Entlastungs- und Hilfsangebote suchen bzw. annehmen
- Konflikt- und Dilemmasituationen ethisch reflektieren und Verantwortung übernehmen
- In bedrohlichen Situationen die eigene Fassung bewahren oder wiederherstellen (vgl. ebd.).

Die pflegerische Beziehung bleibt hinsichtlich ihrer Interaktionsstruktur in der Regel nicht auf die Zweierinteraktion beschränkt. Vielmehr sind sowohl die Pflegepersonen als auch die Menschen mit Pflegebedarf in vielfältige Interaktionsgefüge eingebunden. Beispielhaft wird dies anhand Abbildung 4.3 verdeutlicht, die auf Abbildung 4.2 bezogen ist und das konstitutive Element der Interaktion weiter ausdifferenziert:

So spielt auf Seiten der Pflegeperson ihre Einbindung in die eigene Berufsgruppe ebenso eine Rolle wie die Zusammenarbeit mit anderen Berufsgruppen. Auf Seiten der Menschen mit Pflegebedarf ist deren Einbindung in unterschiedlich komplexe Bezugssysteme – Angehörige, Freunde, Nachbarn etc. – von Bedeutung. Interaktionskonstellationen in Pflegesituationen sind demnach oft äußerst komplex. Vielfältige Perspektiven, Situationsdeutungen, Handlungslogiken und Erwartungen sind wechselseitig aufeinander zu beziehen, und gemeinsame Handlungspläne sind auszuhandeln. In diesem Zusammenhang benötigen Pflegende u. a. folgende Kompetenzen:

- Professionelle Beziehungen aufbauen, erhalten und beenden
- Unterschiedliche Sichtweisen und Handlungslogiken der professionellen Akteure verstehen und in der Gestaltung des Pflegeprozesses aufeinander abstimmen
- Die Notwendigkeit von Arbeitsteiligkeit akzeptieren sowie durch intra- und interprofessionelle Kooperation und Koordination deren Gefahren minimieren

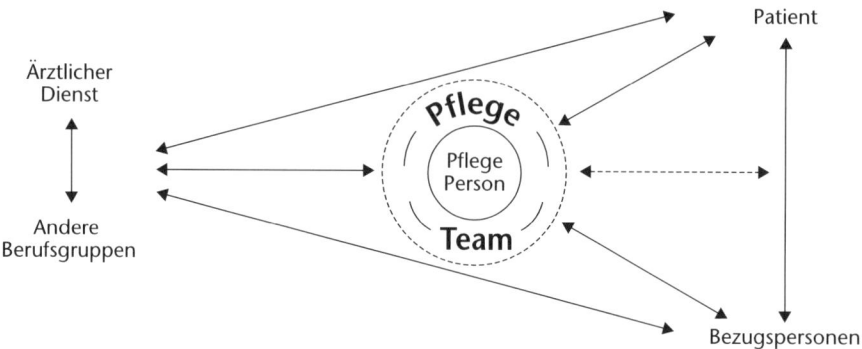

Abb. 4.3: Interaktionskonstellationen in Pflegesituationen (HUNDENBORN/KREIENBAUM 1995).

- Soziale Konflikte erkennen, analysieren und konstruktiv bewältigen
- Eigene Standpunkte begründen und argumentativ vertreten (vgl. ebd.).

Pflegehandeln in Pflegesituationen kann nie unabhängig vom institutionellen Kontext betrachtet werden. Mit ihren Zielsetzungen und Prioritäten, mit ihren Aufgabenschwerpunkten und ihren Rahmenbedingungen bestimmt die Institution die Handlungsalternativen in einer Pflegesituation entscheidend mit. Pflegende müssen demnach in der Lage sein, den fördernden oder hemmenden Einfluss institutioneller Rahmenbedingungen auf ihre Handlungsalternativen einzuschätzen, realistische Veränderungsmöglichkeiten zu erwägen und die konkret gegebenen Möglichkeiten dem Wünschenswerten unterzuordnen. Hierzu werden also u.a. folgende Kompetenzen benötigt:

- Zielsetzungen, Prioritäten und Rahmenbedingungen der Institution in ihrem Einfluss auf und ihren Konsequenzen für das Pflegehandeln einschätzen
- Pflegerische Handlungsalternativen auf institutionelle Rahmenbedingungen abstimmen
- Institutionelle Veränderungsprozesse initiieren und mit gestalten (vgl. ebd.).

Neben diesen vier materialen Elementen einer Pflegesituation – dem Pflegeanlass, dem Erleben und Verarbeiten, den Interaktionsstrukturen und der Institution – kommt ein fünftes, nicht in der Abbildung 4.3 dargestelltes – Element als formales Element zum Tragen: der Pflegeprozess. Das Handeln der Pflegepersonen in der Pflegesituation entspricht in seiner formalen Struktur einer spezifischen Schritt- bzw. Phasenfolge von Einschätzung, Planung, Durchführung und Beurteilung. Ein situatives Vorgehen im Sinne des Pflegeprozesses fordert von der Pflegeperson u.a. folgende Kompetenzen:

- Die Pflegediagnostik auf objektive und subjektive Situationsfaktoren stützen
- Im Dialog mit dem zu pflegenden Menschen und seinen Bezugspersonen ein pflegerisches Angebot entwickeln, das sowohl (pflege-)wissenschaftlichen Erkenntnissen als auch den Bedürfnissen des zu Pflegenden entspricht
- Das pflegerische Angebot realisieren und dabei an situative Veränderungen anpassen

- Die Wirksamkeit pflegerischer Interventionen vor dem Hintergrund ausgewiesener Bewertungskriterien gemeinsam mit den Betroffenen evaluieren und notwendige Veränderungen vornehmen (vgl. ebd.).

4.5 Weitere berufsrelevante Situationen

Bislang wurden mit Hilfe des systemischen Ansatzes Pflegesituationen im engeren Sinne beschrieben, d. h. solche berufsrelevanten Situationen, in denen das Handeln der Pflegeperson unmittelbar auf die Gestaltung der pflegerischen Beziehung ausgerichtet ist. Das berufliche Handeln von Pflegenden bleibt jedoch nicht auf solche Situationen beschränkt. Vielmehr werden Pflegende auch in anderen Rollen und auf anderen Systemebenen unmittelbar zum Handeln aufgefordert. So fordert die Ausbildungs- und Prüfungsverordnung für die Berufe in der Krankenpflege (KrPflAPrV) im Zusammenhang mit den Themenbereichen 10 „Berufliches Selbstverständnis entwickeln und lernen, berufliche Anforderungen zu bewältigen" und 11 „Auf die Entwicklung des Pflegeberufs im gesellschaftlichen Kontext Einfluss nehmen" eine kritische Auseinandersetzung mit dem eigenen Lernprozess sowie mit Krisen und belastenden Situationen. Die Perspektive wird hierbei erkennbar ausgerichtet auf die Lernenden in anderen Rollen als der einer Pflegefachkraft. So geht es etwa darum, Lernsituationen bewusst wahrzunehmen und zu gestalten oder darum, berufliche Identität als Pflegende aufzubauen und sich als Mitglied einer Berufsgruppe zu verstehen. Darüber hinaus wird erwartet, dass die Lernenden einen Beitrag zur Weiterentwicklung des Berufes leisten. Diese Handlungsanforderungen ergeben sich in der Regel nicht unmittelbar auf der Ebene der Pflegesituation, sondern auf gesellschaftlicher Ebene, auf der dann auch die entsprechenden Handlungsalternativen liegen. Hier wird historisches und politisches Bewusstsein eingefordert und ein entsprechendes Agieren in politischen und berufspolitischen Situationen, wenn es etwa darum geht, die Position der Berufsgruppe auf gesellschaftlicher Ebene durch das Abfassen einer Stellungnahme zu einem Gesetzentwurf zu vertreten.

Vergleichbare berufliche Handlungsfelder werden in der Ausbildungs- und Prüfungsverordnung für den Beruf der Altenpflegerin und des Altenpflegers (AltPflAPrV) in den Lernfeldern des Lernbereichs 4 „Altenpflege als Beruf" angesprochen.

Es ist deshalb sinnvoll, in Aus-, Fort- und Weiterbildungsprozessen der Pflegeberufe fallbezogene Methoden nicht ausschließlich zur Förderung von Kompetenzen einzusetzen, die unmittelbar in der Pflegesituation benötigt werden, sondern auch andere berufsrelevante Situationen, etwa gesellschaftliche oder politische Konfliktsituationen, in denen Pflegende als Mitglieder einer Berufsgruppe gefragt sind, mit Hilfe von Fällen zu bearbeiten oder für ein tiefergehendes Situationsverstehen zu erschließen.

4.6 Systemischer Ansatz und fallbezogene Lehr- und Lernverfahren

Pflegehandeln in Pflegesituationen erfordert stets die Berücksichtigung beider Perspektiven, die objektive Seite der Pflegeanlässe sowie die subjektive Seite der Situationsdeutungen durch die Betroffenen. Die Verschränkung beider Sichtweisen begleitet alle Phasen des Pflegeprozesses. Dabei werden für die objektive Seite der Situation jedoch andere Herangehensweisen und Verfahren benötigt als für die subjektive Seite der Situation.

Auf der einen Seite wird von Pflegenden verlangt, dass sie den Menschen objektivierend betrachten, indem sie beispielsweise pflegerelevante Phänomene oder Symptome aufmerksam wahrnehmen und beobachten. Hierzu werden Wahrnehmungs- und Beobachtungsfähigkeiten gefordert, verbunden mit Analyse-, Entscheidungs- und Problemlösungskompetenz. Es wird von ihnen erwartet, dass sie durch aktives und häufig zügiges Eingreifen in eine problematische Situation diese angemessen bewältigen. Pflegerische Leistungen, die in diesem Zusammenhang erbracht werden, sind häufig technisch akzentuiert, messbar und quantifizierbar.

Auf der anderen Seite sollen Pflegende den Menschen mit Pflegebedarf in seiner Situation als individuell und einzigartig betrachten, d.h. sie sollen Sensibilität für die Besonderheit des Einzelfalles zeigen. Dies erfordert ein tiefergehendes Verständnis für die Situation, für die Sicht- und Erlebensweisen anderer Menschen, verbunden mit der Fähigkeit, erzählen lassen und zuhören zu können.

Im konkreten Pflegehandeln wird von den Pflegenden beides – und zwar oft gleichzeitig – verlangt. Pflegende müssen unterschiedliche und divergierende Handlungslogiken miteinander vereinbaren: Beobachten und Verstehen, Analysieren und Deuten, Zupacken und Zulassen, Rationalität und Emotionalität. In der professionstheoretischen Diskussion wird dieser Zusammenhang als Strukturdilemma des Pflegeberufs bezeichnet (vgl. HÖPPNER 2004: 22 f.). Nach HÖPPNER sind diese unterschiedlichen Handlungslogiken beide in letzter Konsequenz im konkreten Alltag des Pflegehandelns noch nicht ausreichend professionell. Dies führe dementsprechend zu unbefriedigenden Ergebnissen für alle Beteiligten. Eine Betonung des Verstehens, des Emotionalen führe leicht zu einer Überidentifizierung mit dem Leidenden. Eine Betonung des Erklärens, des Rationalen führe dagegen zu einer technokratischen Versorgungsmentalität (vgl. ebd.).

Bezogen auf den Einsatz fallbezogener Lehr- und Lernverfahren in der Pflegebildung lässt sich hieraus folgendes schließen: Die unterschiedlichen von STEINER entwickelten Falltypen werden gleichermaßen für die Förderung professioneller Handlungskompetenz benötigt. Eine Beschränkung auf die objektive wie auf die subjektive Seite vernachlässigt die jeweils andere Sichtweise und führt zu entsprechender Einseitigkeit in der Ausbildung.

Zur Förderung von Analyse-, Entscheidungs- und Problemlösungskompetenzen, die für die objektive Seite der Pflegeanlässe von besonderer Bedeutung sind, ist die Einsatz folgender Falltypen geeignet (☞ 3.3):

4.6 Systemischer Ansatz und fallbezogene Lehr- und Lernverfahren

- Die Fallmethode und das Einzelfallprojekt. Hierbei handelt es sich um Fälle, die vom Lernenden ein aktives Eingreifen in die Situation erfordern und damit eine Veränderung der Situation bewirken. Bei der Fallmethode beruht der zugrunde liegende Fall nicht auf unmittelbaren Erfahrungen der Lernenden, während bei der Einzelfallmethode Fallakteure und Fallbearbeiter identisch sind.

Zur Förderung hermeneutischer, empathischer Kompetenz, die für die subjektive Seite des Erlebens und Verarbeitens von besonderer Bedeutung sind, eignen sich folgende Falltypen:

- Der Falldialog und die Fallarbeit. Hierbei handelt es sich um Fälle, die vom Lernenden ein vertieftes Verständnis für die Situation erfordern, die Verstehensleistungen fördern und Deutungsmöglichkeiten erweitern sollen. Während beim Falldialog der zugrunde liegende Fall nicht auf den unmittelbaren Erfahrungen der Lernenden beruht, sind bei der Fallarbeit Fallakteure und Fallbearbeiter identisch.

	Fallmethode	Einzelfall-projekt	Falldialog	Fallarbeit
Pflegeanlass	x	x		
Erleben und Verarbeiten			x	x
Interaktion			x	x
Institution	x	x		
Pflegeprozess				
• als Problemlösungsprozess	x	x		
• als Beziehungsprozess			x	x

Tab. 4.4: Zusammenhang zwischen der Falltypologie von STEINER und den konstitutiven Elementen einer Pflegesituation von HUNDENBORN/KREIENBAUM/KNIGGE-DEMAL.

Für den Lernprozess bieten somit die einzelnen Falltypen eine Möglichkeit, verschiedene – in einer Pflegesituation oft gleichzeitig benötigte Kompetenzen – gezielt anzubahnen, zu fördern und weiterzuentwickeln. Dabei können die konstitutiven Elemente einer Pflegesituation sowie die Elemente anderer berufsrelevanter Situationen eine Orientierungsgrundlage darstellen, um wichtige Aspekte pflegerischer Handlungsfelder angemessen im Ausbildungsprozess zu berücksichtigen.

5 Fallbezogene Verfahren zur Förderung von Problemlösungskompetenz

5.1	Hintergründe und Zielsetzungen 53	5.2.5	Aktions- und Sozialformen im fallmethodisch gestalteten Lehr- und Lernprozess – Methodische Anregungen 87
5.2	Die Fallmethode als Lehr- und Lernverfahren 56	5.3	Das Einzelfallprojekt als Lehr- und Lernverfahren 90
5.2.1	Anforderungen an einen Fall ... 56	5.3.1	Die Bedeutung von implizitem Wissen und Reflexivität für das professionelle Handeln 90
5.2.2	Die Fallvarianten – Kein Fall wie der andere 68		
5.2.3	Exkurs: Fallvarianten und Pflegeprozess – Analogie zweier Verfahren 74	5.3.2	Methodische Anregungen zur Gestaltung des Lernprozesses .. 92
5.2.4	Ablauf des Lehr- und Lernprozesses 76		

In Kapitel 3 wurde eine auf STEINER zurückgehende Typologie fallbezogener Methoden vorgestellt. Dieser folgend werden in diesem Kapitel Verfahren vorgestellt, die in Lehr- und Lernprozessen eingesetzt werden, um die Problemanalyse- und Problemlösungskompetenz von Lernenden zu fördern.

Dabei werden in Kapitel 5.2 solche Verfahren dargestellt, bei denen Lernende an der dem Fall zugrunde liegenden Situation nicht selbst beteiligt waren. Die Lernenden treten demnach als an der Situation Unbeteiligte an den Fall heran. Die Rollen der Fallakteure und der Fallbearbeiter bleiben getrennt. Meist wählen in solchen Verfahren die Lehrenden die zu bearbeitenden Fälle aus, nachdem das zugrunde liegende Material in aller Regel von ihnen in unterschiedlichem Ausmaß didaktisch bearbeitet wurde. Diese Verfahren werden unter Bezugnahme auf die von STEINER entwickelte Typologie als *Fallmethode* bezeichnet. Sie werden in Kapitel 5.2 näher dargestellt.

Fallbezogene Verfahren, die ebenfalls zur Förderung von Problemanalyse- und Problemlösungskompetenz eingesetzt werden, an denen jedoch die Lernenden selbst unmittelbar beteiligt waren, werden der Typologie von STEINER folgend als *Einzelfallprojekt* bezeichnet. Die Rolle der Fallakteure und der Fallbearbeiter fallen zusammen. Die Fallbearbeiter greifen in eine Problemsituation ein, in die sie selbst involviert sind. Dieses Verfahren wird in Kapitel 5.3 näher dargestellt.

5.1 Hintergründe und Zielsetzungen

Beide in diesem Kapitel vorgestellten Typen fallbezogener Methoden basieren maßgeblich auf der Vorstellung, dass Menschen in unterschiedlich komplexen Problem- bzw. Entscheidungssituationen gefordert sind. Probleme werden hierbei üblicherweise als Abweichung eines gegebenen Zustandes gegenüber einem wünschenswerten Zustand betrachtet. Abweichungen eines vorfindbaren Zustandes von einem als normal definierten Zustand werden im naturwissenschaftlich-erklärenden Ansatz auf eine oder mehrere Problemursachen zurückgeführt. Eine befriedigende Problemlösung ist dadurch gekennzeichnet, dass es gelingt, die Ursache bzw. die Ursachen eines Problems zu eruieren, um dann durch Ausschalten bzw. Beheben der Ursachen das Problem kausal lösen zu können. Probleme, deren Ursachen nicht gefunden bzw. nicht behoben werden können, sind nicht in dieser Weise zufrieden stellend zu bewältigen. Hier greifen dann Problemlösungen, die auf eine Abmilderung des Problems und seiner Folgeprobleme ausgerichtet sind.

Problemanalyse- und -lösungskompetenz beziehen sich auch auf den Bereich potentieller Probleme. Hier geht es darum, Risikofaktoren, die das Entstehen eines Problems begünstigen, zu identifizieren und durch Ausschalten oder Minimierung der Risikofaktoren ein potentielles Problem nicht zu einem manifesten Problem werden zu lassen bzw. die bestehende Gefährdung zu reduzieren.

Entscheidungen fallen nicht nur in solchen Situationen an, die als problematisch zu bezeichnen sind, sondern – etwa im Sinne einer Entwicklung oder Optimierung der Ausgangssituation – zu Entscheidungen herausfordern.

Im erklärend-logisch-analytischen Interpretationsansatz von Situationen werden Probleme ursächlich begründet, Problemanalyse und -lösung sowie Entscheidungen basieren auf rational begründbaren, logischen Argumenten. Handlungstheorien des rationalen Typus basieren auf diesem Verständnis. Menschliches Handeln wird hier als planvoll, zielgerichtet, konsistent und rational begründet und damit dem intersubjektiven Diskurs zugänglich aufgefasst. Auch die Entscheidungstheorien beschäftigen sich mit der Rationalität menschlicher Entscheidungen. Komplexe Entscheidungsprozesse werden über entscheidungsanalytische Verfahren, in denen weitgehend rational begründete Kriterien eine Rolle spielen, transparent und objektivierbar gemacht. Auf diese Weise sollen komplexe Entscheidungen besser nachvollzogen werden können. Darüber hinaus sollen durch die analytische Betrachtung komplexer Entscheidungsprozesse die Risikobereiche einer Entscheidung deutlich werden. Diesen wird dann im Bereich der Analyse potentieller Probleme entsprechende Aufmerksamkeit gewidmet, um die Realisation einer getroffenen Entscheidung nicht zu gefährden.

Die in diesem Kapitel dargestellten Verfahren fallmethodischen Vorgehens betonen demnach die logisch-analytischen, rationalen Kompetenzaspekte menschlichen Handelns, die mit den hier eingesetzten Verfahren entsprechend gefördert werden sollen. RAVEN spricht in seinen Professionalisierungsüberlegungen von der „Logik des Kopfes" (☞ Kap. 2.2).

In der Literatur werden unterschiedliche Problemtypen oder Problemarten voneinander unterschieden. Beispielhaft wird an dieser Stelle auf die Ausführungen von AEBLI zurückgegriffen (RIEDEL 2004: 32f.). AEBLI unterscheidet drei Grundtypen von Problemen. Problemhaltige Situationen können demnach durch folgende Sachverhalte gekennzeichnet sein.

- **Lücken:** Eine Situation oder die einem Menschen zur Verfügung stehenden Handlungsmuster weisen unverbundene Stellen bzw. Lücken auf. Der mit der Situation befasste Mensch erkennt entweder die Zusammenhänge nicht, die in der Situation gegeben sind, obwohl er einen entsprechenden Zusammenhang vermutet. Es kann sich aber auch um solche Situationen handeln, für die der Betreffende keine Handlungsstrategien zur Verfügung hat, weil er bislang noch nicht mit einem ähnlichen Problem konfrontiert wurde. Problemlösung ist diesem Falle darauf ausgerichtet, bestehende Lücken zu schließen, entweder in der Interpretation der Situation oder im eigenen Handlungsrepertoire.
- **Widersprüche:** Widersprüche ergeben sich in Situationen, in denen verschiedene Aussagen über den gleichen Sachverhalt getroffen werden, die logisch unvereinbar sind oder scheinen. Weiterhin können sich Widersprüche ergeben, wenn Lernende einer im Fall geschilderten Situation kritisch gegenüber stehen und eine eigene Position beziehen wollen oder sollen, wie dies etwa beim Einsatz eines Kritik- oder Beurteilungsfalls gefordert ist. Problemlösung in als widersprüchlich empfundenen Situationen ist darauf ausgerichtet, Widersprüche aufzulösen, zu minimieren oder aufzuklären.
- **Kompliziertheit** oder **Komplexität:** Auch Situationen, die durch hohe Komplexität gekennzeichnet sind, werden von Menschen als problematisch aufgefasst. Problemlösung ist hier darauf ausgerichtet, bestehende Komplexität zu reduzieren. Wird etwa ein Fall mit Hilfe einer ausgewählten Pflegetheorie oder eines anderen Bezugsmodells analysiert, erfolgt über diesen Weg automatisch eine Komplexitätsreduktion der dem Fall zugrunde liegenden Ausgangssituation. Das Komplexitätskriterium als Kennzeichen für problemhaltige Situationen wird auch von vielen anderen Autoren aufgegriffen. Darüber, wie komplex eine Situation sein muss, damit von einem Problem gesprochen werden kann, herrschen allerdings unterschiedliche Auffassungen. So wurde im LOS-Forschungsprojekt eine Typologie fallbezogener Aufgabenstellungen entwickelt, bei der auch schon dann von einem Problem gesprochen wird, wenn die Entscheidungsfindung lediglich zwei Alternativen eröffnet, von denen eine richtig ist, oder die Problembearbeitung zwei Variablen beinhaltet, deren Zusammenhänge bekannt sind (FRIEDE o.J.). STEINER schlägt unter Bezugnahme auf SANDKÜHLER die klare Unterscheidung zwischen Aufgabe und Problem vor (2004: 28). Von einem Problem soll nur dann gesprochen werden, wenn für die Problemlösung kein Algorithmus eingesetzt werden kann, d.h. wenn sich die Problemlösung nicht nach einem festgelegten, invariablen Schema vollzieht. In einem solchen Falle solle besser der Begriff der Aufgabe verwendet werden. Bei einer Aufgabe sind die Methoden zur Bewältigung also bekannt. Bei einem Problem muss der Lösungsweg erst entdeckt bzw. entwickelt werden. STEINER weist jedoch auf die wichtige Unterscheidung hin, dass für den Lernenden eine Ausgangssituation sehr wohl ein Problem darstellen kann, während sie für die Lehrenden, denen die Methoden der Bewältigung bereits bekannt sind, lediglich eine Aufgabe darstellen.

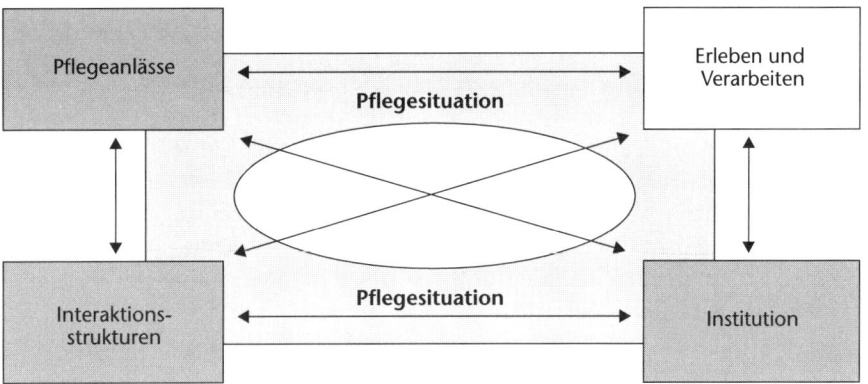

Abb. 5.1: Schwerpunkte fallbezogener Verfahren zur Förderung von Problemlösungskompetenz auf der Grundlage des systemischen Ansatzes von HUNDENBORN/KREIENBAUM/KNIGGE-DEMAL.

Die hier vorgenommenen Differenzierungen zu unterschiedlichen Problemtypen und ihren Kennzeichen spielen in den weiteren Ausführungen dieses Kapitels u.a. bei den Fallvarianten, bei den an einen Fall zu knüpfenden Aufgabenstellungen sowie bei den Anforderungen an einen Fall eine entscheidende Rolle und werden in diesen Zusammenhängen entsprechend aufgegriffen.

Werden fallbezogene Verfahren zur Förderung von Problemlösungskompetenz in der Pflegebildung eingesetzt, so ist die Frage zu stellen, in welchen Bereichen der Pflegepraxis naturwissenschaftlich-analytische Erklärungsansätze zur Bewältigung von Pflegesituationen erforderlich sind. Die Klärung dieser Frage ist notwendig, damit der Gegenstand der den Fällen zugrunde liegenden Problemsituationen festgelegt werden kann, der dann sowohl die Auswahl des Fallmaterials als auch die didaktische Aufbereitung durch die Lehrenden leitet. Eine Antwort auf diese Fragen geben die Ausführungen in den Kapiteln 2.2.2, 2.3.3 sowie in Kapitel 4. Anhand des in Kapitel 4 dargelegten systemischen Ansatzes stellen sich die Schwerpunkte der in diesem Kapitel vorgestellten Falltypen wie folgt dar (☞ Abb. 5.1): Der Fokus problemlösender Vorgehensweisen in Pflegesituationen liegt auf der „objektiven" Seite der Situation. Damit spielen in erster Linie die Pflegeanlässe eine Bedeutung, die von den Pflegenden eine distanzierte, analytische Einschätzung des Pflegebedarfs sowie eine Entscheidung über entsprechende Pflegeinterventionen einfordern. Der Pflegeprozess wird unter der Perspektive eines Problemlösungsprozesses eingesetzt. Darüber hinaus können auch Interaktionskonstellationen in der Pflege – etwa die Zusammenarbeit zwischen beruflich Pflegenden und Ärzten oder die Zusammenarbeit mit Bezugspersonen – einer analytisch-erklärenden Betrachtung unterzogen werden. Ebenso können Rahmenbedingungen auf unterschiedlichen Ebenen (institutionelle, rechtliche, gesellschaftliche Rahmenbedingungen) daraufhin analysiert werden, in welcher Weise sie pflegerische Handlungsalternativen ermöglichen und fördern bzw. begrenzen oder gar verhindern. Auch in solchen Fällen wird die Frage nach Ursache-Wirkungs-Beziehungen gestellt, und diese Fragen können zum Gegenstand fallbezogener Verfahren werden, die insgesamt der Förderung von Problemlösungs- und Entscheidungskompetenz dienen.

5.2 Die Fallmethode als Lehr- und Lernverfahren

Unter einer Fallmethode wird ein Lehr- und Lernverfahren verstanden, mit dem Lernende in ihrer Problemlösungskompetenz gefördert werden sollen (☞ Kap. 3). Bearbeitet werden Situationen, an denen die Lernenden selbst nicht unmittelbar als Fallakteure beteiligt waren. Die Rollen der Fallakteure und der Fallbearbeiter bleiben getrennt. Diese Trennung erleichtert eine logisch-analytische Betrachtung und Bearbeitung der dem Fall zugrunde liegenden Ausgangssituation. Das Fallmaterial wird in der Regel von den Lehrenden ausgewählt, meist unter Berücksichtigung curricular vorgegebener Ziele. Für den Einsatz im Lernprozess ist oft eine didaktische Aufbereitung des Fallmaterials erforderlich, bei der die curricularen Ziele entsprechend zu berücksichtigen sind. Bevor ein solcher Fall in den Unterricht eingesetzt werden kann, bedarf es also in der Vorbereitung einer entsprechend intensiven Beschäftigung der Lehrenden mit dem Fall. Kann bereits auf vorhandene und didaktisch aufbereitete Fälle zurückgegriffen werden, so können diese mehrfach, d. h. in unterschiedlichen Lerngruppen eingesetzt werden. Da solche Fälle überwiegend in schriftlich dokumentierter Form Verwendung finden, werden sie manchmal auch als „Papierfälle" oder „Textfälle" bezeichnet. Jedoch sind auch andere mediendidaktische Formen der Aufbereitung denkbar, etwa als Film, Hörspiel oder in interaktiven multimedialen datenverarbeitungsgestützten Programmen, wie sie in Formen des E-Learning oder des Blended-Learning – einer Lernmethode, die E-Learning mit Präsenzveranstaltungen kombiniert – zum Einsatz kommen.

5.2.1 Anforderungen an einen Fall

Die Anforderungen, die an Fälle in der falldidaktischen Literatur gestellt werden, sind ebenfalls nicht einheitlich. Sie sind vielmehr in Abhängigkeit vom Fallverständnis sowie der mit der Fallbearbeitung verbundenen Zielsetzung zu sehen. Sie variieren darüber hinaus in Abhängigkeit von den unterschiedlichen Problemtypen, die dem Fall zugrunde liegen.

Alle in diesem Abschnitt dargelegten Kriterien können zum einen zur Auswahl und didaktischen Bearbeitung von Fällen herangezogen werden. Sie bieten dann eine Hilfe bei der Fallkonstruktion. Zum anderen können vorliegende Fälle mit Hilfe dieser Kriterien analysiert und beurteilt werden. Sie erfüllen dann eine evaluative Funktion.

Nach KAISER (1983) sollte ein Fall drei Grundbedingungen sowie bestimmte sprachliche Anforderungen erfüllen. Nach diesen Grundbedingungen sollte ein Fall:
- Der konkreten Wirklichkeit entsprechen
- Überschaubar sein
- Mehrere Lösungsmöglichkeiten zulassen.

Ergänzend dazu werden im Folgenden auch Anforderungen anderer Autoren dargestellt.

Der Fall entspricht der konkreten Wirklichkeit

Nach KAISER sollten Fälle, die für die unterrichtliche Bearbeitung im Sinne der Fallmethode ausgewählt werden, der Wirklichkeit entnommen sein. Dies ist aus mehreren Gründen von Bedeutung: Anhand von Fällen sollen die Lernenden entdecken, wie Problemlösungs- und Entscheidungsprozesse in der Realität beschaffen sind, nach welchen Gesichtspunkten Problemlösungen und Entscheidungen in der Realität vollzogen werden. Die Komplexität solcher Situationen und die Perspektivenvielfalt sind in realen Situationen in der Regel automatisch gegeben. Dagegen lassen Fälle, die von den Lehrenden zu unterrichtlichen Zwecken konstruiert werden, meist sowohl die Perspektivenvielfalt als auch die Komplexität vermissen. Nur allzu schnell entwickeln die Lehrenden das Datenmaterial einer Falldarstellung vor dem Hintergrund einer dezidierten Erwartungshaltung, eines feststehenden Lehrziels. Die Falldarstellung wird demzufolge auf die Informationen reduziert, die zur unmittelbaren Bearbeitung des von den Lehrenden konstruierten Problems erforderlich sind. Der Fall wird phantasie- und leblos, die Lösung liegt nur allzu schnell auf der Hand, und die Lernenden können nur schwer zur Auseinandersetzung mit dem Fall motiviert werden. Auch REETZ fordert unter Bezugnahme auf KAISER/KAMINSKI, dass Fälle einen Realitätsausschnitt widerspiegeln sollen und eine Konstruktion unbedingt zu vermeiden ist. Als Prüfkriterien dieser Anforderung gelten:

- Exemplarizität für den mit dem Lernziel verbundenen Realitätsausschnitt
- Praxisgerechte Auswahl und realistische Gestaltung des Falles
- Im Fall ist eine Handlungsabfolge mit handelnden Personen gegeben (vgl. IÖB o.J.: 5 f.).

STEINER geht dagegen davon aus, dass auch fiktionale Texte zur fallmethodischen Bearbeitung genutzt werden können, dass fiktionale Texte – wie Romane, Kurzgeschichten oder Novellen – wertvolle Möglichkeiten des Lernens beinhalten und zur Weiterentwicklung von Erkenntnissen dienen. Allerdings müssen reale Fälle und fiktionale Texte grundsätzlich voneinander unterschieden werden. Die Einschätzung oder Entscheidung der Leser, ob es sich bei dem vorliegenden Fall um einen fiktionalen oder um einen realen Fall handelt, entscheidet maßgeblich über dessen Interpretation sowie über den Diskurs im Lernprozess. Hypothesen in einem realen Fall müssen „durch Tatsachenbelege und Quellen gestützt" werden, während fiktionale Fälle diesen „Wahrheits- und Wahrscheinlichkeitsbeweis" nicht benötigen und von daher andere Freiräume sowohl für Fallautoren als auch Fallbearbeiter eröffnen (2004: 129).

Der Fall ist überschaubar

Die Überschaubarkeit eines Falles ist in erster Linie aus Gründen der Lernmotivation von Bedeutung. Die zur Bearbeitung einer Aufgabenstellung notwendige Motivation korreliert mit dem Schwierigkeitsgrad der Aufgabe bzw. der Erwartung der Lernenden, die gestellte Aufgabe lösen zu können. Aus neurophysiologischer Sicht entsteht allein bei solchen Aufgaben ein Zustand erhöhter Aufmerksamkeit, Spannung sowie die Erwartung, die gestellte Aufgabe auch lösen zu können. Aufgaben, die aus Sicht der Lernenden anspruchslos und zu einfach sind, fordern nicht dazu heraus, sich mit dem Fall ernsthaft auseinandersetzen zu wollen. Unüberschaubare oder zu schwierige Aufgaben lassen dagegen eine Stresssituation entstehen, die zu Lernblockaden und -hindernissen führen kann. Die Überschaubarkeit der Falldarstellung löst beim Lernenden dagegen die Selbsterwartung aus, die Problemsituation des Falles bearbeiten und lösen zu können. Ein zweiter Grund kann für das Kriterium der Überschaubarkeit angeführt werden. Für die unterrichtliche Bearbeitung eines Falles steht immer nur begrenzte Zeit zur Verfügung. STEINER schlägt vor, den Umfang eines Falles oder einer Problemaufgabe auf maximal eine DIN-A4-Seite zu beschränken (ebd.: 201).

Der Fall lässt mehrere Lösungsmöglichkeiten zu

Eine Zielsetzung beim Einsatz der Fallmethode im Unterricht liegt darin, divergentes Denken einzuüben. Den Lernenden wird hierbei deutlich, dass Situationen aus unterschiedlichen Perspektiven betrachtet werden können und dass sich mit der eingenommenen Perspektive auch die Situation anders darstellt. Sie lernen, dass es für die Lösung einer komplexen Problem- oder Entscheidungssituation meist nicht nur eine Alternative gibt. Handlungsalternativen in komplexen Situationen sind oft auch nicht unmittelbar ersichtlich, nicht offenkundig. Ein Vorgehen nach ausformulierten Standards stellt meist keine angemessene Form der Situationsbewältigung dar. Vielmehr sind die Lösungswege erst in kreativer und innovativer Auseinandersetzung zu entwickeln. Eine Abkehr vom linearen Denken – „Wenn Problem A, dann Lösung A. Wenn Problem B, dann Lösung B." – ist eine der erklärten Zielsetzungen beim Einsatz der Fallmethode. Auch aus diesem Grunde fordert STEINER unter Bezugnahme auf SANDKÜHLER, zwischen Problem und Aufgabe zu unterscheiden. Situationen, die standardmäßig bewältigt werden können, sollen als Aufgabe definiert werden. Nur solche Situationen, zu deren Bewältigung Kreativität erforderlich ist, die eine Entdeckung und Entwicklung bislang unbekannter Lösungswege einfordern, werden als Problem bezeichnet (☞ Kap. 5.1).

Auch DARMANN fordert, dass Fälle, die in der Pflegebildung im Kontext des problemorientierten Lernens (POL) eingesetzt werden, durch Deutungsoffenheit gekennzeichnet sein müssen. Deutungsoffenheit wird als gegeben angesehen, wenn die geschilderte Problemsituation eines Falles nicht lediglich eine ganz bestimmte Hypothese nahe legt, sondern wenn dass Aufstellen und Prüfen verschiedener Hypothesen durch die Falldarstellung eröffnet wird. Nur so können die Lernenden in ihrer Kompetenz gefördert werden, mit „offenen Pflegesituationen" umzugehen (2004: 462).

Der Fall enthält nomothetische und idiographische Aussagen

KELLER/NOWAK fordern, dass eine Falldarstellung sowohl nomothetische als auch idiographische Aussagen beinhalten soll. Nomothetische Aussagen sind solche, die regelhaft und gesetzesmäßig sind. Sie treffen unabhängig vom jeweilgen Einzelfall auf alle Situationen der gleichen Art zu. So geht das Krankheitsbild des Diabetes mellitus Typ I immer mit einem Insulinmangel einher. Idiographische Aussagen dagegen treffen nur auf den jeweiligen Einzelfall zu und sind nicht zu generalisieren. So liegt das gesetzliche Renteneintrittsalter in Deutschland derzeit bei 65 Jahren (nomothetische Aussage). Ob ein Mensch beim Übergang vom Erwerbsleben in den Ruhestand aber vielleicht eine Depression entwickelt, ist dagegen von seiner individuellen Lebensgeschichte, von seiner persönlichen Einstellung, von seiner Vorbereitung auf eine andere Lebensphase u.v.a.m., abhängig (idiographische Aussage). Setzen Lehrende Falldarstellungen in den Unterricht ein, die ausschließlich oder überwiegend nomothetische Aussagen beinhalten, jedoch erwarten, dass Lernende individuelle, also auf den konkreten Fall abgestimmte Lösungsalternativen entwickeln, verleiten sie die Lernenden zur Ableitung individueller Aussagen auf der Grundlage nomothetischer Daten des Falles. Dies führt jedoch nicht zur Entwicklung von Lösungen, die dem Einzelfall tatsächlich gerecht werden, sondern leistet einen Beitrag zu einer nicht ungefährlichen Stereotypenbildung.

In vielen veröffentlichten Übungsbeispielen zur Pflegeplanung sind überwiegend nomothetische Aussagen enthalten. Sie liefern somit lediglich die Möglichkeit, eine Standardpflegeplanung zu erstellen. Die Entwicklung einer individuellen Pflegeplanung erfordert dagegen eine Falldarstellung, die neben nomothetischen Angaben auch ausreichend idiographische Angaben beinhaltet.

Der Fall bildet eine Pflegesituation ab

Die Fallmethode gehört zu den so genannten simulativen Verfahren. Simulative Verfahren ermöglichen es, in unterrichtlichen Lernprozessen, also im entscheidungs- und handlungsentlasteten Schonraum, Situationen zu bewältigen, die strukturell, inhaltlich und von ihrem Anspruchsniveau einer realen Situation nahe kommen und ähnlich sind. Werden Fälle in der Pflegebildung eingesetzt, sind ihnen reale Pflegesituationen zugrunde zu legen. Dies erfordert eine Klärung dessen, was unter einer Pflegesituation zu verstehen ist. Einigkeit herrscht in der pflegedidaktischen Literatur darüber, dass zur Pflegesituation immer die objektive Perspektive und die subjektive Perspektive gehören. Ein umfassendes Verständnis von Pflegesituationen haben HUNDENBORN/KREIENBAUM/KNIGGE-DEMAL entwickelt (☞ 4.4). Bezug nehmend auf dieses Verständnis enthält eine Falldarstellung, die eine Pflegesituation repräsentiert, je nach gewünschtem Komplexitätsgrad Angaben zu mehreren oder allen nachfolgend aufgeführten Gesichtspunkten:
- Pflegeanlass
- Erleben und Verarbeiten
- Interaktionsstrukturen
- Institutioneller Kontext
- Gesellschaftlicher Kontext
- Wertesystem.

Der Fall ist relevant für das Berufsfeld

Mit der Bearbeitung von Fällen sollen Lernende auf die Problem- und Entscheidungssituationen ihres Berufes, auf die Handlungsanforderungen ihres Berufsfeldes vorbereitet werden. Die im Fall enthaltenen Probleme müssen demnach domainenspezifisch und bedeutsam für das Berufsfeld Pflege sein (vgl. STEINER 2004: 200 f.). PANKRATZ (1987) spricht davon, dass für eine Fallbearbeitung typische Situationen auszuwählen sind. Typisch und relevant sind zum einen solche Pflegesituationen, die vom pflegerischen Selbstverständnis her zum Kern pflegerischen Handelns gehören. So sind etwa Beratungssituationen in der Pflege typische Situationen, die mittlerweile auch in den neuen Ausbildungsgesetzen fest verankert sind (☞ Kap. 2). Auch die Häufigkeit einer Situation ist als Relevanzkriterium anzusehen. Für die Auswahl solcher relevanten Fälle sprechen nicht nur motivationstheoretische Argumente. Ausbildungen haben immer auch die Aufgabe, das Hineinwachsen in eine Berufsgruppe zu ermöglichen und zu unterstützen, d. h. berufliche Identifikation als Ziel beruflicher Bildung zu erreichen.

REETZ rechnet dieses Kriterium den lernsubjektbezogenen Kriterien zu und bezeichnet dieses als „subjektive Bedeutsamkeit". Der Fall soll an den Interessen der Lernenden anknüpfen und eine Identifikation mit den im Fall handelnden Personen ermöglichen. Geprüft werden kann dieses Kriterium anhand folgender Indikatoren:
- Der Fall ist relevant für das jetzige und künftige Berufshandeln der Lernenden
- Der Fall lädt zur Rollenidentifikation ein
- Der Fall spricht die Probleme der Lernenden an (vgl. ebd.).

Der Fall entspricht wissenschaftlichen Erkenntnissen

In Kapitel 2.2.2 wird aufgezeigt, dass professionell Pflegende in Pflegesituationen wissenschaftliches Regelwissen nutzen. Dieses Regelwissen stellt den Professionellen sowohl Entscheidungs- als auch Begründungswissen zur Verfügung. Auch die neuen Ausbildungsgesetze (☞ 2.1.1) fordern, dass die Pflegeausbildungen auf der Grundlage neuester pflegewissenschaftlicher sowie sonstiger bezugswissenschaftlicher Erkenntnisse zu erfolgen haben. Fälle sind demnach nicht mit Alltagswissen zu analysieren und zu lösen, sondern vielmehr unter Bezugnahme auf wissenschaftliche Theorien, Konzepte, Prinzipien und Regeln. Der Fall ist somit immer auch exemplarisch für einen Ausschnitt aus der Wissenschaft und damit verallgemeinerbar. Der Fall muss eine Anwendung wissenschaftlicher Theorien und Konzepte zulassen und darf wissenschaftlichen Erkenntnissen nicht widersprechen (vgl. REETZ nach IÖB ebd.). REETZ formuliert in diesem Zusammenhang folgende Prüfkriterien:
- Der im Fall geschilderte Realitätsausschnitt ist verallgemeinerbar
- Der Fall lässt sich mit Hilfe wissenschaftlicher Theorien, Modelle, Prinzipien, Regeln bearbeiten
- Die im Fall geschilderte Thematik entspricht allgemeiner wissenschaftlicher Erkenntnis (Widerspruchsfreiheit).

Der Fall hat einen angemessenen Schwierigkeitsgrad

PANKRATZ weist in einer frühen Veröffentlichung zum Einsatz von Fällen in der Pflegebildung darauf hin, dass der Schwierigkeitsgrad eines Falles dem Stand der Lerngruppe angemessen sein muss (1987). Diese Forderung lässt sich mit den gleichen lerntheoretischen Argumenten untermauern, wie sie im Zusammenhang mit der Überschaubarkeit eines Falles bereits ausgeführt wurden.

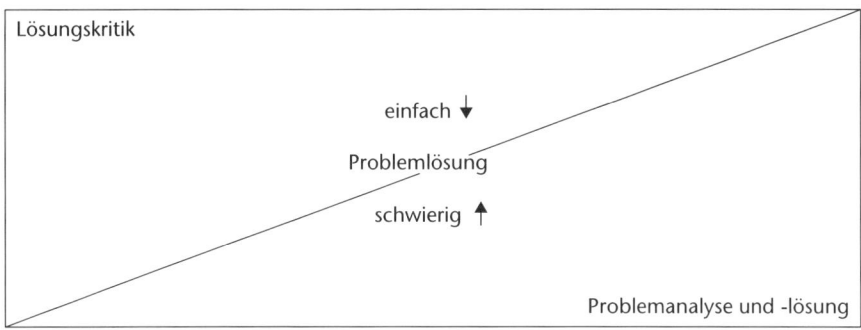

Abb. 5.2: Schwierigkeitsgrad von Fällen in der analytischen Dimension (in Anlehnung an LEENDERS/MAUFETTE-LEENDERS/ERSKINE, in: BELZ o.J.: 6).

Nach LEENDERS/MAUFETTE-LEENDERS/ERSKINE (nach BELZ o.J.: 5 f.) lässt sich der Schwierigkeitsgrad eines Falles anhand von drei Dimensionen bestimmen:

- **Analytische Dimension:** Der Schwierigkeitsgrad eines Falles wird in der analytischen Dimension nach der Frage bestimmt, welche Schritte eines komplexen Problemanalyse- und Problemlösungsprozesses für die Fallbearbeitung notwendig sind. Fälle, in denen sowohl die Probleme als auch die Lösungen dargestellt werden (so genannte Beurteilungs- oder Kritikfälle), die von den Lernenden also lediglich eine kritische Stellungnahme fordern, werden als relativ einfach angesehen. Werden in einem Fall die Probleme dargestellt und sind die Lösungen von den Lernenden zu entwickeln (Case-Problem-Variante), handelt es sich um Fälle mit mittlerem Schwierigkeitsgrad. Den höchsten Schwierigkeitsgrad in der analytischen Dimension weisen Falldarstellungen auf, die von den Lernenden eine Problemanalyse mit eventuell anschließender Lösung einfordern (Case-Study-Variante). Der Schwierigkeitsgrad in der analytischen Dimension wird in Abbildung 5.2 veranschaulicht.
- **Theoretisch-konzeptionelle Dimension:** In dieser Dimensionen wird der Schwierigkeitsgrad von Fällen danach bestimmt, welche Anzahl von Theorien, Modellen, Konzepten oder Instrumenten für die Fallbearbeitung heranzuziehen ist und welchen Schwierigkeitsgrad die zur Anwendung kommenden Ansätze aufweisen. Je größer die Anzahl der zur Bearbeitung notwendigen theoretischen Ansätze ist und je höher ihr Schwierigkeitsgrad desto höher ist auch der Schwierigkeitsgrad in der Fallbearbeitung. Der Schwierigkeitsgrad in der theoretisch-konzeptionellen Dimension wird in Abbildung 5.3 veranschaulicht.
- **Darstellende Dimension:** In dieser Dimension wird der Schwierigkeitsgrad eines Falls in Bezug auf seine sprachliche Gestaltung bestimmt. Beurteilungskriterien sind hier der Umfang der Falldarstellung sowie die Präzision der Ausführungen. Darüber hinaus wird die Struktur der Falldarstellung für die Bestimmung des Schwierigkeitsgrades herangezogen. Und schließlich ist entscheidend, ob und in welchem Umfang der Fall überflüssige oder irrelevante Informationen enthält. Der Schwierigkeitsgrad in der darstellenden Dimension wird in Abbildung 5.4 veranschaulicht.

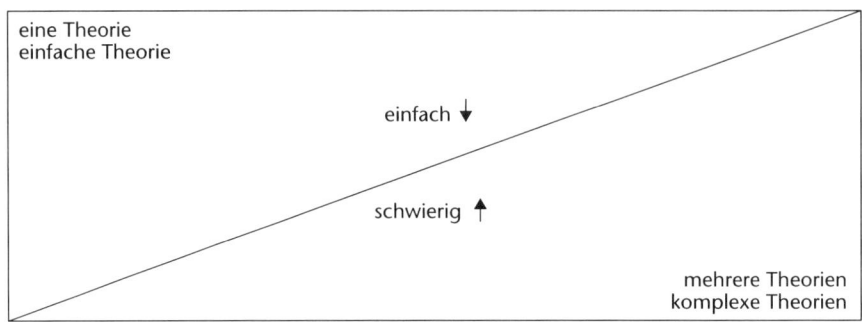

Abb. 5.3: Schwierigkeitsgrad von Fällen in der theoretisch-konzeptionellen Dimension (in Anlehnung an LEENDERS/MAUFETTE-LEENDERS/ERSKINE, in: BELZ o.J.: 6).

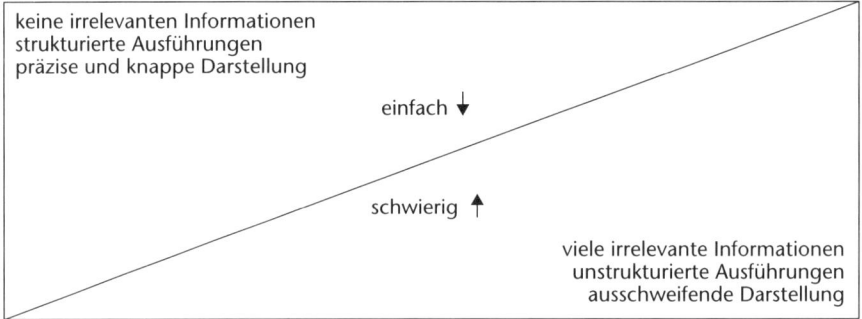

Abb. 5.4: Schwierigkeitsgrad von Fällen in der darstellenden Dimension (in Anlehnung an LEENDERS/MAUFETTE-LEENDERS/ERSKINE, in: BELZ o.J.: 6).

Zur umfassenden Schwierigkeitsbeurteilung eines Falles ist eine Einschätzung in allen drei Dimensionen erforderlich. LEENDERS/MAUFETTE-LEENDERS/ERSKINE vergeben in jeder Dimension drei Punkte. Ein Punkt kennzeichnet dabei den jeweils einfachsten Schwierigkeitsgrad, zwei Punkte kennzeichnen einen mittleren Schwierigkeitsgrad und drei Punkte werden bei einem hohen Schwierigkeitsgrad vergeben. Ein Fall mit dem Schwierigkeitsgrad 1,1,1 ist demnach ein Beurteilungsfall (analytische Dimension), der mithilfe eines einfachen theoretischen Konzeptes bearbeitet werden kann (theoretisch-konzeptionelle Dimension). Die Falldarstellung ist kurz, präzise sowie strukturiert und beinhaltet keine überflüssigen Informationen (darstellende Dimension). Ein Fall mit dem Schwierigkeitsgrad 2,3,1 ist demnach ein Problemlösungsfall, zu dessen Bearbeitung mehrere theoretische Konzepte herangezogen werden müssen, die ihrerseits entsprechend komplex sind. Der Fall ist jedoch von seiner sprachlichen Darstellung kurz, präzise sowie strukturiert und beinhaltet keine überflüssigen Informationen.

Dieses Analyse- und Beurteilungsraster kann den Lehrenden sowohl für die Auswahl von Fallmaterialien als auch für die didaktische Aufbereitung eine wert-

volle Hilfe sein. Welcher Schwierigkeitsgrad nun für die jeweilige Lerngruppe angemessen ist, erfordert von den Lehrenden eine Einschätzung,
- Über welches Maß an Problemlösungskompetenz die Lernenden bereits verfügen
- Welche theoretischen Konzepte und Modelle den Lernenden bekannt und vertraut sind
- Über welche sprachlichen Voraussetzungen die Lernenden verfügen.

Auf der Grundlage einer solch umfassenden Einschätzung kann dann ein entsprechender Fall für die jeweilige Lerngruppe ausgesucht werden oder ein vorhandener Fall kann didaktisch so bearbeitet werden, dass er von seinem Schwierigkeitsgrad dem Stand der Lerngruppe angemessen ist.

STEINER fordert, dass ein Fall so beschaffen sein muss, dass er einerseits an das Wissen und an die Erfahrungen der Lernenden anknüpft. Anderseits muss er genügend Neues, Unbekanntes, Lückenhaftes, Überraschendes oder Widersprüchliches bieten, damit für die Lernenden genügend Anreize zur Auseinandersetzung entstehen (200).

REETZ bezeichnet die Passung zwischen Schwierigkeitsgrad des Falles und Voraussetzungen der Lernenden als „subjektive Adäquanz". Diese macht u. U. eine didaktische Reduktion bzw. eine didaktische Bearbeitung des Fallmaterials erforderlich. Als Prüfkriterien schlägt er vor:
- Die Komplexität des lernzielrelevanten Realitätsausschnittes ist angemessen reduziert
- Der Fall ist so konkret formuliert, dass er das Vorstellungsvermögen der Lernenden anregt
- Der Fall löst bei den Lernenden eine Störung oder einen Konflikt aus und motiviert dadurch zur Bearbeitung (IÖB ebd.).

Der Fall weist eine klare Zeit- und Erzählstruktur auf

Fälle, die für den Unterricht ausgewählt und didaktisch bearbeitet werden, sollen nach KAISER neben der Erfüllung der Grundbedingungen eine klare Zeit- und Erzählstruktur aufweisen. Die Informationen des Falles sollen in geordneter Form dargestellt werden, die Falldarstellung soll den „roten Faden" deutlich erkennen lassen. Um diese Anforderung zu erfüllen, ist unter anderem die Wahl des geeigneten Tempus wichtig. Ereignisse, die in der Vergangenheit liegen, werden am besten in einer der Vergangenheitsformen, im Imperfekt oder im Plusquamperfekt geschildert. Probleme, die in der Vergangenheit bestanden haben, inzwischen aber gelöst sind, sollten klar als gelöste und nicht mehr zu bearbeitende Probleme dargestellt werden. Für Ereignisse oder Probleme, die in der Vergangenheit begonnen haben, aber bis in die Gegenwart andauern, ist das Perfekt als Tempus einzusetzen. Neue Gedankengänge oder Sinnabschnitte sind durch die Bildung von Absätzen und Abschnitten zu kennzeichnen.

Die aktuelle, zur Lösung oder Entscheidung anstehende und von den Lernenden zu bearbeitende Situation wird in der Gegenwartsform, im Präsens, geschildert.

Die hier formulierten sprachlichen Anforderungen entsprechen etwa den Kriterien, die in dem von LEENDERS/MAUFETTE-LEENDERS/ERSKINE entwickelten Raster zur Festlegung des Schwierigkeitsgrades in der darstellenden Dimension beinhaltet sind.

Der Fall hat Aufforderungscharakter

Fälle, die ansprechend geschrieben sind, fordern die Lernenden zur Auseinandersetzung mit der Problem- oder Entscheidungssituation des Falles heraus, ohne dass die Lehrenden eine konkrete Aufgabenstellung an den Fall knüpfen müssen. Welche sprachlich-formalen Gesichtspunkte tragen dazu bei, einer Falldarstellung Aufforderungscharakter zu verleihen? Folgende Möglichkeiten können genutzt werden: Lange und verschachtelte Satzgefüge sind zu vermeiden; sie stellen die Lernenden erst einmal vor grammatikalische und syntaktische Herausforderungen, bevor sie die Problemsituation des Falles erfassen können. Stattdessen sind einfache und kurze Sätze zu verwenden. Begriffe und Fremdwörter in der Falldarstellung haben dem Zeichenvorrat der Lernenden zu entsprechen. Die Verwendung wörtlicher Rede anstelle der indirekten Rede lässt eine Fallschilderung lebendiger werden. Besondere Bedeutung kommt auch dem Ende der Falldarstellung zu. Das Ende soll nach Möglichkeit offen gestaltet sein, mit einem im Fall beinhalteten Problem enden, das die Lernenden unmittelbar anspricht und zur Auseinandersetzung auffordert. Auch eine offen gestellte Frage, die einer der Fallakteure selbst formuliert, hat Aufforderungscharakter. Fälle, die der konkreten Wirklichkeit entnommen sind, bergen diesen Aufforderungscharakter in anderer Weise in sich als konstruierte Fälle, die vor dem Hintergrund einer spezifischen Erwartungshaltung der Lehrenden entwickelt wurden.

Der Fall ist in einer geeigneten Erzählperspektive dargestellt

Für die Auswahl von Fällen sowie für die didaktische Aufbereitung von Fallmaterialien spielt die so genannte Erzählperspektive eine entscheidende Rolle. So gibt es die Möglichkeit, einen Fall aus der Sicht unterschiedlicher an der Situation beteiligter Personen oder aus einer eher distanzierten Beobachterperspektive heraus zu schildern. Durch die bewusste Auswahl oder Veränderung der Erzählperspektive können die Lehrenden bei den Lernenden die Einnahme der verschiedenen Perspektiven gezielt einüben und ausgewählte unterrichtliche Zielsetzungen entsprechend betonen.

Folgende Erzählperspektiven können unterschieden werden:
- Auctoriale Perspektive
- Ich-Perspektive
- Er-Perspektive.

Die auctoriale Erzählperspektive

Bei der auctorialen Erzählperspektive wird die Situation aus der Sicht eines „neutralen" Beobachters heraus geschildert. Dieser ist also selbst nicht als Handelnder unmittelbar an der Situation beteiligt. Er beobachtet diese vielmehr unparteiisch und quasi objektiv aus einer gewissen Distanz heraus. Vergleichen kann man diese Perspektive mit der eines Zeugen, der ein (Unfall-)Geschehen beobachtet, selbst aber nicht unmittelbar daran beteiligt ist. Aus dieser Beobachterperspektive heraus ist es möglich, alle in einer Situation handelnden Personen gleichermaßen in den Blick zu nehmen. Diese Perspektive schließt auch ein, dass Gefühle, Gedanken, Einstellungen und Haltungen der unterschiedlichen in die Situation involvierten Personen dargestellt werden können. Die Fallschilderung ist also nicht – wie etwa in der beispielhaft erwähnten Zeugensituation – auf die Darlegung des von außen beobachtbaren Verhaltens der handelnden Personen beschränkt. Dennoch bleibt sie – eben wegen ihrer neutralen Beobachterperspektive – in der Sprache neutral, frei von subjektiven Wertungen, und die Fallerzählung ist klar gegliedert.

Für die unterrichtliche Nutzung der auctorialen Erzählperspektive ergeben sich folgende Möglichkeiten: Diese Perspektive ist besonders geeignet, wenn es im Unterricht darum geht, eine Situation „an sich" zu analysieren, d.h. eine Situation als gegeben vorauszusetzen, sie objektiv zu betrachten bzw. einen Perspektivenwechsel auf die unterschiedlichen im Fall handelnden Personen vorzunehmen. Sie eignet sich darüber hinaus für solche Problem- und Entscheidungssituationen, die „unvollständig" sind und in denen es darum geht, eventuell fehlende Informationen selbständig zu erschließen. Die Anbahnung und Förderung methodischer Kompetenzen steht im Vordergrund, wenn Lehrende Fallstudien in auctorialer Erzählperspektive einsetzen. Insbesondere geht es um die Fähigkeit zur selbständigen Informationsbeschaffung und -bewertung, um die Fähigkeit zur umfassenden Problemanalyse und -lösung, um die Förderung von Entscheidungsfähigkeit und Lösungskritik.

Die Ich-Perspektive

Die Ich-Perspektive schildert eine Situation, ein Ereignis aus der Sicht einer Person, die unmittelbar an der Situation beteiligt ist. Eine solche Falldarstellung nimmt demnach nicht – wie die auctoriale Perspektive – eine quasi objektive Darstellung der Situation vor. Sie gibt vielmehr bewusst eine subjektive Sicht einer Situation wieder. Geschildert wird, wie sich eine Situation aus der Sicht der betreffenden Person darstellt, wie sie von ihr gedeutet wird. Das Tagebuch oder die Autobiographie entsprechen dieser Erzählperspektive. Es geht also nicht in erster Linie darum, wie ein Ereignis tatsächlich abgelaufen ist, was wirklich geschehen ist, sondern vielmehr darum, was diese Situation oder dieses Ereignis für die betreffende Person bedeutet, welche Beachtung sie den verschiedenen Situationsmerkmalen schenkt. Während die auctoriale Erzählperspektive die Situation „an sich" schildert, stellt die Ich-Perspektive die Situation „für mich" in den Vordergrund. So kann es sein, dass einzelne Situationsbestandteile nicht erwähnt werden, weil sie für die erzählende Person nicht von Bedeutung sind oder sie gar so belasten, dass sie von ihr geleugnet oder verdrängt werden. Ebenso ist es möglich, dass Situationsbestandteile mehrfach und ausführlich und ggf. ausgeschmückt erzählt werden. In der Redensart „Wovon das Herz voll ist, läuft der Mund über." kommt zum Ausdruck, dass Menschen sich mitteilen wollen, dass sie Ereignisse, die sie bewegen und betroffen machen, mit anderen teilen wollen und dass dieses „darüber reden können" als ein wichtiger Schritt in der Verarbeitung von Krisen angesehen werden kann. Wegen ihrer subjektiven Sicht ist die Fallschilderung in der Ich-Perspektive von der Sprache angereichert mit subjektiven Wertungen, mit Bildern und Vergleichen. Weil die den Fall schildernde Person selbst betroffen und beteiligt ist, weist die Fallerzählung eine andere Struktur auf: Sie erscheint nicht selten ungeordnet, unter Umständen auch sprunghaft. Allerdings ist auch die Ordnung des Gedankengangs, die Gliederung der Darstellung abhängig von der zeitlichen Nähe zum Ereignis. Je kürzer der Abstand zum Ereignis ist, je weniger noch die Möglichkeit zu Reflexion und Verarbeitung bestanden, desto spontaner und ungeordneter ist die Darstellung.

Für die unterrichtliche Nutzung der Ich-Perspektive ergeben sich folgende Möglichkeiten: Diese Perspektive ist besonders geeignet, wenn es im Unterricht darum geht, einen verstehenden Zugang zur Lebens- und Erlebenswelt anderer Menschen zu eröffnen. Von der Zielsetzung geht es in erster Linie um die Anbahnung und Förderung sozialer Kompetenzen, insbesondere um soziale Sensibilität und Empathiefähigkeit.

Diese Erzählperspektive hat denn auch nicht die überwiegende Bedeutung beim Einsatz der Fallmethode, die in erster Linie die analytisch-logischen Kompetenzen der Lernenden entwickeln helfen will. Sie kommt häufiger bei der Bearbeitung von Fällen in den Formen des Falldialogs und der Fallarbeit zum Tragen, wie sie in Kapitel 6 dargestellt werden.

Dennoch kann diese Erzählperspektive gezielt auch im Rahmen der Fallmethode eingesetzt werden. Nach WITTNEBEN handelt es sich bei der empathischen Kompetenz nicht um eine ausschließlich emotionale Kompetenz. Wenn Empathiefähigkeit im professionellen Kontext gefordert sei, müsse diese vielmehr um kognitive Anteile ergänzt werden, die neben einer sozialen Sensibilität die notwendige analytische Distanz beinhalten müsse. Insofern rechnet sie auch Anteile der hermeneutischen Kompetenz der kognitiven Handlungskompetenzdimension zu (vgl. WITTNEBEN 1999: 1 ff.).

Die Er-Perspektive

Diese Erzählperspektive ist nicht einfach von den beiden anderen Formen abzugrenzen. Falldarstellungen aus dieser Perspektive fokussieren – wie die Ich-Perspektive – die Wahrnehmung der Situation aus der Sicht einer am Fallgeschehen beteiligten Person. Erzähler ist allerdings nicht – wie in der Ich-Perspektive – die betreffende Person selbst, sondern – wie in der auctorialen Perspektive – ein außerhalb der Situation stehender neutraler Beobachter. So gesehen, stellt die Er-Perspektive eine Variante der auctorialen Perspektive dar. Die Situationsschilderung ist unangefochten, quasi objektiv. Allerdings wird sie „von außen", bezogen auf lediglich eine am Fallgeschehen beteiligte Personen beleuchtet. Fallschilderungen aus dieser Perspektive, die im Pflegeunterricht eingesetzt werden können, sind äußerst selten. Auch in der Literatur findet man diese Perspektive seltener. Wer nach solchen Beispielen sucht, findet sie unter anderem in den Kurzgeschichten von Wolfgang BORCHERT („Nachts schlafen die Ratten doch." „Die drei dunklen Könige.").

Für die unterrichtliche Nutzung bieten Falldarstellungen in der Er-Perspektive durchaus zusätzliche Anregungen. So bieten diese Fälle die Vorteile einer objektiven Situationsdarstellung, d. h. die im Fall beinhalteten Informationen können als gegeben, als faktisch, als objektiv gewertet werden. Darüber hinaus fokussieren sie die Situationswahrnehmung aus der Sicht einer der am Fall beteiligten Personen. Besondere Aufmerksamkeit in der Bearbeitung kann deshalb auf eine einzelne Person gerichtet werden, die allerdings nicht selten für eine ganze Gruppe ähnlich

5.2 Die Fallmethode als Lehr- und Lernverfahren

Erzählperspektive Merkmale	Auctoriale Perspektive	Ich-Perspektive	Er-Perspektive
Situationseinbindung des Erzählers	nein/Beobachter	ja/Beteiligter	nein/Beobachter
Situationsdarstellung	objektiv	subjektiv	objektiv
Schwerpunkt der Bearbeitung	Situationsanalyse „Wie ist die Situation?"	Situationsdeutung „Wie wird die Situation erlebt?"	Situationsanalyse einzelner Personen / Personengruppen „Wie ist die Situation für eine bestimmte Person/ für eine bestimmte Betroffenengruppe?"
Erzählstruktur/Ordnung der Fallschilderung	geordnet, tatsächlicher Ablauf des Ereignisses bestimmt die Erzählreihenfolge	ungeordnet, nicht Ablauf des Ereignisses, sondern Bedeutung bestimmt die Erzählreihenfolge	geordnet, tatsächlicher Ablauf des Ereignisses bestimmt die Erzählreihenfolge
Sprache	objektiv-beschreibend	subjektiv-wertend	objektiv-beschreibend
Prioritäre Unterrichtsziele	methodische Kompetenzen	soziale Kompetenzen	soziale Kompetenzen
	• Informationsbeschaffung und -bewertung • Situationsanalyse • Problemanalyse und -lösung • Entscheidungsfähigkeit • Lösungskritik	• soziale Sensibilität • hermeneutische Kompetenz • Empathiefähigkeit	• soziale Sensibilität • hermeneutische Kompetenz • Entwicklung von Solidarität

Tab. 5.5: Merkmale unterschiedlicher Erzählperspektiven in der Falldarstellung.

betroffener Menschen steht. So steht der Junge in BORCHERTs Kurzgeschichte „Nachts schlafen die Ratten doch" für viele Kinder der Kriegsgeneration und ihr Erleben im zerbombten Nachkriegsdeutschland. Auf diese Weise nimmt die Er-Perspektive eine vorsichtige Generalisierung des Einzelschicksals vor, und zwar aus der Sicht eines von außen kommenden Beobachters, der durch die Auswahl der betroffenen Person durchaus Partei ergreifen kann für das Schicksal einer gesamten Gruppe. Aus der ursprünglich neutralen Beobachterposition in der auctorialen Perspektive wird in der Er-Perspektive eine parteilich-politische (vgl. GIESECKE 1973), die sich einsetzt für die Situation von Benachteiligten, die ihre Situationswahrnehmung und -bewältigung in den Vordergrund stellt.

In der Literaturwissenschaft haben die unterschiedlichen Erzählperspektiven eine entsprechende Bedeutung. Hier finden sich grundlegende und umfassende Ausführungen, so dass diese Angaben nur als erste Anregungen verstanden werden können.

Die besonderen Akzente der unterschiedlichen Erzählperspektiven werden zusammenfassend in Tabelle 5.5 vergleichend gegenübergestellt.

5.2.2 Die Fallvarianten – Kein Fall wie der andere

In der Literatur zur Fallstudiendidaktik werden viele verschiedene Fallvarianten beschrieben. Besonders häufig findet man eine vier bis fünf Varianten umfassende Systematik, die Fälle hinsichtlich ihres Umfangs und der Art der Informationen unterscheidet, die die Falldarstellung enthält. Sie setzen verschiedene Schwerpunkte im Problemlösungs- oder Entscheidungsprozess, indem sie einzelne oder mehrere Schritte durch die Art der Falldarstellung besonders betonen.

Die Lehrenden haben mit den Fallvarianten somit die Möglichkeit, mit den Lernenden einzelne oder mehrere Schritte eines Problemlösungs- oder Entscheidungsprozesses gezielt einzuüben.

Zu den in der falldidaktischen Literatur besonders häufig erwähnten Fallvarianten zählen:
- Case-Incident-Methode
- Problem-Finding-Methode
- Case-Study-Methode
- Case-Problem-Methode
- Stated-Problem-Methode.

Die einzelnen Fallvarianten werden nachfolgend mit ihren unterrichtlichen Einsatzmöglichkeiten dargestellt.
Tabelle 5.6 zeigt die methodischen Schwerpunkte der einzelnen Fallvarianten.

Die Case-Incident-Methode

Bei der Case-Incident-Methode wird in der Falldarstellung ein Ereignis oder ein Vorfall geschildert. Dabei ist die Falldarstellung unvollständig und lückenhaft; die enthaltenen Informationen reichen nicht aus, um die Situation hinreichend zu beurteilen oder die vorhandenen Probleme zu analysieren. Bisweilen findet man in der Literatur die deutsche Bezeichnung „Kurzfall". Aus meiner Sicht kennzeichnen beide Begriffe diese Fallvariante nicht hinreichend, da der deutsche Begriff Kurzfall lediglich auf die Länge der Falldarstellung, der englische Begriff nur auf den Gegenstand „Ereignis" abhebt.

Bei der Bearbeitung dieser Fallvariante, die nur lückenhafte Informationen beinhaltet, kann es nur darum gehen, die für eine umfassende Situationsanalyse und/oder Problemanalyse fehlenden Informationen zu gewinnen. Da die Fallstudienarbeit grundsätzlich mit einem hohen Maß an Eigenständigkeit der Lernen-

5.2 Die Fallmethode als Lehr- und Lernverfahren

Prozessphase / Fallvariante	Informations-gewinnung und -bewertung	Problem-erkennung/ Problem-analyse	Ermitteln alternativer Lösungs-varianten/ Problem-lösung/ Entscheidung	Lösungskritik
Case-Incident-Methode	■			
Problem-Finding-Methode		■		
Case-Study-Methode		■		
Case-Problem-Methode			■	
Stated-Problem-Methode				■

Tab. 5.6: Methodische Schwerpunkte der Fallvarianten (in Anlehnung an KAISER 1976).

den einhergeht, erfolgen auch Informationsgewinnung und -erschließung im Rahmen der Case-Incident-Methode möglichst selbständig durch die Lernenden. Der Nutzung unterschiedlicher Informationsquellen sind hierbei kaum Grenzen gesetzt. Neben „klassischen" Quellen, wie Lehrbüchern und Zeitschriften, spielen DV-gestützte Wege der Informationsgewinnung und Internetrecherche eine zunehmend bedeutsame Rolle. Je nach Fragestellung und benötigten Informationen können Expertenbefragungen eingesetzt werden. Zu einzelnen Schwerpunkten können auch die Lehrenden oder Tutoren befragt werden, wie dies etwa im Konzept des problemorientierten Lernens (POL) vorgesehen ist.

Setzen Lehrende die Case-Incident-Methode im Unterricht ein, so ist darauf zu achten, dass die an den Fall geknüpfte Aufgabenstellung auf die selbständige Beschaffung und Bewertung von Informationen ausgerichtet ist.

Die Problem-Finding-Methode

Im Unterschied zur Case-Incident-Methode besteht bei der Problem-Finding-Methode die Falldarstellung aus einer umfassenden Situationsschilderung, die alle für die Situations- und Problemanalyse notwendigen Informationen – einschließlich der Schilderung relevanter Begleitumstände – beinhaltet. Die Aufgabe der Lernenden besteht darin, die Probleme des Falles zu analysieren, ohne sie jedoch einer Lösung zuzuführen. Über den Einsatz dieser Fallvariante wird gezielt die Fähigkeit zur Problemanalyse gefördert. Diese beinhaltet auch die Analyse von Ressourcen.

Setzen Lehrende eine solche Fallvariante im Unterricht ein, so muss die an den Fall geknüpfte Aufgabenstellung auf die Analyse von Problemen/Ressourcen ausgerichtet sein. Diese Fallvariante sollte eingesetzt werden, wenn die Lernenden noch Schwierigkeiten bei der Situations- und/oder Problemanalyse haben und dieser Schritt des Problemlösungsprozesses gezielt eingeübt werden soll. Diese Fähigkeit setzt voraus bzw. beinhaltet, dass Informationen (in der Fallschilderung) zueinander in Beziehung gesetzt werden können, dass die entdeckten Probleme nachvollziehbar beschrieben werden können. Sie beinhaltet darüber hinaus ein Aufstellen und Prüfen von Hypothesen über die Ursachen, die den erkannten Problemen möglicherweise oder tatsächlich zu Grunde liegen. Die Anbahnung und Förderung der Fähigkeit zur Problemanalyse beinhaltet die Förderung des hypothetisch-deduktiven Denkens. Sie setzt voraus, dass Lernende in ihrer kognitiven Entwicklung die Stufe des formal-operationalen Denkens erreicht haben (vgl. WITTNEBEN unter Bezugnahme auf PIAGET, ebd.).

Neben der Analyse der in der Fallschilderung beinhalteten aktuellen Probleme kann sich die Problemanalyse auch auf die Analyse noch nicht vorhandener Probleme, d.h. auf bestehende Gefährdungen bzw. potentielle Probleme beziehen. Diese lassen sich in der Regel nicht allein durch die in der Falldarstellung beinhalteten Informationen erschließen; sie setzen vielmehr Fachkenntnisse, oft auch entsprechende Erfahrungen voraus. Verfügen die Lernenden noch nicht hierüber, benötigen sie im Lernprozess entsprechende Impulse, dass und wie sie sich das notwendige Wissen erschließen können.

Die Case-Study-Methode

Die Case-Study-Methode wird in der Literatur oft auch als Harvard-Methode bezeichnet, da sie an der Harvard-Buisiness School in Boston entwickelt wurde. Art und Umfang der Informationen in der Falldarstellung unterscheiden sich nicht von der Problem-Finding-Methode, jedoch ist die Aufgabenstellung an den Fall umfangreicher und komplexer. Sie beinhaltet neben der Situationsanalyse, neben der Analyse aktueller und ggf. auch potentieller Probleme die Entwicklung von Lösungsalternativen sowie das Treffen nachvollziehbarer und begründeter Entscheidungen. Lösungen bzw. Entscheidungen sind wiederum gebunden an die Entwicklung von Zielen, auf die Lösungen und Entscheidungen auszurichten sind. Das Setzen von Prioritäten, das Gewichten unterschiedlicher Ziele, die in einer Problem- oder Entscheidungssituation von Bedeutung sind, sowie das Ausbalancieren nicht miteinander vereinbarer Ziele sind Bestandteile dieses Prozesses. Der Problemlösungs- bzw. Entscheidungsprozess kann hiermit in seinen zentralen Schritten eingeübt werden. Der Einsatz einer Case-Study-Methode im Unterricht setzt neben einem entsprechenden Zeitaufwand, der für die Bearbeitung umfangreicher Fälle erforderlich ist, bereits entsprechende Methodenkompetenz bei der Lernenden voraus. Um diese schrittweise aufzubauen, ist der Einsatz von Case-Incicent-, Problem-Finding und Case-Problem-Verfahren hilfreich.

Dem von LEENDERS/MAUFETTE-LEENDERS/ERSKIN entwickelten Schwierigkeitsraster folgend, weist die Case-Study-Methode in der analytischen Dimension den Schwierigkeitsgrad 3 und somit den höchsten Schwierigkeitsgrad in dieser Dimension auf.

Wegen der Komplexität der Aufgabenstellung ist für die Bearbeitung ein hoher Zeitbedarf einzurechnen, der mehrere Tage oder gar Wochen erfordern kann.

Die Case-Problem-Methode

Wenn es von der unterrichtlichen Zielsetzung darum geht, die Lernenden in der Entwicklung ihrer Problemlösungskompetenz und ihrer Entscheidungskompetenz zu stärken, bietet sich der Einsatz der Case-Problem-Methode an. Bei dieser Fallvariante beinhaltet die Falldarstellung alle für die Situationsanalyse erforderlichen Informationen, und die Probleme des Falles werden ausdrücklich benannt. Auf dieser Grundlage kann im Lernprozess nun ein entsprechender Akzent auf die Wege und Verfahren der Entscheidungsfindung gelegt werden. Dabei lernen die Schülerinnen und Schüler, dass es in der Regel mehr als nur eine Alternative zur Lösung eines Problems gibt, dass in komplexen Problemsituationen die Lösungssuche ausgesprochen schwierig sein kann. Sie erkennen, dass es die einzige, mit Notwendigkeit zu erfolgende Lösung nicht gibt, dass Problemlösungen oft nicht optimal sind, sondern wiederum Risiken in sich bergen, die bei der Entscheidung mit zu bedenken und mit zu tragen sind. Dann gilt es, zusätzliche Maßnahmen zu treffen, die die Risiken einer getroffenen Entscheidung minimieren. Nicht zuletzt erkennen die Lernenden, dass Entscheidungen häufig auch mit persönlichen (Wert-)Präferenzen verbunden und von persönlichen Möglichkeiten und Interessen abhängig sind. Auf diese Weise wird divergentes Denken gefördert und Lernende können sich darüber hinaus der Wertebindung und -abhängigkeit eigener Entscheidungen bewusst werden.

Das Lernpotenzial dieser Fallvariante wird verschenkt, wenn sie zur Lösung einfacher Problemsituationen eingesetzt wird, deren Lösung offenkundig ist oder auf der Hand liegt, wenn also lineares Denken gefordert ist oder ausreicht.

Von den Lehrenden fordert der Einsatz der Case-Problem-Methode, dass sie Lösungen, die sie selbst bevorzugen, zurückhalten und nicht die entwickelten Lösungsalternativen favorisieren, die ihrer Priorität entsprechen. Vielmehr gilt es, die von den Lernenden entwickelten Lösungsalternativen ernst zu nehmen. Dies schließt ein, dass die gegebenen Begründungen in ihrer Argumentation auf Stichhaltigkeit und Nachvollziehbarkeit zu bewerten sind.

Dem von LEENDERS/MAUFETTE-LEENDERS/ERSKINE entwickelten Schwierigkeitsraster folgend, weist die Case-Problem-Methode in der analytischen Dimension einen mittleren Schwierigkeitsgrad auf.

Die Stated-Problem-Methode

Mit der Stated-Problem-Methode steht den Lehrenden eine Fallvariante zur Verfügung, die die Lernenden zur Kritik an Lösungen herausfordert, die von anderen entwickelt worden sind. Die Falldarstellung beinhaltet die Probleme einer Situation sowie die in der Situation getroffenen Entscheidungen, unter Umständen auch deren Begründungen. Im Fall wird etwa dargestellt, wie sich die Pflegefachkraft in einer schwierigen Kommunikationssituation verhalten hat. Falldarstellungen dieser Art fordern unmittelbar dazu auf, das geschilderte Handeln der Personen als angemessen oder nicht angemessen, als nachvollziehbar oder widersprüchlich zu kritisieren. Hierzu ist eine Auseinandersetzung mit den eigenen Entscheidungspräferenzen ebenso unumgänglich wie eine Auseinandersetzung mit den Entscheidungs- und Handlungsbegründungen der im Fall agierenden

Variante	Vorgaben in der Fallschilderung	Aufgabenstellung an den Fall
Case-Incident-Methode	Unvollständige und lückenhafte Falldarstellung, Beschreibung eines Vorfalls ohne zusätzliche Informationen	Selbständige Beschaffung und Bewertung der benötigten Informationen
Problem-Finding-Methode	Situationsschilderung, die ausreichende Informationen über die Begleitumstände beinhaltet; Angabe aller Informationen, die für die Problemanalyse notwendig sind	Problemanalyse
Case-Study-Methode	Situationsschilderung, die ausreichende Informationen über die Begleitumstände beinhaltet; Angabe aller Informationen, die für die Problemanalyse notwendig sind	Problemanalyse, Problemlösung; Angabe und Begründung der Lösungswege
Case-Problem-Methode	Alle Informationen werden gegeben; Probleme des Falles werden ausdrücklich genannt	Entwicklung von Lösungsvorschlägen, -varianten; Treffen und Begründung einer Entscheidung; ggf. Vergleich der Lösung mit der Lösung des Falles in der Realität
Stated-Problem-Methode	Fertige Lösungen und deren Begründungen werden in der Fallschilderung mitgeliefert	Entwickeln einer Vorstellung von Entscheidungsprozessen in der Praxis; Erkennen der Wert- und Interessenbindung von Entscheidungen; kritische Beurteilung der vorgegebenen Lösungen

Tab. 5.7: Fallvarianten und Aufgabenstellung, zusammengestellt nach KAISER (1985); KOSIOL (1969); PANKRATZ (1987).

Personen. Auf diese Weise wird gelernt, wie Entscheidungsprozesse in der Praxis vollzogen werden, welche Sach- und Handlungszwänge Entscheidungsprozesse in der Praxis bestimmen und welche Interessen und Wertbindungen hinter den getroffenen Entscheidungen stehen.

Die Aufgabenstellung, die mit einer Stated-Problem-Methode verbunden wird, muss demnach auch die Aufforderung zur Lösungsbewertung und -kritik beinhalten.

Folgen wir dem von LEENDERS/MAUFETTE-LEENDERS/ERSKINE entwickelten Schwierigkeitsraster, weist die Stated-Problem-Methode in der analytischen Dimension den niedrigsten Schwierigkeitsgrad auf. Zur Bearbeitung wird entsprechend weniger Zeit benötigt als bei den übrigen Fallvarianten.

In Tabelle 5.7 werden die beschriebenen Fallvarianten zusammenfassend dargestellt. Die Tabelle verdeutlicht darüber hinaus, welche Aufgabenstellungen mit der jeweiligen Fallvariante zu verknüpfen sind.

Der Zusammenhang zwischen Fallvariante und Aufgabenstellung wird nachstehend anhand der Stated-Problem-Methode anhand eines Beispiels veranschaulicht.

> **Beispiel für die Falldarstellung**
>
> Eine Schülerin der Gesundheits- und Kinderkrankenpflege im 2. Ausbildungsjahr wird von der Stationsleitung gebeten, die Pflegeanamnese bei einem fünfjährigen Mädchen zu erheben. Das Mädchen kommt in Begleitung der Mutter zur ambulanten Tonsillektomie. Die Schülerin hat in der Schule gelernt, die Pflegeanamnese anhand der Aktivitäten des täglichen Lebens zu erheben.
> Das Aufnahmegespräch ist nachstehend auszugsweise wiedergegeben:
> Schülerin (an das Kind gewandt): „Was isst du denn gerne?"
> Mutter: „Schwester, meine Tochter ist zur Operation hier."
> Schülerin (an das Kind gewandt): „Ja, aber trotzdem, was isst du denn gerne?"
> Mutter (leicht gereizt): „Schwester, ich sagte es bereits, wir sind zur Operation hier. Da bekommt meine Tochter nichts zu essen."
> Schülerin (zaghaft): „Und wenn du dann wieder zu Hause bist, was möchtest du dann essen?"
> Mutter (entnervt): „Wollen Sie mir mal sagen, was Sie das dann noch angeht?"
> Quelle: Eigene Fallsammlung
> **Beispiel für die Aufgabenstellung:**
> Beurteilen Sie die Gesprächsführung der Schülerin.
> Untersuchen Sie hierzu den gesamten geschilderten Gesprächsausschnitt. Berücksichtigen Sie hierbei die Komplexität der Gesprächssituation. Gehen Sie also in Ihrer Beurteilung gleichermaßen auf die Gesprächsführung mit dem Kind und mit der Mutter ein.
> Legen Sie dar, an welchen Stellen des Gesprächsverlaufs Sie eine andere Vorgehensweise als günstiger angesehen hätten und an welchen Stellen Sie die Gesprächsführung der Schülerin als angemessen erachten. Begründen Sie Ihre Entscheidung.
> Anmerkung: Die Beispielaufgabe soll in erster Linie die Verbindung zwischen Fallvariante und Fokus der Bearbeitung verdeutlichen. Je nach Kompetenzniveau der Lernenden und Anspruch des Lehrenden kann die Aufgabe auf die erste Aufgabenstellung begrenzt werden. Für Lernende, die eine stärkere Hilfestellung zur Strukturierung ihrer Vorgehensweise benötigen, sind die weiteren Aufgaben als Hilfsfragen gedacht, die die Gedankengänge und die Bearbeitungsrichtung der Lernenden entsprechend leiten sollen.

Entdeckungs- und Entscheidungsfälle

Neben der oben dargestellten, auf die Tradition der Harvard University zurückgehende Systematisierung von Fallstudien, die Fälle nach den Schritten des Problemlösungsprozesses unterscheidet, die je nach Fallvariante entsprechend betont werden, unterscheidet REETZ eine zweite Klassifikationsmöglichkeit (vgl. HOIDN o.J.: 4). Diese Klassifikation nimmt eine Unterscheidung von Fällen in Entdeckungsfälle und Entscheidungsfälle vor. Sie geht auf GUILFORDs Unterscheidung zwischen konvergentem und divergentem Denken zurück. Nach GUILFORD ist konvergentes Denken auf das vorgegebene Ereignis ausgerichtet, während divergentes Denken in lösungsoffenen Situationen gefragt ist und auf die Entwicklung von Alternativen abzielt. Soll anhand eines Falles ein vorgegebenes Ereignis herausgefunden werden, soll ein komplexer Sachverhalt, eine Regel, ein Prinzip oder eine Technik anhand eines Falles erlernt werden, die den Lernenden zunächst unbekannt ist, ist nach GUILFORD konvergentes Denken gefragt. Der Fall, mit dessen Hilfe dieser Sachverhalt bzw. Prinzipien oder Regeln erlernt werden sollen, ist aus der Perspektive des Lernprozesses als *Entdeckungsfall* anzusehen. Wenn es jedoch darum geht, dass die Lernenden anhand eines Falles Lösungen entwickeln müssen, die ein Abwägen zwischen verschiedenen Alternativen erfordern oder in denen eine begründete Entscheidung zu treffen ist, handelt es sich um einen *Entscheidungsfall*, mit dem vor allem divergentes Denken gefördert werden soll. Mit einem Entdeckungsfall lässt sich somit für die Lernenden neues Sach- bzw. Fachwissen erschließen, d.h. er dient in erster Linie der Stofferarbeitung. So kann etwa bei einem Entdeckungsfall, der in der Pflegebildung eingesetzt wird, anhand des Falles medizinisches oder pflegerisches Grundlagenwissen erlernt werden. Mit einem Entscheidungsfall werden schwerpunktmäßig methodische Kompetenzen im Bereich der Entscheidungsfindung gefördert. Selbstverständlich ist es auch denkbar, einen Entdeckungsfall mit einem Entscheidungsfall zu kombinieren, d.h. einen Fall in Mischform zu verwenden, bei dem zunächst die Stofferarbeitung anhand des Falles vorgenommen wird, bevor sich in einer zweiten Lernphase die Entscheidungsfindung anschließt.

FRIEDE (LOS-Forschungsbericht 4, Kapitel 3) unterscheidet Fälle in solche, die der Entscheidungsfindung dienen, und solche, die der Problembearbeitung dienen. Diese Unterscheidung stellt eine vereinfachte Klassifikation dar, die ebenfalls auf die Tradition der Harvard University zurückgeht. Zusammen mit dem zweiten Kriterium der Komplexität entwickelt er eine Typologie fallbezogener Aufgaben, die insbesondere für den Einsatz von Fällen im Prüfungskontext hilfreich ist (☞ Kap. 7).

5.2.3 Exkurs: Fallvarianten und Pflegeprozess – Analogie zweier Verfahren

Fallmethode und Pflegeprozess stellen zwei miteinander korrespondierende Methoden der Problemlösung dar. Dies erklärt auch, warum die Arbeit mit Fällen in der Pflegebildung in Deutschland maßgeblich durch die Einführung des Pflegeprozesses gefördert wurde bzw. warum Fälle zur Einübung in den Pflegeprozess als Problemlösungsprozess genutzt wurden.

Auch wenn Fälle zur Einübung in einen berufsspezifischen Problemlösungsprozess nur eine von vielen Einsatzmöglichkeiten darstellen, bieten sie doch zahlreiche Möglichkeiten einer sinnvollen Einübung in pflegeprozessorientiertes Denken.

Der Bearbeitung einer Fallmethode liegt das generelle Verfahren eines Problemlösungsprozesses zugrunde (☞ 5.2.4). Gleiches gilt, wenn man den Pflegeprozess von seiner logisch-analytischen Seite her als Problemlösungsprozess betrachtet. Durch fallmethodisches Vorgehen im Unterricht üben die Lernenden also zugleich das berufsspezifische Problemlösungsverfahren des Pflegeprozesses

5.2 Die Fallmethode als Lehr- und Lernverfahren

Fallvariante (Harvard-Klassifikation)	Schritte des Pflegeprozesses (Schwerpunkt)
Case-Indicent-Methode	Informationssammlung
Problem-Finding-Methode	Pflegeprobleme und Ressourcen
Case-Study-Methode	• Pflegeprobleme und Ressourcen • Pflegeziele • Pflegemaßnahmen
Case-Problem-Methode	• Pflegeziele • Pflegemaßnahmen
Stated-Problem-Methode	• Beurteilung der Pflegehandlung • Beurteilung der Pflegewirkung

Tab. 5.8: Fallvarianten und Schritte des Pflegeprozesses.

ein und werden vertraut mit einem Verfahren, nach dem Pflegehandeln in komplexen Pflegesituationen strukturiert wird.

Die einzelnen Schritte des Pflegeprozesses lassen sich gezielt und gesondert einüben, wenn Lehrende die einzelnen Fallvarianten entsprechend zu nutzen verstehen (☞ 5.2.2).

So ist die Case-Incident-Methode in besonderer Weise geeignet, die Phase der Informationssammlung im Pflegeprozess zu fokussieren, die Problem-Finding-Methode eignet sich zur Problem- und Ressourcenanalyse, die Case-Problem-Methode zur Entwicklung von Pflegemaßnahmen. Eine kritische Beurteilung des Pflegehandelns ist besonders gut möglich, wenn die Stated-Problem-Methode zum Einsatz gelangt. Damit lässt sich auch indirekt die Durchführung der Pflege erfassen.

Die Tabelle 5.8 stellt die einzelnen Fallvarianten den Schritten des Pflegeprozesses als Problemlösungsprozess gegenüber. Das hierbei verwendete Pflegeprozessmodell basiert auf dem sechs Schritte umfassenden Ansatz von FIECHTER/MEIER, da dieses im deutschsprachigen Raum die größte Verbreitung gefunden hat. Eine Übertragung auf Ansätze, die von einer anderen Phasenanzahl und -bezeichnung ausgehen, ist jedoch ohne Schwierigkeiten möglich.

Die Gegenüberstellung zeigt, dass die ersten vier Schritte des Pflegeprozesses über die zur Verfügung stehenden Fallvarianten gesondert und gezielt eingeübt werden können. Fallstudienarbeit stößt jedoch an ihre Grenzen, wenn es um die Durchführung, d.h. um die Umsetzung der geplanten Pflegemaßnahmen, geht. Diese können allenfalls im Sinne eines gedanklichen Probehandelns im Rahmen der Case-Study-Methode oder der Case-Problem-Methode Gegenstand der Betrachtung sein. Auch die Stated-Problem-Methode bietet hier noch gewisse Möglichkeiten, allerdings eher im Sinne einer Handlungskritik, die den Lernenden in der Regel erst dann möglich ist, wenn ihnen die Handlungsstandards bereits bekannt sind. Auch die Beurteilung der Pflegewirkung kann nur begrenzt über den Einsatz der Stated-Problem-Methode eingefangen werden.

5.2.4 Ablauf des Lehr- und Lernprozesses

Der Einsatz der Fallmethode nutzt grundsätzlich Problemorientierung als didaktisches Prinzip. Der Lernprozess wird als Problemlösungsprozess organisiert, d.h. die einzelnen Schritte eines allgemeinen Problem- bzw. Entscheidungsprozesses werden im Lernprozess nachempfunden. Die Fallmethode kann als Methode neben anderen Unterrichtsverfahren und -methoden eingesetzt werden. Problemorientiertes Lernen kann jedoch auch als ausschließliches Verfahren einen gesamten Ausbildungsgang bestimmen und ist dann entsprechend curricular verankert. Die exemplarische Analyse von Rahmenrichtlinien und Curricula in Kapitel 2.1 zeigt, dass in den verschiedenen landesrechtlichen Regelungswerken, die im Zuge der neuen Ausbildungsgesetze in den Pflegeberufen entwickelt worden sind, der Arbeit mit Fällen eine entsprechende Gewichtung beigemessen wird. Allerdings sind die Prioritäten in den verschiedenen Regelungswerken nicht die gleichen. So wird derzeit besonders deutlich und konsequent das problemorientierte Lernen (POL) für die Ausbildungen in der Gesundheits- und Krankenpflege/Gesundheits- und Kinderkrankenpflege einerseits sowie in der Altenpflege andererseits in den landesrechtlichen Regelungen von Rheinland-Pfalz hervorgehoben. Für die Ausbildungen in der Gesundheits- und Krankenpflege/Gesundheits- und Kinderkrankenpflege finden sich zahlreiche Module, die fallbezogen nach dem Konzept des problemorientierten Lernens im so genannten Siebensprung zu gestalten sind. Dabei wird auch vorgegeben, dass Fälle zur Problemlösung einzusetzen sind. In der hier genutzten, auf STEINER zurückgehenden Typologie wird der Fallmethode der Vorrang vor anderen Falltypen eingeräumt. Mit dieser curricularen Verankerung sind entscheidende Konsequenzen auf unterschiedlichen didaktischen Entscheidungsebenen gegeben. So verändern sich auf der makrostrukturellen Ebene Planung und Organisation der Ausbildung. Auf der mesostrukturellen Ebene verändern sich Stundenplan und Dozenteneinsatz. Fallmethodisches Vorgehen impliziert in der Regel ein fächerintegratives Vorgehen. Auf der mikrostrukturellen Ebene verändert sich das konkrete Vorgehen im Rahmen von Unterrichtsplanung, -durchführung und -evaluation.

Je nach Komplexität der eingesetzten Fallmethode wird der Lernprozess über kürzere oder längere Zeitphasen durch das Verfahren bestimmt. Beim Einsatz komplexerer Aufgabenstellungen – wie dies vor allem im problemorientierten Lernen (POL) der Fall ist – kann ein solcher Lernprozess mehrere Tage oder Woche umfassen. Auch die Rollen der Lehrenden und Lernenden verändern sich, der Einsatz von Tutoren/Tutorinnen ist erforderlich. Phasen des problemorientierten Lernens anhand der Fallmethode sind zu ergänzen um Lernphasen im skills lab, die dem Training von Fertigkeiten dienen, sowie um Phasen des attitude awareness trainings, die der Förderung sozialer und personaler Kompetenzen dienen. Weitere Ausführungen zum spezifischen Konzept des problemorientierten Lernens (POL) können in diesem Rahmen nicht erfolgen. Hierzu existiert inzwischen ein breiter Literaturbestand, und zwar auch spezifisch für den Bereich der Pflegebildung bzw. verwandter Berufe. Der Fokus dieses Buches richtet sich vielmehr auf die Variationsbreite fallbezogener Verfahren und Methoden, denen auch im Bereich des POL eine entsprechende Bedeutung zukommt, ohne dass das weit elaborierte Konzept hier mehr als in Ansätzen dargestellt werden kann.

Grundsätzlich kann die Bearbeitung der Fallmethode als offen gestalteter Lehr- und Lernprozess erfolgen, oder die Struktur kann in unterschiedlichem Ausmaß über an den Fall geknüpfte Aufgabenstellungen sowie über weitere methodische Hinweise vorgezeichnet und gesteuert werden. Bei einer offenen Fallbearbeitung wird den Lernenden lediglich die Falldarstellung ausgehändigt. Die Entwicklung einer Fragestellung, die zur Problemanalyse und -lösung erforderlich ist, gehört zur Fallbearbeitung und ist von den Lernenden selbst vorzunehmen. Ein solches Verfahren ist sehr anspruchsvoll (vgl. STEINER 2004: 7). Hierzu bedarf es sowohl auf Seiten der Lernenden als auch auf Seiten der Lehrenden entsprechender Kompetenzen. Ebenfalls müssen die Rahmenbedingungen (curriculare Vorgaben, Zeit- und Stundenplanung) solche komplexen Vorgehensweisen zulassen. Eine völlig offene Fallbearbeitung kommt in der Regel gegen Ende eines längeren Ausbildungsprozesses in Frage, wenn Erfahrungen mit stärker vorstrukturierten Fällen vorliegen. Auf diese stärker vorstrukturierten Formen fallmethodischer Arbeit beziehen sich die nachfolgenden Ausführungen.

Der Ablauf eines fallbezogenen Lehr- und Lernprozesses nach KAISER

KAISER schlägt für die Gestaltung des Lernprozesses ein Verfahren vor, das aus sechs aufeinander aufbauenden Schritten besteht. Jeder dieser Schritte ist mit einer eigenen (Teil-) Zielsetzung verbunden und bedarf einer eigenen methodischen Gestaltung. Dabei bezieht sich die von KAISER vorgeschlagene Schrittfolge auf die Case-Study-Methode, kann jedoch analog auf die übrigen Fallvarianten übertragen werden.

Die erste Phase der Bearbeitung wird als *Phase der Konfrontation* bezeichnet. In dieser Phase geht es darum, dass den Lernenden die Fallstudie in schriftlicher Form ausgehändigt oder in einer anderen medialen Aufbereitungsform präsentiert wird. Sie dient zum einen der Motivation, der Erzielung von Betroffenheit als Basis für eine Auseinandersetzung. Von daher ist den Lernenden in dieser Phase zunächst einmal Raum zu geben, die eigene Betroffenheit wahrzunehmen und sich ggf. hierüber in der Lerngruppe auszutauschen („Eindruck braucht Ausdruck."). Wichtig ist es, dass sich die Lernenden diesen ersten Eindruck, der bereits eine spontane Einschätzung der Problem- oder Entscheidungssituation beinhalten kann, bewusst machen, ihn nach Möglichkeit schriftlich festhalten. Erst dann ist in einem weiteren Schritt eine methodisch geleitete Bearbeitung der Fallstudie möglich, die andere Perspektiven zulässt als die, die dem ersten Eindruck entspricht. Die Phase der Konfrontation beinhaltet schließlich die Situationsanalyse, die Problemanalyse bzw. die Analyse der in der Fallschilderung beinhalteten Entscheidungssituation. Die methodisch geleitete Phase der Analyse kann bei entsprechender Methodenkompetenz der Lernenden bereits in Kleingruppenarbeit erfolgen.

Nach erfolgter Situations- bzw. Problemanalyse schließt sich die *Phase der Information* an. In dieser Phase sollen sich die Lernenden die Informationen beschaffen, die sie für die Entwicklung von Lösungsvorschlägen bzw. für das Treffen einer Entscheidung benötigen. Es geht also nicht um solche Informationen, die zur Situations- oder Problemeinschätzung von Bedeutung sind, sondern um

Informationen im Zusammenhang mit Lösungsalternativen bzw. Lösungsmaßnahmen. Hier können von den Lernenden alle Möglichkeiten der Informationserschließung und -bewertung genutzt werden, die in der Schule zur Verfügung stehen oder von dort unterstützt werden können. Verzichten sollte der Lehrende auf jeden Fall darauf, Lösungsalternativen in Form von Lehrbuchkopien oder Fachzeitschriften zur Verfügung zu stellen, aus denen die Lernenden die Lösungen lediglich exzerpieren sollen. Es geht vielmehr darum, dass sich die Lernenden Informationswege selbständig erschließen und hierbei die nötige Kreativität entwickeln. Die Kleingruppen können in dieser Phase ein arbeitsteiliges Vorgehen vereinbaren und die verschiedenen Informationen entsprechend zusammentragen.

Die in der Phase der Information zusammengetragenen Lösungsmöglichkeiten werden in der anschließenden *Phase der Exploration* diskutiert. Hierbei ist von Bedeutung, die einzelnen Alternativen zunächst einmal zuzulassen, ernst zu nehmen und nicht vorschnell abzulehnen. Eine Bewertung der einzelnen Lösungsalternativen kann erst erfolgen, wenn diese hinsichtlich aller relevanten Gesichtspunkte beleuchtet wurden. Ein Rückfall in konventionelles oder lineares Denken („das kennen wir nicht", „das haben wir schon immer so gemacht", „das hatten wir noch nie", „das haben wir schon erfolglos ausprobiert") sollte auf jeden Fall vermieden werden. Innovative und unkonventionelle Problemlösungen werden sonst bereits in dieser Phase ausgeschlossen, und kreative Prozesse werden entsprechend verhindert oder unterbunden.

Nach ausreichender Auseinandersetzung mit den einzelnen Lösungsalternativen erfolgt in der *Phase der Resolution* das Treffen der eigentlichen Entscheidung in der Gruppe. Die zur Entscheidung anstehenden Alternativen werden hinsichtlich ihrer Vor- und Nachteile, hinsichtlich ihrer Angemessenheit oder Unangemessenheit für die Entscheidungssituation bewertet. Stehen Alternativen zur vergleichenden Beurteilung an, die sich in vielen Kriterien voneinander unterscheiden, sind unter Umständen formalisierte Verfahren der Entscheidungsanalyse hilfreich. So können die einzelnen Kriterien entweder durch eine einfach (+) – oder (–) Bewertung gekennzeichnet werden. Bei komplexeren Bewertungsprozessen können für die einzelnen Kriterien je nach Erfüllungsgrad Punktzahlen vergeben werden, wobei besonders wichtige Kriterien mit einem Faktor oder Multiplikator versehen werden können. Auf diese Weise können Entscheidungen erleichtert werden, der Entscheidungsprozess wird transparent gemacht, und die Risikobereiche einer Entscheidung werden entsprechend deutlich. Je nach Wahl des entscheidungstheoretischen Verfahrens beinhaltet diese Phase auch die Analyse potentieller Probleme. Diese befasst sich mit den Risikobereichen einer getroffenen Entscheidung, mit den Problemen, die bei der Realisation der Entscheidung auftreten bzw. deren Effektivität beeinträchtigen können. Sie beinhaltet ebenso Maßnahmen zur Verhinderung bzw. zur Minimierung dieser potentiellen Probleme. Mit der Phase der Resolution endet die Fallbearbeitung in Kleingruppen. Die Fortsetzung erfolgt im Plenum.

In der *Phase der Disputation* geht es darum, dass die Lernenden die in den Kleingruppen getroffenen Entscheidungen im Plenum vorstellen und ihre Entscheidung argumentativ vertreten. Im Hinblick auf die geforderte Methodenkompetenz müssen die Lernenden in dieser Phase sowohl Formen der Präsentation als auch der Diskussion und/oder Debatte entweder bereits beherrschen oder entsprechend in dieser Phase einüben. Von den Lernenden wird unter Umständen eine Abkehr von der von ihnen getroffenen Entscheidung gefordert, falls ihre Argumente von anderen widerlegt werden können, oder wenn sie im Prozess der Auseinandersetzung zu der Einsicht gelangen, dass die von einer anderen Gruppe getroffene Entscheidung der im Fall geschilderten Problemsituation eher gerecht wird. Die Lehrenden sollten in der Disputationsphase darauf achten, nicht die Lösungen zu bevorzugen, die ihrer eigenen „Denklinie" am ehesten entsprechen. Gerade die Vielfalt unterschiedlicher und zugleich denkbarer Lösungsalternativen unterstützt das beim Einsatz der Fallmethode gewünschte divergente Denken und bereichert den Lernprozess der gesamten Gruppe.

An diese Phase kann sich unter Umständen eine letzte Phase anschließen, die von KAISER als *Phase der Kollation* bezeichnet wird. Sie ist dann möglich, wenn der unterrichtlichen Fallstudie ein Fall zugrunde lag, der in der Realität bereits gelöst wurde. Dann ist es möglich, die in den Kleingruppen gefundenen Lösungen mit der Lösung des Falles in der Realität zu vergleichen. Zusätzliche Argumente, die in den Kleingruppen nicht bedacht wurden, können in der Realität für die Entscheidungsfindung eine Rolle gespielt haben. Vor diesem Hintergrund können die Lernenden dann die von ihnen gefundenen Lösungen nochmals überdenken. Hierbei ist es wichtig, dass die Lernenden die Interessenzusammenhänge entdecken und erkennen, in denen jede Lösung eines Einzelfalles steht. So lernen sie auch, sich ihre eigenen Interessen bei der Lösung einer Problemsituation ebenso wie die Interessen anderer bewusst zu machen.

Die Phasen der Fallbearbeitung mit den phasenbezogenen Teilzielen sind in Tabelle 5.9 dargestellt:

Phasenbezeichnung	Ziel
Konfrontation mit dem Fall	Erfassen der Problem- und Entscheidungssituation
Information über das bereitgestellte Fallmaterial und durch selbständiges Erschließen von Informationsquellen	Lernen, sich die für die Entscheidungsfindung erforderlichen Informationen zu beschaffen und zu bewerten
Exploration: Diskussion alternativer Lösungsmöglichkeiten	Denken in Alternativen
Resolution: Treffen der Entscheidung in Gruppen	Gegenüberstellung und Bewerten der Lösungsvarianten
Disputation: Die einzelnen Gruppen verteidigen ihre Entscheidung	Verteidigen einer Entscheidung mit Argumenten
Kollation: Vergleich der Gruppenlösung mit der in der Wirklichkeit getroffenen Entscheidung	Abwägen der Interessenzusammenhänge, in denen die Einzellösungen stehen

Tab. 5.9: Phasen des Lernprozesses mit phasenbezogenen Zielsetzungen nach KAISER am Beispiel der Case-Study-Methode.

Bezugnehmend auf KAISER beschreibt das Institut für Ökonomische Bildung (IÖB o.J.: 3) die Verlaufsstruktur des Lernprozesses während der Fallbearbeitung unter Ausweisung phasenbezogener Leitfragen. Diese können den Lehrenden eine Orientierung bei der Entwicklung von Aufgabenstellungen für die Fallbearbeitung liefern. Eine ähnliche Beschreibung findet sich bei GRUBER. Darüber hinaus weist GRUBER explizit die Zielsetzungen aus, die mit den einzelnen Phasen der Fallbearbeitung verbunden sind (o.J.: 4 f.).

Auf dieser Grundlage wurde die Übersicht in Tabelle 5.10 zusammengestellt:

Phase	Leitfragen	Beschreibung	Zielsetzungen
Konfrontation mit dem Fall	• Was ist passiert? • Welche Probleme sind erkennbar?	Die Lernenden werden mit einer Problemsituation konfrontiert, die einen Bezug zu ihrer gegenwärtigen und/oder zukünftigen Lebenssituation hat und die damit für sie persönlich bedeutsam ist. Wesentlich ist hier, dass die Lernenden das Problem verstehen, da nur so eine erfolgreiche Fallbearbeitung möglich ist. Deshalb ist auf der Grundlage des zur Verfügung gestellten Materials bzw. eigener Recherchen eine Problem- und Konfliktanalyse durchzuführen und im Rahmen einer Normen- und Zielanalyse zu diskutieren, inwieweit die unterschiedlichen Interessen im dargestellten Fall im Hinblick auf ein Ziel in Einklang zu bringen sind.	Die Lernenden analysieren einen komplexen Sachverhalt; sie entdecken im Fall enthaltene Probleme und benennen diese.
Information über das bereitgestellte Fallmaterial und durch selbständiges Erschließen von Informationen	• Welche Informationen haben wir? • Welche Informationen brauchen wir noch? • Wo und wie bekommen wir diese Informationen?	Ziel ist es, dass die Lernenden die ihnen zur Verfügung stehenden Informationen analysieren, bewerten und für die Falllösung nutzbar machen können. Ggf. sind weitere Informationen durch Erkundungen vor Ort, Befragung der Lehrkraft, Studium schriftlicher Quellen, Internetrecherchen etc. zu beschaffen.	Die Lernenden verarbeiten die in der Fallstudie enthaltenden Informationen im Hinblick auf die Problemlösung. Sie stellen fest, welche sonstigen Informationen zur Lösung der Probleme benötigt werden; sie fordern diese Informationen beim Lehrenden ein oder beschaffen sich diese über andere Informationswege selbst und werten die Informationen aus.

Tab. 5.10: Verlaufsstruktur des Lernprozesses bei der Fallbearbeitung mit Leitfragen und Zielsetzungen (zusammengestellt und modifiziert nach IÖB und GRUBER).

5.2 Die Fallmethode als Lehr- und Lernverfahren

Phase	Leitfragen	Beschreibung	Zielsetzungen
Exploration, d.h. Diskussion alternativer Lösungsmöglichkeiten	• Welche unterschiedlichen Lösungen sind denkbar? • Welche Folgen haben die einzelnen Lösungen?	Es geht darum, mögliche Falllösungen zu erarbeiten. Die Lernenden sollen dazu angehalten werden, unterschiedliche Handlungsmöglichkeiten zu entwickeln und zu bewerten.	Die Lernenden erarbeiten Möglichkeiten zur Lösung der Probleme und schätzen die Folgen dieser Lösung ab. Sie formulieren bei der Entwicklung von Lösungsmöglichkeiten Ziele und wenden generelle Überlegungen (Gesetzlichkeiten, Kalküle etc.) an.
Resolution, d.h. Treffen der Entscheidung in Gruppen	• Welche Folgen hat die getroffene Entscheidung? • Was sind unsere Gründe für diese Entscheidung?	Die Vor- und Nachteile sowie die Konsequenzen der gefundenen Handlungsmöglichkeiten werden gegeneinander abgewogen und bewertet. Ziel ist es, eine Entscheidung zu treffen und diese zu begründen.	Die Lernenden begründen diese Entscheidung sachgerecht und mit Bezug auf die verarbeiteten Informationen bzw. mit Bezug auf generelle Überlegungen. Sie einigen sich in der Gruppe auf eine Lösung.
Disputation, d.h. die einzelnen Gruppen verteidigen ihre Entscheidung	• Was spricht für, was gegen die von uns getroffene Entscheidung?	In dieser Phase präsentieren die Gruppen ihre Entscheidung vor dem Plenum und stellen sie zur Diskussion. Ziel dieser Phase ist es, dass die Gruppen ihre Entscheidung gegen Argumente des Plenums verteidigen und so prüfen können, ob ihre Entscheidung der Kritik stand hält.	Die Lernenden stellen die von der Gruppe gefundene Lösung im Plenum dar und begründen diese. Sie erkennen aus der Gegenüberstellung verschiedener Entscheidungen, dass komplexe Situationen zu unterschiedlicher Problemsicht und Lösung führen können.
Kollation, d.h. Vergleich der Gruppenlösungen mit der in der Wirklichkeit getroffenen Entscheidung	• Welche Entscheidung wurde in der Realität getroffen? • Wie unterscheidet sich diese von der unsrigen?	Es erfolgt ein Vergleich der schulischen Lösung mit der in der Praxis getroffenen Entscheidung. Die Schüler können somit erkennen, dass hier nicht immer eine Übereinstimmung vorliegt, da Entscheidungen immer von Menschen, die fehlbar sind, getroffen werden.	Die Lernenden würdigen kritisch aus dem Vergleich mit der im Praxissystem tatsächlich getroffenen Entscheidung ihre eigene Entscheidung und deren Begründung.

Tab. 5.10: (Forts.) Verlaufsstruktur des Lernprozesses bei der Fallbearbeitung mit Leitfragen und Zielsetzungen (zusammengestellt und modifiziert nach IÖB und GRUBER).

Die Autoren weisen darauf hin, dass der dargestellte Verlauf des Entscheidungsprozesses als ein idealtypischer anzusehen ist. In der unterrichtlichen Realität muss der Lernprozess nicht zwangsläufig genau so ablaufen. Vielmehr ist es möglich, einzelne Phasen wiederholt zu durchlaufen oder Phasen auch zu überspringen. Auch der Zeitbedarf für die Bearbeitung der einzelnen Phasen kann unterschiedlich sein. Zudem kann der Lehrende den Zeitbedarf dadurch regulieren, dass er für die Fallbearbeitung Informationen in unterschiedlichem Umfang zur

Verfügung stellt. Dabei ist jedoch darauf zu achten, dass die Lerneffektivität im Hinblick auf die selbständige Informationsbeschaffung und -bewertung bzw. auf die Entscheidungssituation nicht beeinträchtigt wird.

Der Ablauf eines fallmethodischen Lehr- und Lernprozesses im problemorientierten Lernen (POL)

Ein besonderes Verfahren zur Gestaltung des Lehr- und Lernprozesses wird auch im problemorientierten Lernen (POL) vorgeschlagen. Am meisten hat sich im Bereich der Pflegebildung inzwischen ein Vorgehen durchgesetzt, das in den Niederlanden an der Universität von Maastricht entwickelt wurde. Dieses beinhaltet sieben Arbeitsphasen, weshalb dieses Verfahren auch kurz „Siebensprung" genannt wird.

- Schritt 1 – Klärung von Begriffen: Im ersten Arbeitsschritt erfolgt die Fallvorstellung. Der Fall liegt in der Regel schriftlich dokumentiert, d.h. als Textfall vor. Diese Phase dient der Klärung grundsätzlicher Verständnisfragen, wobei vor allem Ausdrücke und Begriffe im Text geklärt werden müssen, die den Lernenden nicht vertraut sind, damit alle Gruppenmitglieder die Ausgangssituation und Aufgabenstellung gleichermaßen verstehen.
- Schritt 2 – Problemdefinition: Auf der Grundlage ihrer Vorkenntnisse stellen die Lernenden heraus, worin das Unbekannte der Fallsituation besteht, was sie an der Situation neugierig macht, was als Problem und als mögliches Teil-Problem aus Sicht der Gruppe angesehen werden kann. Das, was in der Falldarstellung neugierig macht, was unbekannt ist oder als Problem angesehen wird, kann in der Gruppe in Form von Fragen formuliert werden.
- Schritt 3 – Hypothesenbildung oder Problemanalyse: Dem in Kapitel 5.1 dargelegten Problemverständnis folgend werden in diesem Schritt Erklärungsversuche für die Ursachen oder Ursachen der unter Schritt 2 aufgeführten Probleme entwickelt. In dieser Phase gehen die Lernenden nach Möglichkeit assoziativ vor, indem sie in einer Brainstorming-Phase möglichst viele Erklärungsversuche zusammentragen, die in der anschließenden Phase 4 systematisiert werden. Damit dieser Prozess möglichst reichhaltig verläuft, sollten keine frühen Beschränkungen oder Ausschlüsse erfolgen. Vielmehr sollten in Form eines offenen, nicht bewerteten Brainstormings auch zunächst als abwegig erscheinende Erklärungen und Hypothesen berücksichtigt werden. Kreativität als Schlüsselkompetenz ist unabdingbare Voraussetzung für die Gestaltung dieser Arbeitsphase. Zugleich wird Kreativität in diesem Arbeitsschritt besonders gefördert.
- Schritt 4 – Systematisierung und Strukturierung der Erklärungen aus Schritt 3: Die von den Lernenden in Phase 3 aufgestellten Lösungsansätze oder Hypothesen werden in dieser Phase geordnet und gewichtet. Damit die Hypothesen im weiteren Arbeitsprozess entsprechend geprüft werden können, müssen sie ausreichend präzise formuliert sein, und zwar so dass sie eine klare Überprüfung zulassen, ob sie sich im weiteren Prozess als zutreffend oder unzutreffend herausstellen. Die Formulierung präziser Hypothesen, die einer Überprüfung zugänglich sind, setzt bei den Lernenden entsprechende Sach- und Fachkenntnisse voraus. Zeigen sich hier Wissenslücken, muss das unzureichende Wissen entsprechend vervollständigt werden.

- Schritt 5 – Formulierung von Lernzielen: Die in Schritt 4 festgestellten Wissenslücken stellen den Ausgangspunkt für die Formulierung von Lernzielen dar. Die Lernenden klären hier, über welche Kenntnisse sie verfügen müssten, um die in Schritt 4 aufgestellten Hypothesen zweifelsfrei prüfen zu können. Nach STEINER müssen die in diesem Schritt formulierten Lernziele drei Kriterien erfüllen:
  - Die Lernziele sind konkret und genau zu formulieren
  - Sie weisen auf, welche Informationsquellen und -wege, bezogen auf die einzelnen Fragestellungen, zu erschließen sind
  - Sie ermöglichen eine Prioritätensetzung in der Bearbeitung durch die Gruppe.
- Schritt 6 – Eigenstudium oder Informationsbeschaffung außerhalb der Gruppe: Die zur Hypothesenprüfung notwendigen Informationen, die in Schritt 5 als Lernziele gefasst wurden, werden in dieser Phase in Form des Eigenstudiums beschafft und bewertet. Methodisch denkbar sind nicht nur die klassischen Wege der Literaturrecherche und -analyse anhand von Lehrbüchern, Readern und Datenbanken. Ebenfalls in Frage kommen Interviews oder Expertenbefragungen. In diesem Rahmen werden nicht nur Techniken und Kompetenzen im Bereich der Literaturbeschaffung gezielt gefördert, sondern ebenfalls das Anfertigen von Notizen, Exzerpten und persönlichen Aufzeichnungen.
- Schritt 7 – Synthetisierung und Auswertung: Die individuell erarbeiteten Informationen werden in der abschließenden Phase erneut in der Gruppe zusammengetragen, diskutiert und ausgewertet. Dabei sind die Informationen auf die Ausgangssituation und die dort beinhaltete Problematik zu beziehen. In diesem Rahmen ist die Frage danach zu stellen und zu klären, in wie weit die Erklärungen zu den aufgestellten Problemen befriedigend geprüft sind und sich auf andere, ähnlich gelagerte Fälle übertragen lassen. Sollte sich bei dieser Überprüfung herausstellen, dass nicht alle Fragen beantwortet wurden oder dass neue Fragen auftauchen, sind einzelne Schritte des Prozesses erneut zu durchlaufen. Auch die in Schritt 3 aufgestellten Hypothesen werden erneut auf ihre Stichhaltigkeit überprüft. STEINER weist im Hinblick auf die individuelle Kompetenzentwicklung der Lernenden darauf hin, dass die individuellen Erkenntnisse jedes einzelnen Lernenden entsprechend deutlich herauszustellen sind. Wie zu jeder anderen Unterrichtsmethode gehört auch zum problemorientierten Lernen, dass die Lehrenden in der Evaluation des Unterrichts die Frage klären, in wie weit die curricular vorgegebenen Ziele mit Hilfe des fallbezogenen, problemorientierten Lernens erreicht wurden (vgl. STEINER ebd.: 197 ff.; DARMANN ebd.: 465 ff.).

Einige Ansätze zum Ablauf eines fallmethodischen Lehr- und Lernprozesses integrieren die durch die Lehrenden zu erfolgende Vorbereitung ausdrücklich in das Phasenmodell. Hierzu gehören die von FLECHSIG und von TELESOZIAL entwickelten Vorschläge, die nachfolgend dargestellt werden.

5 Fallbezogene Verfahren zur Förderung von Problemlösungskompetenz

Phase	Inhalt
Vorbereitungsphase	Die Lehrenden bereiten die dokumentierten Fälle didaktisch auf. Bei Bedarf führen sie die Lernenden in die fallmethodische Arbeit ein.
Rezeptionsphase (Analysephase)	Die Lernenden arbeiten das Fallmaterial durch. Sie interpretieren den Fall und beschaffen sich zusätzliche Informationen über das Umfeld des Falles.
Interaktionsphase (Bearbeitungsphase)	Ggf. erfolgt die Bildung von Lerngruppen. Problemdefinitionen werden miteinander verglichen. Lösungsmöglichkeiten werden geprüft und Entscheidungen werden getroffen.
Bewertungsphase	Die entwickelten Lösungen werden von den einzelnen Lernenden oder von den Kleingruppen präsentiert und diskutiert. Am Ende des Diskussionsprozesses fällt die Entscheidung für eine Lösung im Plenum.
Anwendungsphase (Kollationsphase)	Die gefundene Lösung wird mit der in der Realität tatsächlich erfolgten verglichen.

Tab. 5.11: Phasen eines fallmethodischen Lehr- und Lernprozesses nach FLECHSIG (1996).

Der Ablauf eines fallmethodischen Lehr- und Lernprozesses nach FLECHSIG

In dem von FLECHSIG vorgeschlagenen Phasenmodell wird die Vorbereitungsphase durch die Lehrenden als eine eigene Phase des Lehr- und Lernprozesses herausgestellt, in der die Lehrenden die dokumentierten Fälle aufbereiten und ggf. die Lernenden in die fallmethodische Arbeit einführen (vgl. 1996: 3). Es hebt sich dadurch von den übrigen dargestellten Artikulationsmodellen ab und stellt sich wie in Tab. 5.11 beschrieben dar (☞ Tab. 5.11).

FLECHSIG geht offensichtlich von weniger komplexen Problemkonstellationen aus, in denen eine optimale oder richtige Alternative entwickelt werden kann; denn nach seinem Phasenmodell wird in der Bewertungsphase nach erfolgter Plenumsdiskussion eine Lösung favorisiert. Geht man dagegen von lösungsoffenen Problem- bzw. Entscheidungssituationen aus, die unterschiedliche Alternativen zulassen, so werden in dieser Phase ausschließlich die Entscheidungsbegründungen ausgetauscht; eine Einigung auf eine „richtige" oder „beste" Lösung entfällt somit bewusst.

Der Ablauf eines fallmethodischen Lehr- und Lernprozesses im Projekt TELESOZIAL

Im Projekt TELESOZIAL wird ein sieben Phasen umfassendes Ablaufschema der Fallmethode vorgeschlagen, das jedoch nicht dem „Siebensprung" im problemorientierten Lernen entspricht (vgl. TELESOZIAL Handbuch o.J.: 12 ff.).

TELESOZIAL betont die besondere Bedeutung der Phase 5 für den Lernerfolg in der Bearbeitung einer Fallstudie, die deswegen entsprechend ausdifferenziert wird. Besonderes Gewicht wird auf eine Falldiskussion gelegt, die durch die

Lernenden maßgeblich eigeninitiativ gestaltet wird. Dabei wird jedoch empfohlen, dass Moderation und Zusammenfassung durch die Lehrenden erfolgen. Folgende Grundregeln der Fallstudienmoderation werden unter Bezugnahme auf MATZLER als wichtig erachtet:

- Die Moderationsarbeit erfordert eine gründliche, umfassende Vorbereitung.
- Der Lehrende als Moderator achtet darauf, dass sich alle Lernenden frühzeitig an der Diskussion beteiligen. Je länger ein Lernender nicht am Diskussionsprozess beteiligt ist, desto schwieriger ist die Grenze zu überwinden, sich im weiteren Verlauf aktiv einzubringen.
- Der Moderator beantwortet Fragen, die die Lernenden an ihn richten, nicht selbst und lässt die Lernenden seine Meinung zu Problemen oder Lösungen nicht wissen
- Er visualisiert zentrale Diskussionspunkte.
- Die von den Lernenden häufig angebrachte Kritik, dass die Falldarstellung zu wenige Informationen beinhalte, soll vom Moderator nicht akzeptiert werden. Informationslücken und -defizite seien vielmehr auch in der Realität gegeben. Statt dessen soll er die Lernenden anregen zu klären, welche Informationen benötigt würden, um zu einer umfassenden Situationseinschätzung zu gelangen, wo diese Informationen recherchiert werden können oder durch welche Annahmen sie ggf. ersetzt werden können (vgl. ebd.: 14).

Stufen des Lehr- und Lernprozesses
Unterrichtsvorbereitung durch die Lehrenden
1. Festlegung der Lernziele
2. Suche, Auswahl des Fallmaterials, ggf. didaktische Aufbereitung
Unterrichtsablauf
3. Ausgabe der Fallmethode an die Lernenden
4. Auseinandersetzung der Lernenden mit der Fallmethode
5. Bearbeitung der Aufgabenstellungen durch die Lernenden (individuell oder in Gruppen) 5.1 Erkennen der Problemsymptome in der Ausgangssituation auf der Grundlage des ausgehändigten Fallmaterials und ggf. ergänzender Materialien 5.2 Bestimmung der Problemursachen durch die Anwendung von Theorien, Konzepten oder Modellen und durch weitere Informationsrecherche 5.3 Sammeln von Lösungsmöglichkeiten 5.4 Konsequenzenanalyse für die entwickelten Lösungsalternativen 5.5 Entscheidung für eine Lösung 5.6 Erstellen eines Planes für die Lösungsumsetzung
6. Abgabe und Diskussion der Lösungsvorschläge
7. Beurteilung

Tab. 5.12: Bearbeitung der Fallmethode im Unterricht nach TELESOZIAL.

Der Ablauf eines fallmethodischen Lehr- und Lernprozesses nach RIEDL

In der Literatur finden sich vielfältige und teilweise sehr stark ausdifferenzierte Artikulationsschemata oder Gliederungsvorschläge für einen problemlösenden Unterricht. Nach RIEDL (2004: 32 ff.) lassen sie sich in ihrem Kern auf drei wesentliche und zentrale Unterrichtsschritte bzw. Artikulationsphasen zurückführen, die nachfolgend skizziert werden:

- Konfrontation (Einstiegsphase): In dieser Phase erfolgen die Aufgabenstellung und Aufgabenanalyse sowie die Problemdefinition
- Strukturaufbauphase (Problembearbeitung): In dieser Phase fallen die Suche nach Lösungen, der Lösungsentwurf sowie die Planung des Lösungsweges an. Ggf. fällt in diese Phase auch die Durchführung der gefundenen Lösung
- Konsolidierungsphase (Anwendung und Transfer): Der Phase dient der Übung, Vertiefung und Festigung des am Fall Gelernten. Die am Fall erworbenen Handlungsschemata werden unter Umständen auf andere Problemaufgaben oder Fälle angewandt. Neben der Fremdbewertung durch die Lehrenden kommt der Selbstbewertung durch die Lernenden eine entsprechende Bedeutung zu.

Nach RIEDL müssen Aufgabenstellungen in einem problemorientierten Unterricht Probleme repräsentieren, die in Beziehung zu authentischen Situationen stehen. Nur dann sind sie für die Lernenden relevant, aktuell und stellen den Praxisbezug des Gelernten sicher. Er greift damit Anforderungen an die Problem- bzw. Fallgestaltung auf, wie sie in Kapitel 5.2.1 erörtert werden.

Aus der Aufgabenstellung muss in der Phase der Konfrontation eine klare Problemstellung ersichtlich werden, die für den weiteren Lernprozess handlungsleitend ist.

In der Strukturaufbauphase erfolgt die Problembearbeitung. In dieser Phase haben die Lehrenden sicherzustellen, dass Lernprozesse weder ineffektiv werden noch zur Überforderung führen. Lehrende begleiten vielmehr die Lernenden durch gezielte Impulse und Hilfestellungen bei der Lösungssuche und Entscheidungsfindung. Diese Anregungen beziehen sich auch auf die Einnahme unterschiedlicher Perspektiven, unter denen sowohl die Problemsituation als auch die Problemlösungen betrachtet werden können. Hierdurch wird eine entsprechende Flexibilität im Denken gefördert, und das am Problem bzw. Fall erworbene Wissen wird nicht nur für die konkrete Situation genutzt, sondern kann auch auf andere Situationen übertragen werden.

Die Konsolidierungsphase dient der gezielten Einübung des Transfers und der Verfestigung des Gelernten. Hierzu werden weitere Aufgabenstellungen erarbeitet, die der Ausgangssituation ähnlich sind. In dieser Phase sollen die Lernergebnisse nicht nur einer Fremdkontrolle durch die Lehrenden unterzogen werden; vielmehr ist auch die Einübung in Selbstkontrolle durch die Lernenden zu fördern.

5.2.5 Aktions- und Sozialformen im fallmethodisch gestalteten Lehr- und Lernprozess – Methodische Anregungen

Alle methodischen Vorschläge zur Gestaltung des Lehr- und Lernprozesses in Ansätzen problemorientierten und fallmethodischen Lernens gehen davon aus, dass der Auseinandersetzung in kleineren Lerngruppen eine besondere Bedeutung zukommt. Nicht nur Selbständigkeit und Selbstorganisation, sondern auch Verständigungs- und Einigungsbereitschaft sowie Argumentationsfähigkeit und Kompromissbereitschaft als soziale Lernziele sind mit fallmethodischem Arbeiten untrennbar verbunden. Von den Lehrenden wird deshalb in all diesen Ansätzen eine starke Zurückhaltung gefordert. Sie verstehen sich in ihrer Rolle als Initiatoren und Begleiter/Begleiterinnen von Lernprozessen, die die Lernenden weitgehend selbständig und eigenverantwortlich gestalten. Direkte Aktionsformen – etwa Vortrag und Instruktion – sowie die Arbeit im Klassenverband (Großgruppe/Plenum) werden entsprechend zurückhaltend eingesetzt. Die folgenden Ausführungen sind als exemplarische Anregungen zum Einsatz geeigneter Aktions- und Sozialformen in den einzelnen Phasen fallmethodischen Vorgehens zu verstehen.

Aktions- und Sozialformen in den Phasen der Fallbearbeitung nach KAISER

Lassen Methodenkompetenz und soziale Kompetenz der Lernenden es zu und sind die Lehrenden entsprechend erfahren in der Fallarbeit, erfolgen lediglich die erste Phase der Konfrontation sowie die Phasen der Disputation und Kollation im Plenum. Die übrigen Phasen der Fallbearbeitung erfolgen ein Kleingruppen, und zwar unter starker Zurückhaltung der Lehrenden. Möglich und unter Umständen hilfreich ist es jedoch, dass die Lehrenden den Lernenden für die Bearbeitung der einzelnen Phasen entsprechende Aufgabenstellungen an die Hand geben, die neben den fachlichen und methodischen Anforderungen an die Fallbearbeitung ebenfalls gezielte Hinweise für die Arbeit in den Kleingruppen beinhalten.

Falls erforderlich, können zur Absicherung der weiteren Arbeit in den Kleingruppen nach einzelnen Phasen Zwischenergebnissicherungen erfolgen. So ist unter Umständen die Sicherung der im Fall analysierten Probleme sinnvoll, bevor die Lernenden eine ausgedehnte Phase eigener Lösungsversuche vornehmen.

Abbildung 5.13 verdeutlicht den Einsatz der verschiedenen Sozialformen in den einzelnen Phasen der Fallbearbeitung nach KAISER.

Exemplarische Anregungen für den Einsatz von Aktionsformen/Verfahren in den einzelnen Phasen der Fallbearbeitung werden in Tabelle 5.14 gegeben.

Sozialformen im problemorientierten Lernen nach dem Siebensprung

Für die Fallbearbeitung im problemorientierten Lernen (POL) wird für die einzelnen Phasen der Einsatz der in Tabelle 5.15 dargestellter Sozialformen empfohlen (vgl. STEINER 2004: 196 ff.).

Im Rahmen des POL erfolgt die Fallbearbeitung in der Regel in Gruppen von 8 bis 12 Personen. Diese werden von einer Tutorin/einem Tutoren entsprechend begleitet. Die Erarbeitung eines Inhaltsgebietes anhand eines oder mehrerer Fälle kann sich über einen Zeitraum von etwa 5 bis 6 Wochen erstrecken. In regelmä-

5 Fallbezogene Verfahren zur Förderung von Problemlösungskompetenz

ßigen Abständen – etwas zweimal pro Woche – treffen sich die Lernenden in ihrem Kurs. Die Tutorinnen/Tutoren haben die Aufgabe, den Ablauf des Lernprozesses gemäß vorgegebener Struktur sowie die Beteiligung der Lernenden sicherzustellen.

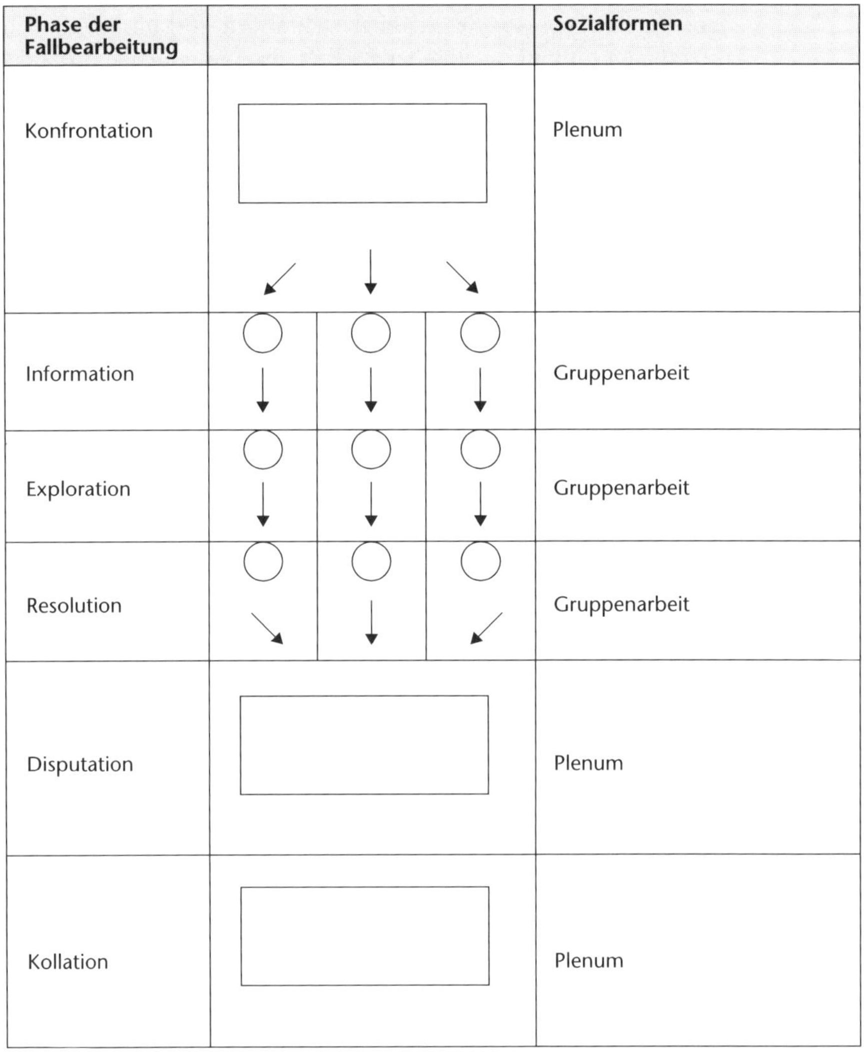

Phase der Fallbearbeitung		Sozialformen
Konfrontation		Plenum
Information		Gruppenarbeit
Exploration		Gruppenarbeit
Resolution		Gruppenarbeit
Disputation		Plenum
Kollation		Plenum

Abb. 5.13: Sozialformen in den Phasen der Fallbearbeitung nach KAISER (in Anlehnung an GRUBER).

Phase	Aktionsformen/Verfahren
Konfrontation	• Festhalten des ersten Eindrucks • Offener Austausch in der Großgruppe • Partnerspaziergang • Verfahren der Situations- und Problemanalyse
Information	• Expertenbefragung • Literaturrecherche • Internetrecherche
Exploration	• Brainstorming • Verfahren der Entscheidungsanalyse • Diskussion
Resolution	• Verfahren der Entscheidungsfindung • Konsequenzenanalyse • Diskussion
Disputation	• Präsentationsverfahren • Pro-Contra-Debatte
Kollation	• Verfahren der Entscheidungsanalyse • Diskussion • Pro-Contra-Debatte

Tab. 5.14: Aktionsformen und Verfahren in den Phasen der Fallbearbeitung nach KAISER.

Schritte des Siebensprungs	Sozialformen
1. Klärung von Begriffen	Kleingruppen (8 – 12 Personen)
2. Problemdefinition	
3. Hypothesenbildung / Problemanalyse	
4. Systematisierung und Strukturierung	
5. Formulierung von Lernzielen	
6. Eigenstudium / Informationsbeschaffung	Einzelarbeit / Eigenstudium
7. Synthetisierung und Auswertung	Kleingruppen / Großgruppe / Plenum

Tab. 5.15: Sozialformen in den Phasen des „Siebensprung" im POL.

5.3 Das Einzelfallprojekt als Lehr- und Lernverfahren

Unter Einzelfallprojekt werden der von STEINER entwickelten Typologie (☞ Kap. 3) folgend solche Fälle verstanden, durch deren Bearbeitung ebenfalls Problemlösungskompetenz gefördert werden soll. Im Unterschied zur Fallmethode handelt es sich beim Einzelfallprojekt jedoch um solche Fälle, an denen die Lernenden als Fallakteure unmittelbar beteiligt sind. Ausgangspunkt für die Fallbearbeitung sind demnach Situationen, die von den Lernenden selbst als problematisch erlebt werden. Diese Fälle werden nicht von den Lehrenden zum Zwecke der unterrichtlichen Bearbeitung ausgewählt und didaktisch aufbereitet. Der Lernprozess folgt einem Muster, bei dem Phasen des Handelns in der Situation und Phasen des Reflektierens über die Situation einander abwechseln. Auf diese Weise wird im Prozessverlauf die problematische Anfangssituation schrittweise bearbeitet und einer Veränderung zugeführt (vgl. STEINER 2004: 176, 206 f.). Neben der angesprochenen Zielsetzung der Problemlösung und Entscheidungsfindung dient diese Form der Fallarbeit ebenfalls dazu, die eigene Berufspraxis weiter zu entwickeln.

Während nach Auffassung einiger Autoren als Grundlage für fallmethodisches Arbeiten auch fiktionale Texte, d.h. konstruierte Fälle herangezogen werden können, ist Ausgangspunkt im Einzelfallprojekt immer ein Realfall. Bei der Fallmethode bleiben die Rollen von Fallakteuren und Fallbearbeitern immer getrennt, die Interpretation des Falles erfolgt also aus der Distanz heraus. Dagegen ist im Einzelfallprojekt die Rollentrennung aufgehoben und somit wird das eigene berufliche Handeln einer Veränderung zugeführt.

Neben den bereits in Kapitel 5.1 beschriebenen theoretischen Hintergründen kommen für das Einzelfallprojekt einige weitere Grundlagen ins Spiel. STEINER stützt sich in seinen Ausführungen auf das Konzept von ALTRICHTER/POSCH, das auf Ansätze der englischen Aktionsforschungsbewegung zurückgeht, sowie auf das Konzept des „Reflektierenden Praktikers" von SCHÖN (vgl. ebd.: 177, 207). Wegen seines Bekanntheitsgrades geht er ausführlicher vor allem auf den Ansatz von SCHÖN (☞ 5.3.1) ein.

5.3.1 Die Bedeutung von implizitem Wissen und Reflexivität für das professionelle Handeln

SCHÖN beobachtete in seinen Studien Fachkräfte in unterschiedlichen Berufsfeldern, die in der Lösung beruflicher Probleme erfolgreich waren. Auf der Grundlage der durchgeführten Studien entwickelte er in den 1980er-Jahren seine Theorie des „Reflektierenden Praktikers." Danach beruht erfolgreiches Berufshandeln auf drei Handlungstypen, die in einer professionellen Berufspraxis erkennbar sind:

- *„Handlungstyp I:* Handlung auf der Basis unausgesprochenen Wissens-in-der-Handlung *(Knowing-in-action)*
- *Handlungstyp II:* Reflexion-in-der-Handlung *(Reflection-in-action)*
- *Handlungstyp III:* Reflexion-über-die-Handlung *(Reflection-on-action)*" (ebd: 209; alle Hervorhebungen im Original).

5.3 Das Einzelfallprojekt als Lehr- und Lernverfahren

Handlungstyp I: Handeln auf der Grundlage impliziten Wissens

Fachkräfte setzen normalerweise zur Situationsbewältigung implizites Wissen ein, das auf der Grundlage von Erfahrungen mit vergleichbaren Situationen gewonnen wurde (☞ Ansätze des situierten Lernens in Kapitel 2.4). Dieses unausgesprochene Wissen reicht zur Bewältigung solcher Situationen aus, die vertraut, bekannt sind und als unproblematisch erscheinen. Dies ist in typischen Routinesituationen der Fall. Das Handeln in solchen Situationen erfolgt ohne bewusstes Nachdenken und stellt somit eine Entlastung des Handelnden dar, da er nicht ständig überlegen und entscheiden muss. Das Wissen, das Professionelle in solchen Routinesituationen anwenden, ist während des Handelns selbst nicht bewusst und – danach gefragt – sind sie oft nicht in der Lage, das Handeln in Worte zu fassen. Wie im Zusammenhang mit den Ansätzen situierten Lernens beschrieben, entwickelt sich dieses Wissen, das Handlungssicherheit und Routine vermittelt, auf der Grundlage von Analogieschlüssen, die zwischen verschiedenen erlebten Situationen hergestellt werden. Auf diese Weise entwickeln Professionelle im Laufe des Berufslebens ein Repertoire an so genannten „familienähnlichen Fällen" oder Situationstypen (vgl. ebd.: 211). Dabei handelt es sich um solche Situationen bzw. Fälle, die hinsichtlich ihrer Anforderungen Parallelen aufweisen bzw. miteinander vergleichbar sind. Dieses implizite Wissen ist solange ausreichend wie der Handelnde sich in vertrauten und routinemäßig zu bewältigenden Situationen bewegt.

Handlungstyp II:
Handeln auf der Grundlage von Reflexion in der Handlung

Reicht implizites Wissen zur Situationsbewältigung nicht mehr aus, wird ein bewusster, reflexiver Umgang mit der Situation erforderlich. KAISER spricht in seinem topischen Bildungsverständnis davon, dass der Mensch sich in solchen Fällen ausdrücklich auf die Situation ausrichten muss (☞ Kap. 4). Nach SCHÖN verfügen erfahrene Praktiker über diese Fähigkeit eines expliziten, reflexiven Umgangs mit der Situation. In neuartigen Situationen, in denen keine Handlungssicherheit besteht, die durch Einmaligkeit oder Instabilität gekennzeichnet sind, sind sie in der Lage, während der Handlung zu reflektieren und sich experimentierend auf die Situation einzulassen, bis sie zu einer befriedigenden Problemlösung gelangt sind. Dabei wird der Handlungsvollzug selbst nicht oder nur kurzfristig unterbrochen. Reflexion in der Handlung erfolgt vielmehr zeitgleich und parallel zum ausführenden Tun. Dabei ähnelt dieser Prozess strukturell einem Problemlösungsprozess. Lässt sich eine Situation nicht routinemäßig bewältigen, führt die gewohnte Handlung nicht zum gewohnten Resultat, erlebt der Handelnde eine Diskrepanz. Diese ist Auslöser für einen Prozess, in dem sich Professionelle explizit auf die Situation richten, das bisherige Handlungsrepertoire überdenken. Dieses in Frage stellen des bisherigen Wissens ist die Voraussetzung für den nächsten Schritt. So beginnt der Handelnde etwa, Hypothesen über die Situation aufzustellen und diese zu prüfen. Dazu greift er nicht auf explizite Theorien, Konzepte oder Regeln zurück, sondern vielmehr auf sein eigenes Repertoire an Erfahrungen, Interpretationen und Vorgehensweisen in familienähnlichen Fällen. Die Hypothesenprüfung gleicht einer Art „Ad-hoc-Experiment", das in der Situation geplant und spontan umgesetzt wird. Dieses Experiment wird so lange fortgesetzt, bis es zu einer befriedigenden Situationsbewältigung gekommen ist. Dabei wird – wie bereits ausgeführt – der Handlungsablauf nicht oder nur kurzfristig unterbrochen, und der gesamte Prozess der Problemlösung, der Hypothesenaufstellung und -prüfung, kann nur wenige Sekunden in Anspruch nehmen (vgl. ebd.: 214). Auch die Reflexion in der Handlung ist nach SCHÖN nicht zwingend an Sprache gebunden. In seinen Untersuchungen misst er dem Handlungstyp II, dem Reflektieren in der Handlung, eine besondere Bedeutung bei. Ein Problem ist jedoch darin zu sehen, dass das Handeln nicht explizit wird. Es ist somit weder für Dritte unmittelbar nachvollziehbar, noch intersubjektiv vermittelbar. Dieses ist erst beim Handlungstyp III, dem Reflektieren über die Handlung, gegeben.

Handlungstyp III:
Handeln auf der Grundlage von Reflexion über die Handlung

Reflexion über die Handlung erfordert ein Heraustreten aus dem Handlungsfluss (vgl. ebd.: 216). Nach ALTRICHTER/POSCH benötigen Professionelle die „Fähigkeit, eigenes Wissen zu ordnen, ausdrücklich und verbal zu formulieren, sich von seiner Handlung zeitweise zu distanzieren und *über* sie reflektieren." (zitiert nach STEINER ebd.; Hervorhebung im Original). Dies ist erforderlich, damit Professionelle folgende ihnen zugewiesene Aufgaben kompetent wahrnehmen können:

- Professionelle müssen besonders komplexe Situationen bewältigen
- Sie müssen in der Lage sein, ihre Erfahrungen an Berufsanfänger und Neulinge weiterzugeben. Das Explizieren dieses Wissens in sprachlicher Form ist an die Reflexion über die Handlung gebunden
- Professionelle müssen im Umgang mit den Klientinnen/Klienten sowie im inter- und intraprofessionellen Dialog und Diskurs ihr Wissen entsprechend begründen (vgl. ebd.: 217).

5.3.2 Methodische Anregungen zur Gestaltung des Lernprozesses

STEINER würdigt die Verdienste von SCHÖN, wonach er vor allem dem lange Zeit nicht zur Kenntnis genommenen und vernachlässigten Expertenwissen erfahrener Praktiker eine entsprechende Wertschätzung und Aufmerksamkeit hat zukommen lassen. Allerdings kritisiert er ebenso, dass SCHÖN nur wenige gezielte Hinweise für die Gestaltung entsprechender Lehr- und Lernprozesse gebe, d.h. dazu, wie sich Angehörige einer Berufsgruppe zu reflektierenden Praktikern entwickeln können. SCHÖN geht davon aus, dass diese Fähigkeit nicht in klassischen Schulungsprogrammen, also in schulischen Kontexten erworben werden könne, sondern vielmehr unter der Anleitung erfahrener Praktiker in so genannten „Reflexiven Praktika". Berufsgruppenmitglieder lernen hier „unter Begleitung von Coaches oder Mentoren die Kunst der Reflexion in der Handlung." (bei STEINER ebd.: 209). Einige der notwendigen „Komponenten von Berufskompetenzen" seien zwar in der Schule vermittelbar, der „Kern der Professionalität" werde jedoch am Lernort Praxis erworben (vgl. ebd.: 217).

Einige methodische Hinweise zur Gestaltung von fallbezogenen Lernsituationen, die in der beruflichen Praxis zur Entwicklung einer reflexiven Fähigkeit genutzt werden können, finden sich in den Ansätzen situierten Lernens sowie in den entsprechenden Forschungsergebnissen. Ein in der Pflegebildung inzwischen auch in Deutschland recht bekannter Ansatz ist im Cognitive-Apprenticeship-Ansatz zu sehen. Dieser Ansatz ist darauf ausgerichtet, dass Berufsanfänger/innen von Expertinnen/Experten lernen, wie diese komplexe Situationen bewältigen. Es geht vor allem darum, dass Lernende erkennen, wie Expertinnen/Experten implizites Wissen zur Problemanalyse und -lösung einsetzen. Dabei werden verschiedene Vorgehensweisen vorgeschlagen, die den Lernenden sowohl einen Einblick in das gedankliche Handeln der Expertinnen/Experten ermöglichen als auch für die Beobachtung des eigenen Vorgehens genutzt werden können:

- **Modeling.** Expertinnen/Experten versprachlichen gegenüber den Lernenden ihr Handeln in realen Problemsituationen. Sie geben damit den Lernenden Einblick in ihr Denken und machen es für sie nachvollziehbar. Praxisanleiter/innen, die in Anleitungssituation das Prinzip des handlungsbegleitenden Sprechens beherzigen, entsprechen demnach diesem Verfahren.
- **Coaching.** Lernende bewältigen selbst eine Problemsituation und erhalten hierbei entsprechende Hilfestellung durch Expertinnen/Experten.
- **Scaffolding.** Expertin/Experte und Lernende bearbeiten gemeinsam ein Problem, wobei die/der Lernende je nach Grad der Selbständigkeit kleinere oder größere Teile der Arbeitsaufgabe selbst übernimmt.
- **Artikulation.** Lernende werden aufgefordert, ihre eigene Vorgehensweise zu versprachlichen. Über die Auseinandersetzung mit der Expertin/dem Experten erhalten sie zugleich einen Einblick in deren Denken und Tun. Die Artikulation durch die Lernenden stellt somit eine korrespondierende Vorgehensweise zum Modeling durch die Expertin/den Experten dar.
- **Reflexion.** Im Sinne einer reflection on action bzw. Reflexion über die Handlung wird eine bewältigte Problemsituation im Nachhinein, rückblickend mit Expertinnen/Experten und ggf. anderen Lernenden ausgetauscht und diskutiert.
- **Exploration.** Dieses Verfahren ist dann erforderlich, wenn Lernende, die in einer Pflegesituation gegebenen Probleme erst noch erkennen müssen, bevor sie zu einer angemessenen Situationsbewältigung in der Lage sind (vgl. RIED 2001: 74 ff.).

Dies ist bei Berufsanfängern relativ häufig im Bereich so genannter potentieller Probleme der Fall. Um Gefährdungen aufgrund bestimmter Risikokonstellationen in einer Situation erkennen zu können, benötigen Pflegende nicht nur deklaratives Wissen, sondern auch entsprechende Erfahrungen. Auf diese Problemkonstellationen müssen Lernende von erfahreneren Pflegekräften oft gezielt aufmerksam gemacht werden bzw. gezielte Impulse zur Erfassung potentieller Probleme in einer Pflegesituation erhalten.

Mit dem fallbezogenen Verfahren des Einzelfallprojektes sind vor allem Praxisanleiter/innen angesprochen, denen als Expertinnen/Experten in der Pflegepraxis die besondere Aufgabe zukommt, den Lernenden einen Einblick in die Art und Weise der Problembewältigung erfahrener Praktiker/innen zu geben.

Diesen Anforderungen können Lehrende im schulischen Kontext aufgrund der Spezifität des anderen Lernortes und der dort gegebenen Lernmöglichkeiten sowie der anderen Rollenerwartungen in aller Regel nicht entsprechen. Die Ausbildungsgesetze weisen allerdings den Pflegeschulen die Gesamtverantwortung für die Ausbildung zu. Damit liegen die Aufgaben von Lehrenden auch darin, Praxisanleiter/innen in der Wahrnehmung ihrer Aufgaben zu unterstützen und entsprechende Impulse für die Gestaltung von Pflegesituationen als Lernsituationen zu setzen.

Die Realisierung des Cognitive-Apprenticeship-Ansatzes – so stellt auch RIED fest – setzt eine hohe Kompetenzstufe der Berufspraktiker voraus (vgl. ebd.: 76). Zusätzlich muss gewährleistet sein, dass sie in der Lage sind, ihr Wissen zu explizieren. Gerade die Studien von BENNER (1994) zu den Stufen der Pflegekompetenz weisen aber auf, dass Pflegende auf der Kompetenzstufe der Expertinnen/Experten zwar hohe situative Kompetenz besitzen, jedoch nicht in der Lage sind, ihr Wissen in Worte zu fassen. Diese Fähigkeit ist jedoch – wie bereits dargelegt – Voraussetzung dafür, dass Lernende schrittweise an das berufsspezifische Expertenwissen herangeführt werden können. KAISER hält es deshalb für notwendig, dass die von BENNER beschriebenen fünf Stufen der Pflegekompetenz, die sie auf der Grundlage des Modells von DREYFUS & DREYFUS entwickelt hat, um eine sechste Stufe erweitert werden müssen. Während die Pflegeexpertin im Konzept von BENNER ausschließlich auf der Grundlage situativen Wissens handelt und kaum in der Lage ist, ihr Wissen in Worte zu fassen, nutzt die „reflektierte Expertin" zwar situatives Wissen für den Handlungsentwurf, zieht jedoch zur Handlungskritik bzw. zur Reflexion deklaratives Wissen heran. Dieses kann – der Handlungstypologie von SCHÖN folgend – sowohl zur Reflexion in der Handlung als auch zur Reflexion über die Handlung herangezogen werden. Deklaratives Wissen ist explizierbar, so dass die „reflektierende Expertin" in der Lage ist, ihr Handeln auch sprachlich darzustellen (vgl. KAISER 2001: 10 ff.).

Allerdings gibt es noch erheblichen Forschungsbedarf, um präzisere Angaben dazu machen zu können, in welcher Weise die Entwicklung von einer Kompetenzstufe zur nächsten gezielt gefördert werden kann. Unumstritten ist jedoch, dass die Arbeit mit realen Fällen, in denen sich Wissen und Erfahrung von Pflegenden abbilden, als besonders lernwirksam anzusehen ist.

6 Fallbezogene Verfahren zur Förderung hermeneutischer Kompetenz

6.1	Hintergründe und Zielsetzungen 96	6.3	Die Fallarbeit als Lehr- und Lernverfahren 114
6.2	Der Falldialog als Lehr- und Lernverfahren 101	6.3.1	Fallarbeit in den Schweizerischen Berufsausbildungen in der Pflege 117
6.2.1	Anforderungen an einen Fall ... 103		
6.2.2	Methodische Hinweise zur hermeneutischen Textinterpretation 106	6.3.2	Konzepte kollegialer Beratung . 128

In Kapitel 3 wurde eine auf STEINER zurückgehende Typologie fallbezogener Methoden vorgestellt. Dieser folgend werden in diesem Kapitel Verfahren vorgestellt, die in Lehr- und Lernprozessen eingesetzt werden, um empathisch-hermeneutische Kompetenz von Lernenden zu fördern.

In Kapitel 6.2 werden solche Verfahren dargestellt, bei denen Lernende an der dem Fall zugrunde liegenden Situation nicht selbst beteiligt waren. Wie bei der Fallmethode (☞ 5.2) treten die Lernenden als an der Situation Unbeteiligte an den Fall heran. Auch diese Fälle sind in der Regel schriftlich dokumentiert, werden allerdings vom Lehrenden nach Möglichkeit nicht didaktisch bearbeitet, bevor sie in den Lernprozess eingebracht werden. Diese Verfahren werden unter Bezugnahme auf die von STEINER entwickelte Typologie als *Falldialog* bezeichnet.

Fallbezogene Verfahren, die ebenfalls zur Förderung empathischer und hermeneutischer Kompetenz eingesetzt werden, an denen jedoch die Lernenden selbst unmittelbar beteiligt waren, werden der Typologie von STEINER folgend als *Fallarbeit* bezeichnet. Die Rollen der Fallakteure und der Fallbearbeiter fallen zusammen. Die Fallbearbeiter reflektieren im Nachhinein eine selbst erlebte Praxissituation, in die sie als Handelnde involviert waren. Diese Verfahren werden in Kapitel 6.3 näher dargestellt.

6.1 Hintergründe und Zielsetzungen

Beide in diesem Kapitel vorgestellten Typen fallbezogener Methoden intendieren ein tiefer gehendes Verständnis für Praxissituationen. Erklärend-analytische Zugänge, die auf der Suche nach Ursache-Wirkungs-Zusammenhängen beruhen, reichen für ein tiefer gehendes Situationsverständnis nicht aus. Nach RAVEN muss in sozialen Prozessen wie der Pflege die „Logik des Kopfes" von einer „Logik des Herzens" begleitet werden (☞ 2.2).

Nach HUNDENBORN/KREIENBAUM/KNIGGE-DEMAL ist eine Pflegesituation stets aus einer objektiven und einer subjektiven Perspektive zu beleuchten. In der subjektiven Perspektive geht es darum, das Erleben und Verarbeiten, die Situationsdeutungen der am Fallgeschehen Beteiligten zu verstehen. Voraussetzung hierfür ist die Fähigkeit zur Perspektivenübernahme und Perspektivenflexibilität (☞ Kap. 4).

WEIDNER stellt der „praktisch-technischen Kompetenz" die „emotional-kommunikative Kompetenz" gegenüber. Diese umfasst einerseits die Sicherheit des sozialen Umgangs in der pflegerischen Beziehung und andererseits die Fähigkeit zur stellvertretenden Deutung, d.h. zum eigentlichen Fallverstehen (☞ 2.2.2).

Auch WITTNEBEN geht in ihrem fachdidaktischen Konzept davon aus, dass die Fähigkeit zum hermeneutischen Deuten sowie die emotionale Kompetenz in der Pflegebildung entsprechend (weiter) zu entwickeln und zu fördern sind (☞ 2.3.2).

Grundlage der hier beschriebenen fallmethodischen Verfahren ist die Hermeneutik. Die Ausführung in diesem Buch können sich angesichts der langen Geschichte der Hermeneutik sowie ihrer vielfältigen Richtungen und Konzepte nur auf die Grundzüge beschränken, die zum Einsatz fallbezogener Methoden, die auf hermeneutischen Verfahren gründen, erforderlich sind.

Die Hermeneutik geht davon aus, dass allen menschlichen Lebensäußerungen Sinn innewohnt. In hermeneutischen Verfahren gilt es, diesen Sinn, der den handelnden Personen durchaus verborgen sein kann, aufzudecken. Durch das Offenlegen von Sinnstrukturen soll ein tiefer gehendes Verständnis für die Situation entwickelt werden. Während sich die Hermeneutik in ihren Anfängen überwiegend auf die Auslegung bzw. Interpretation von Texten konzentrierte, versucht die moderne Hermeneutik, „Sinnzusammenhänge in Lebensäußerungen jeglicher Art zu verstehen (Kunstwerke, Handlungen, geschichtliche Ereignisse, Institutionen etc.)" (MÖLLER o.J.: 1).

Verstehen ist ein Prozess, der sich bewusst oder unbewusst auch im Alltagsleben vollzieht, wenn wir etwa einen anderen Menschen verstehen oder zu verstehen glauben. Von diesem „einfachen" oder „elementaren" Verstehen, das im alltäglichen Umgang miteinander gegeben ist und sich meist unbewusst vollzieht, ist das hermeneutische Verstehen oder das „höhere" Verstehen zu unterscheiden. Dieses baut auf elementarem Verstehen auf, ist jedoch im Unterschied zum alltäglichen Verstehen durch „Offenheit, Uneindeutigkeit und prinzipielle Unabgeschlossenheit" gekennzeichnet (LUDWIG-MAYERHOFER in ILMES 2006:1; STANGEL 1997:3). Höheres Verstehen oder hermeneutisches Verstehen hat zum Ziel, auch solche Sinnschichten in Texten oder anderen Lebensäußerungen zu entdecken, die beim ersten Hinsehen nicht erkennbar sind. Dabei ist für das tiefere Eindringen in einen Text oder eine andere Lebensäußerung ein Konzept von

Bedeutung, das als hermeneutischer Zirkel oder als hermeneutische Spirale bezeichnet wird (vgl. LUDWIG-MAYERHOFER ebd.; vgl. GOLLER 1999:5).

Menschen treten stets mit einem „Vorverständnis", einer „Vormeinung" oder einem „Vorurteil" an die Deutung von Lebensäußerungen heran. Dieses Vorverständnis resultiert aus dem Vorwissen des Interpreten und ist interpretations- bzw. deutungsleitend und führt zur Entwicklung eines ersten Textverständnisses, d.h. zu einer ersten „textbezogenen Auslegungsversion" (GOLLER ebd.). Dieses erste Textverständnis erweitert das Vorverständnis und eröffnet den Blick für bislang unbeachtete Aspekte der Situation. Mit zunehmender Durchdringung des Textes, d.h. durch eine wiederholte Auseinandersetzung mit dem Text, kann ein zunehmend differenziertes Situationsverständnis erreicht werden. Dabei werden die einzelnen Teile eines Textes oder Aspekte einer Situation zum Ganzen in Beziehung gesetzt. So wird etwa die Bedeutung eines einzelnen Wortes in einem Text im Zusammenhang des Satzganzen untersucht, die Aussage eines einzelnen Satzes im Kontext des gesamten Textes interpretiert.

Lehrende kennen diesen Prozess aus ihrer täglichen Praxis der Unterrichtsvorbereitung. Wenn sie sich in ein neues Lehr- oder Themengebiet einarbeiten oder sich mit neuer, schwer verständlicher Literatur auseinandersetzen, erfordert ein tiefer gehendes Verstehen bzw. eine Durchdringung des Textes in der Regel ein mehrfaches Durcharbeiten. In diesem Prozess erschließen sich allmählich auch die zunächst nicht verstandenen Gesichtspunkte. Durch die Auseinandersetzung in Gruppen, d.h. die Diskussion und Erörterung im Team, erschließen sich häufig auch erst solche Passagen, die bei der Auseinandersetzung in Einzelarbeit nicht verstanden wurden. Auslegungs- und Deutungsmöglichkeiten werden somit vielfältiger, wenn sie in Gruppen erfolgen. Im hermeneutischen Kontext wird die Gruppe auch als Interpretationsgemeinschaft bezeichnet. Es wird grundsätzlich empfohlen, die praktische Interpretationsarbeit in Gruppen durchzuführen, weil dies zu einer Vermehrung von Perspektiven, zu einer Perspektivenerweiterung, führt und die vorschnelle Festlegung auf eine bestimmte Interpretationsmöglichkeit zu vermeiden hilft (vgl. LUDWIG-MAYERHOFER in ILMES 1999:3).

Nach KADE (1990, unter Bezugnahme auf EBERT: 136) erfolgt die Auseinandersetzung mit einem Text in einem mehrstufigen Verfahren, in dem sich Fragerichtung und Fragestellung jeweils verändern. In einem ersten Schritt tritt der Leser unter der Fragestellung an einen protokollierten Fall heran: „Was sagt mir der Text?" Fragestellung und Antwort auf die Frage werden bestimmt durch die Erfahrungen, die individuellen Sichtweisen und Präferenzen bzw. Vorlieben des Lesers. Bildlich gesprochen, betrachtet der Leser den Text durch eine Brille, die nur eine bestimmte Lesart des Textes zulässt, und zwar die, die den eigenen Erfahrungen und Sichtweisen entspricht. Auch dieses Phänomen können viele aus dem Alltagsleben bestätigen. So wird häufig aus einem Vortrag, einer Predigt oder einer politischen Diskussion nur das wahrgenommen, was den persönlichen Sichtweisen und Erfahrungen entspricht, und nicht das, was tatsächlich gesagt wurde.

Die Betrachtung eines Textes oder Falles unter der Perspektive der eigenen Vorannahmen, Erfahrungen und Sichtweisen erlauben es dem Interpreten, „überhaupt einen Zugang zu dem Fall zu finden" (KADE: 120), der ohne ein solches Vorverständnis nicht möglich ist. Das erste Verstehen wird in der Auseinandersetzung

zung mit der Situation ausgelöst durch ein Wiedererkennen, „indem das Geäußerte mit der eigenen Erfahrung übereinstimmt und diese bestätigt" (ebd.). Bleibt der Interpret jedoch bei der Fallarbeit auf der Stufe des Wiedererkennens stehen, erfährt er nicht mehr als er ohnehin schon wusste, und es wird kein weitergehender Lernprozess angestoßen.

Erst in einem weiteren Schritt, wenn die Stufe des Wiedererkennens überschritten wird, setzt die eigentliche Arbeit am Fall ein, die mit einer veränderten Fragerichtung und Fragestellung einhergeht. Ausgehend vom protokollierten Fall fragt der Leser: ‚Was ist das, was mir da begegnet?'

In einem dritten Schritt konfrontiert der Leser die am Text gemachte Erfahrung mit seinen bisherigen eigenen Erfahrungen. Stellt sich bei diesem Vergleich ein Kontrast- oder Differenzerleben ein, führt dies beim Leser zu einer Irritation, die ihn veranlasst, eine Korrektur seiner eingeschliffenen Sichtweisen vorzunehmen und seine Fragestellung zu verändern. Auf diese Weise können Erfahrungen revidiert, Sichtweisen und Präferenzen beim Fallinterpreten verändert werden. Er erweitert seinen eigenen Horizont und sein Repertoire an Deutungsmöglichkeiten.

Wenn die Irritationen, die durch das Auseinanderfallen bisheriger Erfahrungen mit den Erfahrungen, die am Text oder Fall gemacht werden, ernst genommen und zugelassen werden, wird ein Lernprozess in Gang gesetzt, der dazu beiträgt, den Fall in einem sukzessiven Annäherungsprozess zu begreifen. Deutungsleitend sind die „Bruchlinien des Sinns", die sich einem unmittelbaren Verstehen verschließen (121). Solche „Bruchlinien des Sinns" werden ersichtlich an:

- Paradoxien: Diese können Hinweise geben auf Unentschiedenheit der Akteure oder fehlende Entscheidungsspielräume, die eine „Auflösung der widersprüchlichen Situationen verhindert haben" (ebd.).
- Leerstellen des Textes: Sie bringen „Übersehenes, Überhörtes oder Übergangenes zum Ausdruck," verweisen auf Wahrnehmungseinschränkungen, „die dem Ausschluss oder der Leugnung missliebiger Ereignisse und Tatsachen dienen." (121)
- Ausweichen vor erwartbaren Handlungen oder situationsunangemessenes Handeln: Dies können Hinweise auf eingeschränkte Handlungsmöglichkeiten der Fallakteure sein.

Solche Sinneinbrüche enthalten nach KADE den Hinweis auf so genannte Schlüsselsituationen, in der die eigentliche „Lebensproblematik oder Lebenskonstellation eines Falls gebündelt zum Ausdruck kommt" (ebd.). Sichtbar wird diese am Fall auch dadurch, dass die Problemkonstellation oder Schlüsselsituation wiederholt auftritt, also an mehreren Stellen des Falles abgelesen werden kann. Das wiederholte Auftreten relevanter Problemkonstellationen deutet darauf hin, „dass das zugrunde liegende Handlungsproblem von dem oder den Akteuren des Falls bisher nicht bewältigt worden ist und der Widersinn bisher unaufgelöst oder unbemerkt das Handeln bestimmt" (ebd.). Unangemessene Deutungen und Handlungen werden deshalb wiederholt, weil sie das Handeln unbewusst bestimmen oder den bewussten Absichten entgegenstehen, oder die eigenen Handlungsmöglichkeiten zur Bewältigung des Handlungsproblems nicht ausreichen und die Akteure überfordert sind. Unangemessene Handlungen werden auch dann beibehalten, wenn objektiv keine anderen Handlungsmöglichkeiten gegeben sind.

6.1 Hintergründe und Zielsetzungen

> **Beispiel für eine unangemessene Pflegehandlung durch Überforderung**
>
> BUSCH (1996) untersuchte Autobiographien von Patienten unter der Frage, wie von ihnen Krankenpflege erlebt wurde. Gegenstand ihrer Untersuchung war auch die von LENZ veröffentlichte Autobiographie „Der Indianer". LENZ – an Kehlkopfkarzinom erkrankt – schildert seine Erfahrungen im Zusammenhang mit der durchgeführten Kehlkopfextirpation und anschließender Bestrahlung. Er schildert u.a. eine Szene, in der eine Krankenpflegeschülerin am Abend vor der geplanten Operation sein Zimmer betritt und ihm anbietet, ein Telefon zu bringen. Auf den Hinweis, dass er kein Telefon benötige, da man ihm morgen den Kehlkopf entfernen werde, verlässt die Schülerin mit hochrotem Kopf, wortlos und fluchtartig den Raum. Dieses Verhalten bzw. diese Reaktion sind wahrscheinlich weniger als Ausdruck mangelnder Empathie und Sensibilität anzusehen als vielmehr einer Überforderung in der Situation geschuldet, da die Schülerin bislang wohl keine Erfahrungen mit ähnlichen Situationen gemacht hat und ihre Handlungskapazitäten nicht ausreichen, die Situation angemessen zu bewältigen.

Schritt	Leser	Frage	Text
1	Erfahrungen Präferenzen Sichtweisen	→ Was sagt mir der Text? →	📖
2	👁	→ Was ist das, was mir da begegnet? ←	📖
3	Korrektur	↔ Wie verhält sich die Aussage des Textes zu meinen eigenen Erfahrungen? ↔	📖

Abb. 6.1: Fragestellung und Fragerichtung im hermeneutischen Verfahren nach EBERT.

Die Lesarten eines Textes werden nach EBERT (nach KADE ebd.) durch folgende Größen bestimmt:
- Durch den Leser
- Durch den Text
- Durch die Sprache.

Für die Auslegung eines Textes sind – wie bereits angesprochen – auf Seiten des Lesers seine Sichtweisen, seine individuellen Erfahrungen und seine Präferenzen von Bedeutung. Auf Seiten des Textes spielen für die Interpretation dessen Eigenart sowie kontextuelle Einbettung eine Rolle. Auf der sprachlichen Ebene sind die Bedeutungsvielfalt und die Mehrdeutigkeit von Texten relevant für das Textverständnis. In diesem Spannungsverhältnis zwischen Leser, Text und Sprache – in der Hermeneutik auch als hermeneutisches Dreieck bezeichnet – entwickelt sich die spezifische Lesart eines Textes (vgl. KADE unter Bezugnahme auf EBERT ebd.; vgl. CAPURRO 1989: 5).

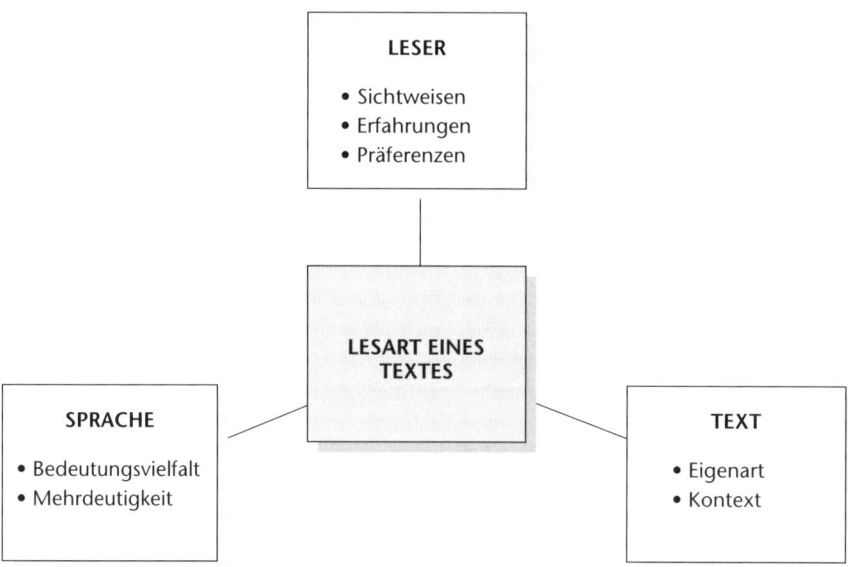

Abb. 6.2: Lesart eines Textes im hermeneutischen Dreieck in Anlehnung an EBERT und CAPURRO.

Aus hermeneutischer Sicht wird eine Unterscheidung zwischen erklären und verstehen vorgenommen. Danach bleiben Erklärungsprozesse auf der Oberflächenebene eines Textes oder einer sonstigen Lebensäußerung stehen. Die Analyse beschränkt sich auf Kausalzusammenhänge, d.h. auf Ursache-Wirkungsbeziehungen. Der dem Untersuchungsgegenstand innewohnende Sinn wird nicht offen gelegt. Verstehensprozesse durchdringen diese Oberfläche und stoßen zum dem Gegenstand innewohnenden „Sinn- und Bedeutungskern" vor (GOLLER 1999:3).

Hermeneutische Fallarbeit ist nach KADE immer reflexiv. Diese Reflexivität ist gebunden an eine Betrachtung der Situation im Nachhinein, und zwar in einem handlungsentlasteten Rahmen. Diese Auffassung stimmt überein mit dem von SCHÖN beschriebenen Handlungstypus der Reflexion-über-die-Handlung (Reflektion on action) (☞ 5.3.1). Im Handeln im Berufsalltag ist Reflexivität eher fremd. Sie setzt einen Perspektivenwechsel voraus, der „das Eigenerleben als Teil des Verstehens des Falls in die Reflexionsarbeit" einbezieht (LORENZER, zitiert nach KADE ebd.: 116). Arbeit am Fall fordert die Reflexion eigener Wahrnehmungen, Vorlieben, Deutungen und Handlungsstrategien. Ebenso ist ein sich Einlassen auf den Fall nur unter der Voraussetzung möglich, dass sich der Fallinterpret in die „Situation des Falles hineinversetzt und die Perspektive der Akteure übernimmt" (ebd.). Weil dieses reflexive Umgehen mit Situationen im Berufsalltag, in dem der Handelnden unter Zeit- und Handlungsdruck steht, nicht möglich ist, ist die alltägliche Praxis durch „Blindheit gegenüber dem eigenen Tun und gegenüber der Perspektive anderer gekennzeichnet" (ebd.). Kennzeichnend ist nach KADE das Aufeinanderprallen verschiedener, einseitiger und unversöhnlicher Standpunkte, bei denen die Verantwortung für Störungen und Fehlentwicklungen meist dem anderen zugeschrieben werde (vgl. ebd.: 116).

Die in diesem Kapitel vorgestellten Verfahren fallbezogenen Vorgehens sind nicht als Gegensatz zu den in Kapitel 5 vorgestellten Verfahren zu sehen, die in erster Linie der Förderung analytischer Problemlösungs- und Entscheidungskompetenz dienen. Sie stellen vielmehr eine Ergänzung der beschriebenen Verfahren dar. Ziel ist es, die Oberfläche analytisch-erklärender Zugänge zu durchdringen und ein tiefer gehendes Verständnis der Situation zu erreichen. Beide Zugänge sind für kompetentes Handeln in Pflegesituationen von Bedeutung. Der Fokus hermeneutischer Vorgehensweise in Pflegesituationen liegt auf der subjektiven Seite der Situation. Damit spielt in erster Linie die Seite des Erlebens und Verarbeitens eine Rolle, die von den Pflegenden eine empathisch-verstehende Interpretation der Pflegesituation und entsprechende Pflegeinterventionen einfordert. Der Pflegeprozess wird unter dieser Perspektive als Beziehungsprozess betrachtet. Darüber hinaus können ebenfalls Interaktionskonstellationen in der Pflege – etwa die Zusammenarbeit zwischen beruflich Pflegenden und Ärzten oder die Zusammenarbeit mit Bezugspersonen – einer hermeneutisch-verstehenden Betrachtung unterzogen werden. Ebenso können Rahmenbedingungen – etwa institutionelle, rechtliche und gesellschaftliche Rahmenbedingungen – mit hermeneutischen Ansätzen tiefer gehend erschlossen werden. Rahmenbedingungen und Einflüsse werden nicht im Sinne von Ursache-Wirkungs-Beziehungen erklärt, sondern im Sinne eines tiefer gehenden Prozesses verstanden.

6.2 Der Falldialog als Lehr- und Lernverfahren

Unter Falldialog wird ein Lehr- und Lernverfahren verstanden, mit dem Lernende in ihrer empathischen und hermeneutischen Kompetenz gefördert werden sollen (☞ Kapitel 3). Bearbeitet werden Situationen, an denen die Lernenden nicht selbst unmittelbar als Fallakteure beteiligt waren. Die Rollen der Fallakteure und Fallbearbeiter bleiben getrennt. In der Auseinandersetzung mit dem Fall geht es darum, möglichst viele Perspektiven bzw. Betrachtungsweisen auf die dem Fall zugrunde liegende Situation einzunehmen und hierdurch die eigenen Deutungsmöglichkeiten zu erweitern. Der Fall liegt meist als Textfall, also in schriftlich dokumentierter Form vor. Es können jedoch auch Tonbänder und Videofilme wie Texte ausgelegt werden. Wie bei der Fallmethode (☞ 5.2) wird das Fallmaterial vom Lehrenden ausgewählt oder von den Lernenden in den Lernprozess eingebracht. Allerdings erfolgt im Rahmen des Falldialogs im hermeneutischen Verfahren keine vorherige didaktische Aufbereitung des Fallmaterials. Zum Einsatz kommen weitgehend Protokolle, in denen etwa Kommunikationssituationen oder Gesprächsausschnitte aufgezeichnet sind. Das Material wird unverändert übernommen, da auch Versprechern, Sprechpausen, Wiederholungen, nicht zu Ende geführten Sätzen, Seufzern u.Ä. eine sinntragende Bedeutung beigemessen wird. Jede Bearbeitung des Ausgangsmaterials stellt eine ungünstige Veränderung der Situation dar und verstellt einen Teil der ursprünglich gegebenen Deutungs-

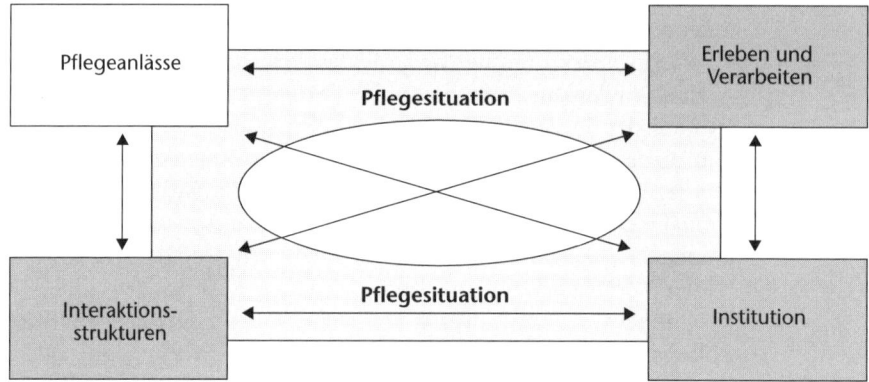

Abb. 6.3: Schwerpunkte fallbezogener Verfahren zur Förderung hermeneutischer Kompetenz auf der Grundlage des systemischen Ansatzes von HUNDENBORN/KREIENBAUM/KNIGGE-DEMAL.

alternativen. Werden in einem Textprotokoll Gesprächssituationen dokumentiert, so haben diese narrativen Charakter, d.h. die Falldarstellung erscheint im Unterschied zu didaktisch aufbereiteten Texten erzählend, ungeordnet, geprägt durch wörtliche Rede, Alltags- und Umgangssprache, durch Wiederholungen, Unterbrechungen, Gesprächspausen etc.

KADE (ebd.: 109) entwickelte auf der Grundlage des Konzeptes von OEVERMANN ein Konzept handlungshermeneutischer Arbeit an Fällen für die Qualifizierung von Erwachsenenbildnern. Kern des Konzeptes ist die Kompetenzentwicklung durch praktisches Handeln auf der Grundlage von Fällen. In meist längerfristig angelegten Fortbildungsveranstaltungen – konzipiert als „Praxisseminare" oder kasuistische Seminare – werden ausgehend von einem Fall die Regeln der Deutung von Fällen eingeübt. KADE unterscheidet das Praxisseminar bewusst vom Theorieseminar. Während im Theorieseminar der argumentative Diskurs über Theorien handlungsleitend ist, steht im Praxisseminar die reflexive Deutung eines Falles im Vordergrund. Wenngleich die von KADE konzipierten und erprobten Formen der Arbeit mit Fällen im Rahmen unterschiedlicher Projekte für pädagogische Handlungsfelder entwickelt und erprobt wurden, lassen sie sich gleichwohl auf pflegerische Handlungsfelder übertragen und somit für den Bereich der Pflegebildung nutzen.

KADE bezeichnet das Verfahren, mit dem im Praxisseminar die Arbeit am Fall vollzogen wird, als Handlungshermeneutik. Ziel der Handlungshermeneutik ist die „handelnd vollzogene Auslegung der im Handeln wirksamen Handlungsbedingungen" (MADER, in KADE ebd.). In den von KADE konzipierten Praxisseminaren wird nicht einfach wie in einem unverbindlichen Erfahrungsaustausch über Probleme des Berufsalltags geredet, da solchen Verfahren der „gemeinsame Bezugspunkt" fehle und die „Unverbindlichkeit der Reflexion mit einer Folgenlosigkeit für die Praxis" einhergehe (ebd.: 109 f.). Von einem handlungshermeneutischen Vorgehen spricht KADE dann, wenn der Interpretation und Deutung reale Handlungen, d.h. die Arbeit am Fall, zugrunde liegen. Die Deutungsversuche beziehen sich auf abgeschlossene, vorausgegangene Handlungssituationen und münden ein in einen

„Entwurf zukünftiger Handlungsmöglichkeiten" (ebd.: 110). Das gemeinsame Handeln im Praxisseminar gleiche dem Handeln in der Berufspraxis. Auch hier gehe es um eine Auslegung von Situationen, um den Austausch über den Fall und um Verständigung über einen Handlungsablauf. Die Arbeit am Fall im Praxisseminar weise demnach strukturelle Ähnlichkeiten mit explorativen Verfahren der alltäglichen Berufspraxis auf. Während jedoch im Berufsalltag aufgrund des in der Praxis gegebenen Entscheidungs- und Handlungsdrucks diese reflexiven Verfahren der Deutung allenfalls in abgekürzter Form vollzogen werden können, ist im so genannten Praxisseminar der Ort, an dem der reflexive Umgang mit am Fall erprobten Deutungsmöglichkeiten im handlungs- und entscheidungsentlasteten Raum ausdrücklich eingeübt werden kann. Am Fall werden zentrale berufliche Herausforderungen bearbeitet, deren Deutung strittig ist. Da im Falldialog abgeschlossene, d.h. vorausgegangene Handlungen nachträglich gedeutet werden, ist Ziel der fallbezogenen Arbeit, für zukünftiges berufliches Handeln ein erweitertes Handlungsspektrum zu entwickeln (vgl. ebd.).

Unter Handlungshermeneutik wird ein Verfahren verstanden, das im Unterschied zum alltäglichen Verstehen methodisch kontrolliert erfolgt (☞ 5.1). Die Deutung des Falles folgt einer Fragestellung, der eine komplexitätsreduzierende Funktion zukommt.

Nach KADE vollzieht sich das Lernen am Fall in einem handlungsentlasteten Rahmen, in dem die „exemplarische Deutung dokumentierter Fälle realer Handlungssituationen durchgeführt wird." Da im Unterschied zum Berufshandeln in realen Situationen das Handeln im Praxisseminar ohne Sanktionen bleibt, bietet eine solche Auseinandersetzung zahlreiche Anlässe zum Lernen. Nur in einer entscheidungs- und handlungsentlasteten sowie von negativen Folgen befreiten Situationen ist es möglich, dass „ohne negative Sanktionen ‚Fehler gemacht'", ‚Missverständnisse' geäußert, ‚Unwissen preisgegeben', ‚Vorurteile zugegeben', ‚verbotene Gedanken aufgedeckt werden dürfen'" (SCHÄFFTER, zitiert nach KADE ebd.: 111). Gerade hierdurch können verborgene Handlungsmuster und unbewusst vollzogene „Selbsttäuschungen des Falles zur Sprache kommen" (ebd.).

Methodische Regeln für die Deutung von Fällen unterscheiden sich je nach Gegenstand und Erkenntniszweck, und unterschiedliche, methodisch kontrollierte Verfahren der Deutung eines Falles kommen zur Anwendung.

STEINER wählt für dieses fallmethodische Vorgehen den Begriff des Falldialogs, um zu verdeutlichen, dass bei diesem Falltyp der Beziehung zwischen Interpret und Text bzw. Fall eine zentrale Bedeutung zukommt, wenngleich dies auch bei anderen Formen der Fallarbeit gegeben sein kann (STEINER ebd.: 220).

6.2.1 Anforderungen an einen Fall

Die Ausführungen dieses Kapitels stellen die Anforderungen an Fälle dar, die nach dem Verfahren des Falldialogs bearbeitet werden. Da die dem Verfahren zugrunde liegenden Fälle in der Regel nicht didaktisch bearbeitet werden, wie dies auf die Fallmethode zutrifft (☞ 5.2.1), sind die hier dargelegten Anforderungen nicht als Konstruktionskriterien zu verstehen, sondern vielmehr als Kriterien, die zum einen die Auswahl der zu bearbeitenden Praxissituationen und zum anderen die methodische Bearbeitung in Form des Falldialogs leiten sollen.

Der Fall beinhaltet eine authentisch dokumentierte Handlungssituation oder Problemkonstellation

Der Fall bezieht sich auf einen relevanten Wirklichkeitsausschnitt der Berufspraxis und wird in Form eines Textprotokolls dokumentiert. KADE weist ausdrücklich darauf hin, dass der Fall nicht die Wirklichkeit selbst wiedergibt, sondern Ausdruck bereits vorgenommener Interpretationen ist.

Dokumentierte Fälle sind Ausdruck eines Wirklichkeitsausschnittes, der „herausgetrennt (wird) aus dem Fluss der Ereignisse, deren Vor- und Nachgeschichte unbekannt bleibt" (ebd.: 128). Unsicher bleibt, ob das Protokoll oder die Falldokumentation den Fall unmanipuliert wiedergeben. Selbst wenn dies sichergestellt ist, kann dem Text nicht entnommen werden, wie das Textprotokoll zustande kam, ob etwa die Akteure des Falles von dessen Protokollierung wissen bzw. in welcher Form sie darauf vorbereitet wurden. KADE hält es deshalb für wichtig, dass die Fallbearbeiter vor Beginn der Auseinandersetzung über das Zustandekommen des Textprotokolls informiert werden, sowie darüber, in welcher Weise die Fallakteure auf die Dokumentation vorbereitet wurden.

Auch die Transkription einer Tonbandaufnahme stellt nach KADE kein interpretationsfreies Verfahren der Falldokumentation dar. Im Transkript werden Sprachstrukturen „ohne ihre akustischen Signale abgebildet und damit um eine wichtige Informationsquelle im Text beraubt" (ebd.). Parallele oder sich überschneidende Gesprächsanteile können in der textlichen Erfassung nur nacheinander dargestellt werden. Durch die Gestaltung des Ablaufes im Transkript, durch die grammatikalische Gestaltung, stellt dieser Vorgang einen nicht unwesentlichen Interpretationsprozess dar. Ob beispielsweise eine im Gesprächsverlauf gemachte Äußerung als Frage oder Aussage oder als Behauptung gemacht wurde, ist nicht anhand der sprachlich-formalen Gestaltung zu entscheiden, sondern nur über den Kontext, etwa über den die verbalen Äußerungen begleitenden Tonfall. Wie ein gutes Transkript aussehen soll, lässt sich nach KADE kaum technisch begründen. Bedeutend für die Transkription sei die „Interpretationsentscheidung, welche Daten für die Interpretation von Bedeutung sind" (ebd.: 129). Die Art und Weise des Transkriptes richte sich auch nach dem Zweck, der mit der Interpretation verfolgt werde (vgl. ebd.). Grundsätzlich sei jedoch für „Zwecke eine Feinanalyse von Texten eine möglichst wortgetreue Transkription anzustreben, die auch Dialektfärbungen oder umgangssprachliche Verkürzungen wiedergibt und Lacher oder Pausen als außersprachliche Ausdrücke markiert" (ebd.).

Eine abgeschlossene Handlungssituation ist erst „im Rückblick einer reflektierenden Deutung zugänglich" (MANNHEIM, zitiert nach KADE ebd.: 112). Da der dokumentierte Fall immer bereits Interpretationen des Fallautors beinhaltet, sind weder das Realereignis noch das reale Handeln der Akteure des Falles Gegenstand der Diskussion, sondern ausschließlich der dokumentierte Fall. Hier wird ein wesentlicher Unterschied zu der in Kapitel 5.2 vorgestellten Fallmethode ersichtlich. Die hier geschilderten lösungsoffenen Situationen werden als reale Situationen aufgefasst, die durch Eingreifen der Fallbearbeiter gegenüber der Ausgangssituation entsprechend verändert werden. Im Falldialog geht es darum, im dokumentierten Fall offen zu legen, was nicht unmittelbar beobachtbar, jedoch begründungsfähig ist (vgl. KADE: 112). Bevorzugt gilt es, solche problemhaltigen

Situationen zu bearbeiten, die im Berufsalltag meist übersehen werden und so genannte „blinde Flecken" darstellen. Diese sind häufig Anlass für Störungen im beruflichen Alltag und damit unmittelbar handlungsrelevant. Der Fall dokumentiert abgeschlossene Handlungsabläufe nicht anwesender Personen. Erst abgeschlossene Handlungsereignisse sind nach KADE einer reflexiven Deutung zugänglich.

Da keine am Fall beteiligten Personen bei der Interpretation des Falles anwesend sind, können keine Nachfragen an den Fall bzw. an die Fallakteure gestellt werden. Auch aufgrund der fehlenden Nachfragemöglichkeiten kann bei der falldialogischen Arbeit nie die tatsächliche Handlungsabsicht der Fallakteure Gegenstand der Deutung sein, nie, was tatsächlich der Fall war. Es können vielmehr lediglich Bedeutungsmöglichkeiten erschlossen werden. Es können Aussagen dazu getroffen werden, „was der Fall gewesen sein könnte" (ebd.).

Die Fallakteure sind durch Anonymität geschützt

Fälle, die nach dem Verfahren des Falldialogs bearbeitet werden, beziehen sich auf reale Berufssituationen. An der Fallinterpretation sind die Fallakteure selbst nicht beteiligt. KADE fordert deshalb den Schutz der beteiligten Fallakteure durch Anonymisierung der Daten. Neben dem Schutzgedanken der am Fall beteiligten Personen stellt die Anonymisierung der Daten die Vorbedingung für eine rückhaltslose Auslegung und Interpretation des dokumentierten Falles dar.

Die Falldeutung bringt Eigenerleben zur Sprache

Diese Anforderung bezieht sich weniger auf die Gestaltung des Fallmaterials, auf die Falldokumentation selbst, als vielmehr auf das Verfahren der Bearbeitung. Auch an einem nicht selbst erlebten Fall kommen nach KADE immer eigene Erlebnisse und Erfahrungen zur Sprache. Bewusst wird also „das Verhältnis des Lesers zum Text," „des Interpreten zum Fall in die Fallrekonstruktion einbezogen" (ebd.). Damit ist der Falldialog immer auch erfahrungsorientiert, indem das Verfahren mit eigenen Vorlieben, Präferenzen und Sichtweisen sowie mit eigenen Erfahrungen konfrontiert.

KADE weist ausdrücklich darauf hin, dass Fälle im hermeneutischen Verfahren niemals von einer objektivierenden analytischen Einstellung dem Fallgeschehen und den Fallakteuren gegenüber gekennzeichnet sind, die aus der Distanz beobachtet und beforscht werden, sondern dass die Arbeit am Fall immer das Verhältnis des Interpreten zum Fall einschließt. Sie betont, dass die Wahrnehmung und Beurteilung einer Situation aus einer objektivierenden, distanzierenden beobachtenden Perspektive heraus der üblichen Situationseinschätzung im Alltag entspreche. Diese lasse es in der Regel nicht zu wahrzunehmen und anzuerkennen, dass der „Beobachter" immer auch selbst in die Situation verwickelt sei und von daher auf die Situation Einfluss nehme. Handlungs- und Urteilssicherheit, die aus der Perspektive eines distanzierten Beobachters resultieren, gehen mit einer Perspektivenverengung einher, die den Blick auf das eigene Handeln und dessen Reflexion verstelle. Auch eine „angemessene Perspektivenübernahme im Hinblick auf die an der Situation Beteiligten" gerate somit nicht in den Blick. Erst die Arbeit an einem Fall in einem handlungsentlasteten Rahmen, also in schulischen, seminaristischen oder supervisorischen Lernprozessen, deckt das, was im Berufsalltag häufig verborgen bleibt, auf, wenn im Verfahren der Fallbearbeitung „ausdrücklich und methodisch kontrolliert das Verhältnis des Interpreten zum Fall in die Reflexion einbezogen wird.

Der Fall bezieht sich auf eine gemeinsam geteilte Erfahrung

Auch dieses Kriterium richtet sich weniger auf die Gestaltung der Falldokumentation als vielmehr auf das Verfahren der Deutung. Im Unterschied zum unverbindlichen und folgenlosen Erfahrungsaustausch vieler Seminare haben im fallorientierten Praxisseminar alle Beteiligten einen gemeinsamen Bezugspunkt – den schriftlich dokumentierten Fall – der Gegenstand gemeinsamer Deutungsversuche ist und gemeinsame, d. h. geteilte Erfahrungen ermöglicht (vgl. ebd.: 112).

6.2.2 Methodische Hinweise zur hermeneutischen Textinterpretation

Methodische Bearbeitung nach KADE

Bezugnehmend auf OEVERMANN schlägt KADE für die methodische Bearbeitung eines Falldialogs zwei Verfahren vor:
- Die Deutungsmusteranalyse
- Die Sequenzanalyse.

Die Auswahl des Verfahrens richtet sich danach, ob im Vordergrund der Deutung eher die „Denkinhalte" oder der „Denkprozess" stehen. Zielt die Interpretation von Texten primär auf die Inhalte, d. h. auf die „Rekonstruktion des Bedeutungsgehalts von Deutungsmustern, die das Handeln der Akteure bestimmen, wird das Verfahren der Deutungsmusteranalyse eingesetzt. Geht es eher darum, „den Prozess der Sinnerzeugung nachzuvollziehen", wird die Sequenzanalyse als Verfahren eingesetzt.

Die Deutungsmusteranalyse

In der Deutungsmusteranalyse geht es darum, wahrnehmungs- und handlungsleitende Orientierungsmuster offen zu legen, die zur Situationsbewältigung sowie zur Problemanalyse und -lösung eingesetzt werden. Sie werden als „handlungsleitende Alltagstheorien" verstanden, „die es den Gesellschaftsmitgliedern erlauben, ihre sozialen Erfahrungen in einen übergreifenden Sinnzusammenhang zu bringen." Den Deutungsmustern wohnt eine identitätsstiftende Funktion inne, die es dem Einzelnen ermöglicht, sich zu einer sozialen Gruppe zugehörig zu fühlen und seine individuelle Biographie in Übereinstimmung mit gesellschaftlichen Herausforderungen zu bringen (vgl. uni-protokolle/Lexikon o. J.: 1). Der Einzelne übernimmt die sozial vorgegebenen Deutungsangebote in Abhängigkeit davon, ob sie sich für ihn zur Situations- und Problembewältigung bewähren. Die Deutungsmusteranalyse rekonstruiert demnach, in welcher Weise Menschen ihre Lebens- und Berufsprobleme bewältigen. Die Form der Bewältigung ist individuell und Resultat der eigenen Lebensgeschichte. Deutungsmuster beinhalten nach

KADE immer auch Hinweise auf Probleme und Fragen, die bislang von den Akteuren nicht gelöst bzw. beantwortet wurden. Diese ungelösten Probleme „zeigen sich auf der Textebene in textimmanenten Widersprüchen", im Auftreten sich widersprechender Deutungsmuster oder unangemessener Handlungen. Einen wichtigen Schritt stellt nach KADE die Herausarbeitung situationsspezifischer Konnotationen eines Deutungsmusters dar. Hierzu sollen die „in den Text eingelagerten Oppositionsbegriffe sinngemäß paraphrasiert werden". KADE verdeutlicht dies an folgendem Beispiel: „Zum Beispiel kann der Begriff >Arbeit< in Opposition zu dem Begriff >Nichtarbeit< verwendet werden, der von dem Bedeutungsgehalt der >leeren Zeit< oder aber der >Mußezeit< konnotiert wird: Nichtarbeit ist im einen Fall als Freiraum für anderes positiv konnotiert, im anderen Fall als Lücke, als das Fehlen einer nützlichen Tätigkeit, mit negativen Konnotationen verbunden." (132) Weil es eben „keinen von Natur aus positiven Ausdruck gibt," ist dessen Sinn aus dem Kontext angemessen herauszuarbeiten, wobei eine >lexikalische Übersetzung< eines Ausdrucks für die Interpretation wenig hilfreich ist. KADE empfiehlt deshalb, auch zunächst unwahrscheinliche Lesarten eines Textes zuzulassen und den Verwendungssinn eines Ausdrucks auf den Begriff zu bringen. Welche Lesarten hierbei gewählt werden, hängt nach KADE nicht nur von den Eigenschaften des Textes selbst, sondern auch vom Verhältnis des Lesers zum Text ab (☞ 6.1).

Abhängig von den Deutungsmustern des Lesers, des Interpreten, von seinen Erfahrungen und Vorlieben, werden im Interpretationsprozess Widerstände gegen bestimmte Lesarten auftreten. Diese werden jedoch nach KADE in einem Verfahren der Gruppeninterpretation, also in einer Interpretationsgemeinschaft, durch andere Interpreten ausgeglichen, „die das Übersehene oder Überlesene auf den Begriff bringen". Die Vielfalt von Deutungsmöglichkeiten ergibt sich auch aus der prinzipiellen Mehrdeutigkeit von Begriffen, d.h. aus der Eigenart der Sprache, so dass sich – wie bereits dargestellt – die Interpretation und Lesart eines Textes aus dem Zusammenspiel zwischen Leser, Text und Sprache ergibt (☞ Abb. 6.2).

Beispiel für widersprüchliche Deutungsmuster

„Ein 52-jähriger Pfarrer, der auf der Intensivstation wegen Herzstillstandes reanimiert worden war, wurde nach Besserung seines Zustandes von dort zu uns verlegt. Anfänglich gelang die Interaktion mit dem Patienten – wohl auch durch die Erwartung, die bei uns ein Pfarrer hervorruft, wie z.B.: Der hat in seinem Beruf viel Leiden sehen müssen, oder er wird Kraft seines Glaubens seine Krankheit mit mehr Vertrauen auf Besserung und Zuversicht aufnehmen, ohne Schwierigkeiten. Das Zustandsbild des Patienten verschlechterte sich jedoch in der nächsten Zeit zunehmend, wobei sich eine Gelbsucht mit Verdacht auf Lebermetastasen entwickelte. Er magerte immer mehr ab und als früherer aktiver Sportler und sehr agiler Pfarrer seiner Gemeinde erlebte er seinen immer kraftloseren Zustand als sehr deprimierend. Parallel dazu wurde auch der Umgang mit ihm zunehmend schwieriger. Man konnte ihn als den typischen „quengelnden" Patienten beschreiben, der überbesorgt alle Maßnahmen, die an ihm vorgenommen wurden, kontrolliert und nach Ansicht des Pflegepersonals schon beinahe hypochondrisch auf Veränderungen

> **Beispiel für widersprüchliche Deutungsmuster (Fortsetzung)**
>
> seines Befindens reagierte. Dass es in einem solchen Falle nicht damit getan ist, wenn Schwestern und Ärzte ihre Emotionen unterdrücken und ihren Unwillen über sein überängstliches Krankheitserleben als unzulässig abwehren, bewies das immer schwieriger werdende Verhalten des Patienten.
>
> Wie um die Herrschaft über seine Krankheit nicht zu verlieren, maß er gerade nachts selbständig (ohne eigentliche Veranlassung) seine Temperatur, klingelte bei jeder geringfügigen Erhöhung, konnte vor lauter Sorge um seine Infusion kaum schlafen und produzierte eine ständig wechselnde Palette von vegetativen Beschwerden, die, für den Herzkranken typisch, Tachykardie, Herzstechen und diffuse Oberbauchschmerzen umfasste. Eine Zeitlang konnte die Nachtwache dem dadurch begegnen, dass sie das Symptom möglichst genau abgrenzte und dann mit den nötigen Erklärungen ein allgemein wirkendes Schmerzmittel oder Schlafmittel verabreichte. Dass dem Patienten jedoch damit auf Dauer nicht gedient war, zeigte sein ständig zunehmendes Klingeln und die immer weniger wirksamen Beruhigungsversuche der Nachtwache.
>
> In einer Nacht nun verschärften sich die Symptome – unterstützt durch das Daraufeingehen des Stationsarztes bei der Visite am Tage – derart, dass der Patient sich durch die Maßnahmen der Nachtwache nicht mehr beruhigen ließ und nach dem diensthabenden Arzt verlangte (Dienst hatte – der Patient wusste das – der Stationsarzt). In dem darauf folgenden längeren Gespräch zwischen ihnen gelang es dem Patienten, unter dem geduldigen Nachfragen des Arztes die sich in den Symptomen manifestierenden Ängste auszusprechen. Wie zu erwarten, handelte es sich hauptsächlich um die Angst, die mit dem ständigen Weiterschreiten der Krankheit verbunden war. Jedoch auch für die Verschärfung der Symptome gerade in dieser Nacht konnte ein aktueller Anlass gefunden werden. Am Nachmittag hatten ihn nämlich drei seiner Kollegen besucht, die – wohl durch den desolaten Zustand des Kranken, den sie seit längerer Zeit nicht mehr gesehen hatten, erschrocken – versucht hatten, ihm von geistlicher Seite her Trost zuzusprechen. Wenn wir daran denken, wie sehr die Hoffnungen des Patienten sich auf die ärztlichen Fähigkeiten richteten, ist leicht zu verstehen, wie wenig Trost ihm das gewährt hat. Zum anderen kam ihm vielleicht auch zum Bewusstsein, wie oft er selbst ähnlich Tröstungsversuche bei Kranken seiner Gemeinde unternommen hat. Eine Unsicherheit in seiner Berufsauffassung also, und ein Einbruch in seine bisherige Abwehr waren die Gründe dafür, dass er in der Nacht unbedingt nach ärztlicher Autorität verlangte" (GEIST/URBAN/KÖHLE 1976: 64 f.).
>
> Dieser Fall wird von zwei Medizinstudenten berichtet, die während ihres Studiums als Nachtwache in einer Universitätsklinik gearbeitet haben. An zahlreichen Stellen weist der Text Widersprüche auf, die wiederum auf Fragen oder Probleme hindeuten, die von den Fallakteuren bislang nicht beantwortet bzw. gelöst wurden.
>
> So begegnen die Fallakteure dem Patienten zunächst mit den Rollenerwartungen, die an einen Pfarrer in seinem beruflichen Handlungsfeld gerichtet werden, nicht in erster Linie mit den Rollenerwartungen an einen Patienten, dessen Status gerade durch die Entpflichtung von der Berufsrolle und den damit verbundenen gesellschaftlichen Aufgaben gekennzeichnet ist. Der Wechsel zwischen den beiden Perspektiven – Pfarrer und Patient – zieht sich an zahlreichen Stellen durch den gesamten Text. Auch in der abschließenden Szene, der krisenhaften Zuspitzung der Situation in der Nacht, wird die Interpretation aus der Sicht der Berufsrolle des Pfarrers nicht aufgegeben. So wird als eine der Ursachen für die krisenhafte Entwicklung eine berufliche Identitätskrise des

> **Beispiel für widersprüchliche Deutungsmuster (Fortsetzung)**
>
> Pfarrers angenommen, eine Interpretation, die angesichts der Schwere eines weit fortgeschrittenen Krankheitsverlaufs mit vitalen Ängsten nicht allzu wahrscheinlich ist. Widersprüchlichkeit zeigt sich demnach bei den Fallakteuren in einer durchgehenden Unklarheit von Rollenerwartungen, die sie als Pflegende beziehungsweise künftige Ärzte gegenüber Patienten haben.
>
> Darüber hinaus zeigen sich Widersprüche hinsichtlich der Interpretation und Bedeutung der vom Patienten geäußerten bzw. gezeigten Symptome. So werden die Symptome von Tachykardie, Herzstechen und diffusen Oberbauchbeschwerden einerseits als typische vegetative Beschwerden von Herzkranken gedeutet; die Verlegungsdiagnose von der Intensivstation „Zustand nach Reanimation bei Herzstillstand" leitet auch weiterhin die Wahrnehmung und Interpretation der Akteure, obwohl inzwischen bekannt ist, dass ein weiteres Krankheitsgeschehen „Gelbsucht mit Verdacht auf Lebermetastasen" zu einer zunehmenden Verschlechterung des Zustandes geführt hat, das mittlerweile wahrscheinlich eine größere Bedeutung als die Einweisungsdiagnose hat in deren Rahmen die beschriebenen Symptome ebenfalls gedeutet werden können. Der Ernsthaftigkeit der Lage, die einerseits umschrieben wird als „desolater Zustand", stehen andererseits erstaunlich verharmlosende und wertende Attribute gegenüber. So wird der Patient als „typisch quengelnder Patient" beschrieben, der „überängstlich" und beinahe „hypochondrisch" auf jede Veränderung reagiert und „ohne Veranlassung" etwa selbständig seine Temperatur misst.
>
> Solche Stellen im Text, die über Widersprüche auf ungelöste Fragen und Probleme der Fallakteure hindeuten, sind nach KADE besonders geeignet, das Repertoire der eigenen Deutungsmöglichkeiten zu erweitern und übernommene bzw. angeeignete Sichtweisen zu überwinden. Auf die Wichtigkeit, ein solches fallbezogenes Verfahren in einer Gruppe als Interpretationsgemeinschaft zu durchlaufen, wurde bereits hingewiesen. In der Gruppe werden mit hoher Wahrscheinlichkeit auch solche Deutungsangebote eröffnet, die bei Einzelnen auf Widerstände stoßen bzw. ihren persönlichen Vorlieben nicht entsprechen.

Die Sequenzanalyse

In der Sequenzanalyse steht der „Prozess der Sinnerzeugung" im Vordergrund. KADE greift hier auf das Verfahren der sequenziellen Textanalyse bzw. Feinanalyse zurück, das von OEVERMANN entwickelt und ausführlich begründet wurde. Sie nutzt dieses Verfahren allerdings in einer verkürzten Form, und zwar so, wie es sich in den von ihr konzipierten und durchgeführten Praxisseminaren (☞ 6.2) bewährt hat. Die in der Sequenzanalyse intendierte extensive Auslegung eines Textes oder Falles ist nur dann gewährleistet, wenn den Lernenden der Text nicht vorher bekannt ist. Dies verleite zu einer vorschnellen Lesart, die für die gewünschte gründliche Auseinandersetzung eher hinderlich sei. Der Text soll den Lernenden erst in dem Moment vorgelegt werden, wenn die Analyse beginnt. Damit der Interpretationsprozess in einer überschaubaren Zeit abgeschlossen werden kann, schlägt KADE vor, das Textprotokoll auf einen Umfang von maximal zehn Seiten zu begrenzen. Als bedeutsam sieht sie die Spontaneität der Einfälle an, wenn Lernende zur Deutung der Problemsituation nicht auf

Theorien und bekannte Wissensbestände zurückgreifen können. Gefragt sei vielmehr Auseinandersetzung und Verständigung in der Interpretationsgemeinschaft, in der auch Statusunterschiede aufgehoben seien. Hierzu ist nach KADE ein angstfreies Klima erforderlich als Voraussetzung für möglichst vielfältige Deutungsangebote und Interpretationsmöglichkeiten. Alle Angebote seien oft gleichermaßen wahrscheinlich, aber auf keinen Fall eindeutig und zweifelsfrei zu entscheiden (vgl. 134).

Bei der Sequenzanalyse erfolgt – anders als bei der Deutungsmusteranalyse – die Interpretation des Textes schrittweise, d.h. sie geht zunächst „Wort für Wort" vor, „Satz für Satz, Gesprächssequenz für Gesprächssequenz," und zwar so, wie sich der protokollierte Gesprächsablauf im Text chronologisch entfaltet. Die Interpretation beginnt also mit dem ersten Wort bzw. mit dem ersten Satz, bei dessen Interpretation die im Text an späterer Stelle folgenden Ausführungen bewusst ausgeklammert bleiben, bevor nicht „alle Lesarten der einzelnen Textstelle durchgespielt" wurden (ebd.).

Vom Ablauf folgt das von KADE vorgeschlagene Vorgehen bei der Sequenzanalyse folgenden Schritten und Grundsätzen:

- 1. Ein wichtiger Grundsatz ist es – wie bereits beschrieben – den Text auf möglichst viele Deutungsmöglichkeiten hin auszulegen. Dabei ist es wichtig, dass die Interpreten nicht den Standpunkt des Textautors oder des Texterzeugers einnehmen, sondern gedankenexperimentell mögliche Lesarten des Textes durchspielen, „die objektiv durch den Text gedeckt sind und in Paraphrasen übertragen werden können" (ebd.).
- 2. Besondere Bedeutung kommt einer möglichst gründlichen Interpretation der Eingangssequenz eines protokollierten Falles zu. Hier sind die Fallakteure gehalten, eine Situationsdefinition vorzunehmen „und anzudeuten, wer sie sind und was sie bewegt" (ebd.). Im weiteren Prozess der Interpretation werden die dann folgenden Sequenzen auf ihre Stimmigkeit hin überprüft. Es wird danach gefragt, welche Bedeutungsmöglichkeiten die Fallakteure verwirklicht haben.
- 3. Die Interpreten sind verpflichtet, so lange, wie es möglich ist, den Fallakteuren eine Intentionalität aller Äußerungen zu unterstellen. „Erst wenn eine Äußerung im Text nicht mehr mit gutem Grund als gewollt und begründet behauptet werden kann, werden Zusatzannahmen erforderlich.
- 4. Widersprüche, die im Text auftauchen, können als Ausdruck ungelöster Konflikte der Fallakteure oder unzureichender Handlungsmöglichkeiten aufgefasst werden. Charakteristisch ist, dass diese Problemkonstellationen wiederholt im Text auftauchen.
- 5. Erst nach einer Interpretation des gesamten Textes kann entschieden werden, welche Lesart gültig ist. Als Gültigkeitskriterium ist jedoch nicht anzusehen, was die Textautoren oder Textproduzenten tatsächlich beabsichtigt haben, „sondern ausschließlich das, was unter den gegebenen Kontextbedingungen objektiv an Bedeutungsmöglichkeiten hätte realisiert werden können". (ebd.)

Wird die Interpretation gründlich vorgenommen, werden möglichst viele Deutungsangebote unterbreitet, wird auch das Verhältnis des Interpreten zum Fall angesprochen. Er stellt fest, welche Deutungsmöglichkeiten von ihm nicht gesehen worden sind, welche seinen bisherigen Erfahrungshorizont überschreiten und damit erweitern können. Damit stellt die Erweiterung von Deutungspotenzialen ein zentrales Ziel der Textanalyse dar. Vielfältige Deutungsmöglichkeiten helfen, bisherige Sichtweisen zu verändern und eröffnen damit für die Zukunft auch andere Handlungsmöglichkeiten.

Methodische Hinweise zur Textinterpretation im tiefenhermeneutischen Verfahren

Auch STEINER stellt – bezugnehmend auf die Tiefenhermeneutik – die Bedeutung der Text-Leser-Interaktion in einer Interpretationsgemeinschaft heraus. Ebenso wie KADE empfiehlt er zumindest zu Beginn der Textinterpretation eine Zurückhaltung mit theoretischen Einordnungen und begrifflichen Erklärungen. Vielmehr soll die Interpretationsgemeinschaft das geschilderte Geschehen möglichst auf der Grundlage eigener Alltagserfahrungen nachvollziehen. „Die Bedeutung von Interaktionsszenen im Text oder Film soll über die Wirkung dieser Falldarstellung auf das eigene Erleben erschlossen werden" (ebd.: 225). Die eigenen „lebenspraktischen Erfahrungen, Vorannahmen und Erlebnisse der Interpreten sind für den Interpretationsprozess von elementarer Bedeutung.

Nach STEINER steht im tiefenhermeneutischen Verfahren die Wirkung eines Textes auf das eigene Erleben des Interpreten im Vordergrund. Deshalb sollen zunächst „keine zusätzlichen Informationen über Autor, Werk, Gattung, Epoche" usw. (ebd.) in die Interpretationsbemühungen einbezogen werden. Anzumerken bleibt allerdings, dass STEINER von der Möglichkeit ausgeht, auch fiktionale Texte mit Hilfe fallbezogener Verfahren zu bearbeiten. Er bezieht sich hier auf die Ausführungen des Literaturdidaktikers BELGRAD, der diesen vorläufigen Verzicht auf Hintergrundinformationen damit begründet, dass diese „den Text als einzelnes literarisches Produkt entwerten und die Interpretation jeweils nach dem gewählten Gesichtspunkt verändern würden". (BELGRAD, zitiert nach STEINER: 228). Erst in einer späteren Interpretationsphase sollen diese „Sekundärinformationen" in die Interpretation einbezogen werden (ebd.).

Zur methodischen Bearbeitung eines Falldialogs, der dem hermeneutischen Verfahren folgt, gibt STEINER folgende Hinweise:

- *Festhalten von Irritationen:* Nach STEINER soll der Interpretationsprozess damit beginnen, dass die Fallinterpreten auf alles im Text achten, „was sie berührt und was ihnen merkwürdig, komisch, ungewöhnlich erscheint". Aus diesen unstimmigen oder unlogisch erscheinenden Stellen im Text oder Film heraus werden Fragen entwickelt. Dabei treten Irritationen bevorzugt an den Stellen auf, an denen das geschilderte Geschehen den eigenen Erfahrungen und Vorstellungen widerspricht. Bei der Suche nach Irritation soll dem gesamten Text gleichermaßen Aufmerksamkeit geschenkt werden. Wichtig ist zu verhindern, dass die Interpreten sich frühzeitig auf bestimmte Textstellen fixieren und damit Informationen und Details entweder überbetonen oder aber übersehen. Empfohlen wird hierzu die Methode der freien Assoziation, die alles zum Ausdruck bringen soll, was den Interpreten zum Text einfällt. Die in Form eines Brainstormings gestaltete freie Assoziation fordert, dass die Deutungsangebote gleichermaßen „unzensiert" bleiben.

- *Szenische Rekonstruktion:* Für den Verstehensprozess wichtig ist, dass die Interpreten die fremd anmutenden Szenen zu den eigenen Erfahrungen in Beziehung setzen. Unter Bezugnahme auf ihre eigenen Erfahrungen rekonstruieren sie durch das so genannte szenische Verstehen das Fallgeschehen. So können die Lernenden etwa durch gezielte Impulse dazu aufgefordert werden, sich an Situationen aus der eigenen Lebens- bzw. Berufsgeschichte zu erinnern, die der im Fall geschilderten Situation ähnlich waren oder dieser zuwiderliefen. Auch die spielerische Umsetzung in Form einer szenischen Darstellung des im Fall geschilderten Ereignisses kann szenisches Verstehen fördern. Hierbei ist nicht nur die Sachebene von Bedeutung, sondern die Gefühle und Anmutungen, die in der szenischen Rekonstruktion aufkommen, eröffnen ebenso Verstehenszugänge.
- *Validierung der Deutungsversuche:* Die mittels des szenischen Verstehen vorgenommenen Deutungsversuche müssen nun durch Anzeichen in der Textquelle und durch Korrektur in der Interpretationsgemeinschaft validiert werden. Hierzu sind Belege aus dem Text erforderlich. Diese liefern jedoch nur „Indizien für die Triftigkeit der Deutungshypothese; ein Beweis für die Letztgültigkeit oder Wahrheit einer Interpretation sind sie nicht" (ebd.: 228). Interpretationen sind deshalb immer wieder zu überprüfen und durch weitere Textstellen zu stützen. Die Qualität einer Deutung ist davon abhängig, „ob sie stimmig ist und ob genügend Textbelege vorhanden sind" (ebd.).
  Im tiefenhermeneutischen Verfahren wird die Validierung von Deutungshypothesen nicht nur durch die Überprüfung des Textes selbst vorgenommen, sondern zusätzlich durch die Interpretationsgemeinschaft, d.h. den Prozess der Auseinandersetzung in und mit der Gruppe. Die Interpretation in der Gruppe hat den Vorteil, „dass die von den einzelnen Interpreten gefundenen Lesearten des Fallgeschehens argumentativ vor einer Öffentlichkeit verteidigt werden müssen." Durch die Veröffentlichung der Deutungsangebote wird nicht nur die Deutungsvielfalt erhöht, sondern die Triftigkeit der Interpretationen ist entsprechend nachprüfbar, und jeder muss das eigene Interpretationsangebot einer solchen Prüfung unterziehen lassen.
- *Systematisierung der Deutungsversuche unter Bezugnahme auf theoretische Konzepte:* Erst wenn die szenische Rekonstruktion beendet ist, erfolgt der weitere Interpretationsprozess unter expliziter Bezugnahme auf theoretische Begriffe und Konzepte. Diese Bezugnahme auf theoretische Grundlagen erfüllt den Zweck, die am Fall gewonnene Erkenntnis „zu typisieren und theoretisch auf einen angemessenen Begriff zu bringen" (ebd.). Auch hier erfolgt eine Überprüfung in der Interpretationsgemeinschaft, „ob die dargestellten begrifflichen Zuordnungen begründet, in sich konsistent und nachvollziehbar sind" (KÖNIG, zitiert nach STEINER: 228).
- In einem abschließenden Arbeitsschritt wird der gesamte Interpretationsprozess zusammenfassend dargestellt. Vorgehen und Ergebnisse der Fallanalyse sowie die kritische Reflexion sollen verständlich und nachvollziehbar dargestellt werden. Protokolle aus Gruppensitzungen stellen u.a. die notwendigen Daten zur Verfügung.

STEINER beurteilt das tiefenhermeneutische Verfahren als ein arbeitsaufwändiges Verfahren. Zudem können die erforderlichen methodischen Kompetenzen erst durch eine „mehrjährige praktische Interpretationserfahrung über Supervision in der Gruppe erworben werden." (ebd.) Er geht deshalb davon aus, dass wegen der nur schwer zu erfüllenden Anforderungen einer weiten Verbreitung dieser Methode Grenzen gesetzt sein dürften.

Methodische Grundsätze hermeneutischer Textinterpretation nach RITTELMEYER & PARMENTIER

STEINER stellt im Zusammenhang mit weiteren hermeneutischen Verfahren (vgl. ebd.: 231) einen von RITTELMEYER & PARMENTIER – als Vertretern einer geisteswissenschaftlichen hermeneutischen Richtung – entwickelten Kriterienkatalog vor, der zwar keine genauen Aussagen über die einzelnen methodischen Verfahrensschritte der Interpretation beinhaltet, jedoch als Beurteilungsgrundlage für die Qualität von Interpretationen herangezogen werden kann (231 ff.).

- *Methodische Prüfung der Betrachtungsperspektiven und des Vorverständnisses von dem zu interpretierenden Gegenstand:* Diese sind nach RITTELMEYER & PARMENTIER zusammen mit der Fragestellung und dem Erwartungshorizont für ein interpretatives Verfahren konstitutiv und deshalb explizit zu formulieren.
- *Objektorientierung:* Dieses Kriterium bezieht sich auf die Frage, ob sich die Interpretation durch Daten aus dem Fall bzw. dem zu interpretierenden Text nachvollziehen lässt.
- *Erkenntnisgehalt der Interpretation:* Hier wird die Frage geprüft, ob die Interpretationsergebnisse zu neuen Erkenntnissen führen oder „ob nur bereits Bekanntes paraphrasiert wird" (ebd.). Dabei ist die Frage nach dem Erkenntniszuwachs abhängig vom Wissens- und Erkenntnisstand der Interpreten; bezogen auf den Ausbildungskontext demnach vom Ausbildungsstand der Lernenden.
- *Kritische Prüfung der verwendeten Quellen:* Die Quellenkritik ist für die Interpretation von historischen und autobiographischen Quellen unerlässlich. Die Entstehungsbedingungen eines Falls und ihre kritische Beurteilung sind für die Interpretation von entscheidender Bedeutung. Sozialer und historischer Kontext eines Falles können Deutungshypothesen entsprechend unterstützen.
- *Berücksichtigung der „Sinngebungen der Untersuchten":* RITTELMEYER & PARMENTIER fordern, dass der Interpret seine eigenen Sinngebungen nicht mit denen der am Fall beteiligten Akteure gleichsetzt.
- *Beachtung des historisch-kulturellen Kontextes des Interpretationsgegenstandes:* Geschichtliche, kulturelle und soziale Zusammenhänge, in denen der Fall entstanden ist, eröffnen weitere Zugänge zu seinem Verständnis und seiner Interpretation
- *Beachtung formaler Kennzeichen und Strukturen eines Interpretationsobjektes:* Aus der Art und Weise, wie ein Fall unter sprachlich-formalen Gesichtspunkten dargestellt ist, ergeben sich bestimmte Lesarten eines Textes. So liefert der Text beispielsweise Anzeichen dafür oder Hinweise darauf, ob es sich bei der Falldarstellung um einen fiktionalen oder nicht-fiktionalen Text handelt.
- *Beachtung der Eigentümlichkeit des interpretierten Objekts:* Wenngleich erkenntnistheoretisch betrachtet ein unvoreingenommenes Herangehen an einen Fall niemals möglich ist, soll doch das im Fall Vorfindbare nicht vorschnell auf den

Begriff gebracht und erklärbar gemacht werden, weil man damit unter Umständen der Eigenart des zu interpretierenden Objektes nicht gerecht wird.
- *Klärung zentraler Begriffe der Analyse:* RITTELMEYER & PARMENTIER erachten die Einhaltung dieses Grundsatzes für besonders wichtig, weil in der Praxis häufig dagegen verstoßen werde. Abhängig vom Erkenntnisstand in der jeweiligen Interpretationsgemeinschaft ist die Bestimmung zentraler Begriffe unabdingbar.

STEINER weist darauf hin, dass sich die Kriterien teilweise überschneiden, dass sie dennoch zur kritischen Bewertung eines Interpretationsprozesses geeignet seien.

In Form von Leitfragen zusammengefasst, lässt sich der Kriterienkatalog wie folgt darstellen:
- Werden Fragestellung, Betrachtungsperspektive und Erwartungshorizont explizit formuliert?
- Lässt sich die Interpretation durch Daten und Fundstellen aus dem Text nachvollziehen?
- Liegen mit den Interpretationsergebnissen neue Erkenntnisse vor, oder wird nur bereits Bekanntes wiederholt?
- Werden die Entstehungsbedingungen, der historische und soziale Kontext, in dem der Text entstanden ist, kritisch beurteilt?
- Setzt der Interpret die eigenen Sinngebungen vorschnell mit denen der Fallakteure gleich?
- Wird der geschichtlich-soziale Zusammenhang, in dem der Text entstanden ist, bei der Interpretation beachtet?
- Werden Hinweise im Text beachtet, die eine bestimmte Lesart des Textes nahe legen?
- Wird die Eigentümlichkeit des interpretierten Textes beachtet, oder wird das Vorfindbare vorschnell erklärt?
- Werden zentrale Begriffe der Analyse in der Interpretationsgemeinschaft definiert bzw. bestimmt?

6.3 Die Fallarbeit als Lehr- und Lernverfahren

Unter Fallarbeit werden der von STEINER entwickelten Typologie (☞ Kap. 3) folgend solche Fälle verstanden, durch deren Bearbeitung ebenfalls hermeneutische und reflexive Kompetenzen gefördert werden sollen. Im Unterschied zum Falldialog handelt es sich bei der Fallarbeit um solche Fälle, an denen die Lernenden als Fallakteure unmittelbar beteiligt waren. Ausgangspunkt für die Bearbeitung bilden von den Lernenden selbst erlebte Praxissituationen, die im Nachhinein betrachtet und methodisch geleitet reflektiert werden. Durch die rückwirkende und methodisch geleitete Betrachtung der erlebten Situation wird ein tiefer gehendes Verständnis für diese sowie für das eigene Handeln entwickelt. Hieraus können Konsequenzen für das künftige berufliche Handeln gezogen werden. Die Fälle werden also nicht von den Lehrenden zur Bearbeitung ausgewählt und nicht didaktisch aufbereitet. Vielmehr sind Einbringen, Beschreibung, Analyse, Beurteilung und Reflexion Aufgaben der Lernenden. Dabei kann die selbst erlebte Praxissituation von einem der Lernenden eingebracht oder von der gesamten Gruppe als gemeinsame Erfahrung geteilt werden. STEINER wählt in seiner Typologie für dieses fallmethodische Vorgehen den Begriff der Fallarbeit um zu verdeutlichen, dass es hier zentral um die systematische Auseinandersetzung mit den eigenen Handlungsgewohnheiten und Handlungsmöglichkeiten geht. Systematische Fallarbeit gehört in vielen professionstheoretischen und professionsdidaktischen Ansätzen zur unverzichtbaren Auseinandersetzung mit der eigenen beruflichen Praxis und deren Weiterentwicklung. Auch STEINER vertritt neben anderen Autoren die Auffassung, dass Fallarbeit als fester Bestandteil in den beruflichen Curricula verankert sein muss (vgl. 239; ☞ Kap. 2). Während die Fallarbeit sich klar vom Falldialog und von der Fallmethode abgrenzen lässt, ist nach STEINER die Abgrenzung zum Einzelfallprojekt weniger trennscharf vorzunehmen. Während beim Einzelfallprojekt der ständige Wechsel zwischen Phasen des Handelns und Phasen der Reflexion über die Handlung zentrales Kennzeichen ist, stellt die Fallarbeit „eine in sich geschlossene Einheit einer Fallinterpretation (dar), bei der die interpretierende Person eine Situation in zeitlicher Distanz aus einer retrospektiven Sicht zu deuten und zu verstehen versucht" (ebd.). Es sei jedoch auch möglich, dass nach dieser Phase die Person in das Praxisfeld zurückkehre, in dem sich die Situation abgespielt habe. So gesehen, stelle die Fallarbeit eine „Teilkomponente einer projektartigen Beschäftigung mit einer Berufsfeldsituation" dar (ebd.). STEINER weist darauf hin, dass die Unterscheidung der Falltypen zwar eine analytische sei, dass es dennoch sinnvoll sei, „Fallarbeit als eine eigenständige Form fallorientierten Lernens und Arbeitens zu bezeichnen" (ebd.).

Für die Fallarbeit im Sinne der von STEINER entwickelten Typologie, d.h. für die rückwirkende Betrachtung und methodisch geleitete Reflexion selbst erlebter Praxissituationen existieren in der professionstheoretischen sowie in der professionsdidaktischen bzw. berufspädagogischen Literatur zahlreiche Ansätze und Konzepte, von denen eine Auswahl in den nachfolgenden Ausführungen vorgestellt wird. Hierzu gehören auch solche Ansätze, die in der Zwischenzeit spezifisch im Bereich der Pflegebildung entwickelt und erprobt worden sind.

STEINER sieht zwei Wege, über die eine systematische und methodisch geleitete Fallarbeit in Bildungsprozessen verankert und vorgenommen werden kann.

Eine Möglichkeit ist gegeben, wenn Lernende eine von ihnen als irritierend empfundene und interpretationsbedürftige selbst erlebte Situation in den Lernprozess einbringen. Solche erklärungsbedürftigen Situationen stehen nach STEINER meist in Verbindung mit einer praktischen Ausbildungsphase (vgl. 240).

Lehrende in der Pflegebildung können dies aus eigener Erfahrung bestätigen. Lernende bringen verstärkt nach einem Praxiseinsatz und zu Beginn eines Theorieblocks als problematisch oder als irritierend erlebte Situationen in das Unterrichtsgeschehen ein. In manchen Schulen werden inzwischen gesonderte Zeiten bzw. Unterrichtssequenzen vorgesehen, die dem Austausch über die im Praxiseinsatz gemachten Erfahrungen dienen.

Die in diesem Kapitel beschriebenen Verfahren können dazu dienen, dass es nicht – wie KADE ausführt (☞ 6.2) – bei einem unverbindlichen und damit letztlich folgenlosen Erfahrungsaustausch bleibt, sondern dass sich die Lernenden auf einen gemeinsamen Bezugspunkt ausrichten, d.h. auf einen eingebrachten Fall, der systematisch, methodisch geleitet analysiert, beurteilt und reflektiert wird.

Die zweite Gelegenheit zu einer systematischen Fallarbeit in Bildungsprozessen steht im Zusammenhang mit der Bearbeitung spezifischer Themen in theoretischen Lernprozessen. Aus der curricular vorgegebenen Perspektive werden die Lernenden vom Lehrenden aufgefordert, zur jeweiligen Lerneinheit/zum jeweiligen Lernfeld/zum jeweiligen Thema von ihnen als problematisch und erklärungsbedürftig erlebte Situationen in den Lernprozess einzubringen. Während beim ersten beschriebenen Weg die Themenwahl mit der Wahl des Falles, den die Lernenden in den Lernprozess einbringen, durch die Lernenden bestimmt wird, wird im zweiten Fall das Thema durch den Lehrenden bzw. durch das Curriculum vorgegeben. Durch eine curricular verankerte Themenvorgabe werden die Aufmerksamkeit und die Suchbewegungen der Lernenden thematisch fokussiert und gerichtet. Auch der Theoriefokus, unter dem die Bearbeitung des Falles im methodisch geleiteten Verfahren erfolgt, ist durch die curricularen Vorgaben entsprechend eingeengt und vorgebahnt. Soll etwa im Rahmen eines Lernfeldes „Anleiten, beraten und Gespräche führen" (Lernfeld 1.4 AltPflAPrV) eine als irritierend und als interpretationsbedürftig empfundene Kommunikations- oder Gesprächsführungssituation bearbeitet werden, ist auch deutlich, dass zur Bearbeitung theoretische Konzepte und Modelle aus dem Bereich der Kommunikation und Gesprächsführung herangezogen werden müssen bzw. pflegetheoretische Ansätze, die einen besonderen Schwerpunkt auf die Gestaltung der Interaktion zwischen Pflegeperson und dem zu pflegenden Menschen richten.

Fallarbeit als unverzichtbarer Bestandteil der eigenen beruflichen Weiterentwicklung ist entsprechend curricular zu verankern. Dass dies in vielen landesrechtlichen curricularen Vorgaben in der Zwischenzeit geschehen ist, zeigen die Ausführungen in Kapitel 2. Dabei ist der Grad der Offenheit oder Geschlossenheit eines Curriculums mit entscheidend dafür, welcher der beiden beschriebenen Wege als institutionalisierte Gelegenheit der Fallarbeit möglich ist. Wenn die Lernenden ohne thematische Vorgabe ein aus ihrer Sicht als irritierendes oder erklärungsbedürftiges Ereignis in den Lernprozess einbringen können, sind die Variationsbreite und das Themenspektrum sehr viel größer als bei Fällen, die unter einem thematischen Fokus ausgewählt werden müssen. Für den ersten beschriebenen Weg sind also relativ offene Curricula notwendig, die zumindest an einzelnen Stellen der Ausbildung eine themen-, lerneinheits- oder lernfeldübergreifende Bearbeitung von Fällen ermöglichen und hierfür besondere Freiräume vorsehen. STEINER plädiert dafür, dass solche curricularen Freiräume gegeben sein müssen, da in der Pflegebildung der überwiegende Anteil der Ausbildung im berufspraktischen Feld erfolgt.

Bereits für die Arbeit in der beruflichen Erstausbildung in den Pflegeberufen misst STEINER der Analyse und Reflexion selbst erlebter Fälle eine hohe Bedeutung zu. Fallarbeit dient nicht nur der Kompetenzentwicklung, sondern ebenso der beruflichen Sozialisation, dem Hineinwachsen in eine Professionsgemeinschaft und damit der beruflichen Identitätsbildung. Darüber hinaus stellt Fallarbeit ein geeignetes Instrument dar, systematisch die beiden Lernorte Schule und beruflicher Praxis miteinander zu verbinden. Hierzu sind bestimmte methodische Verfahren einzuhalten, die in den nachfolgenden Kapiteln 6.3.1 und 6.3.2 näher beschrieben werden.

6.3.1 Fallarbeit in den Schweizerischen Berufsausbildungen in der Pflege

Im Zusammenhang mit der Reform der Diplom-Pflegeausbildungen in der Schweiz Anfang der 1990er-Jahre wurde Fallarbeit im hier verstandenen Sinne als verbindliches Ausbildungs- und Unterrichtsverfahren sowie als Prüfungsverfahren in die Diplomausbildungen integriert. Neben der Fallarbeit wurde auch die Arbeit mit der Fallmethode (☞ 5.2) als Unterrichts- und Prüfungsverfahren ermöglicht. Die in diesem Zusammenhang entwickelten Konzepte und gemachten Erfahrungen werden inzwischen auch in Deutschland in der Pflegebildung zur Kenntnis genommen. Eine systematische Arbeit mit dem Verfahren der Fallarbeit stellt nach Kenntnislage und Erfahrung der Verfasserin jedoch noch die Ausnahme dar.

Methode der Fallarbeit nach KAISER/KÜNZEL

Im Zuge der Schweizerischen Ausbildung in der Gesundheits- und Krankenpflege entwickelten KAISER/KÜNZEL (1996) ein Konzept zur methodischen Bearbeitung von Fällen im Sinne der Fallarbeit. In ihren Ausführungen verwenden sie den Begriff der Fallstudie. Der in diesem Buch verwendeten Typologie von STEINER (☞ Kapitel 3) folgend entspricht das von ihnen vorgeschlagene Verfahren dem Typus der Fallarbeit. Das von KAISER/KÜNZEL entwickelte Konzept ist lerntheoretisch begründet und fußt auf dem bereits beschriebenen integrierenden Modell des Lernens (☞ 2.4), in dem die analytisch-symbolische Ebene systematisch mit der assoziativ-situativen Ebene verknüpft wird.
Unterschiedliche Lernarten:
- Lernen durch Instruktion (Schule)
- Lernen in der Praxis (betriebliche Praxis)
- Lernen aus Erfahrung
- Lernen durch Reflexion.

werden systematisch aufeinander bezogen und miteinander in Beziehung gesetzt.
   KAISER/KÜNZEL erachten es als wichtig, dass bei der methodischen Arbeit an einem Fall, unabhängig davon, welches der zur Verfügung stehenden Phasenmodelle der Bearbeitung zugrunde gelegt wird, eine klare Unterscheidung zwischen Beschreibung und Analyse vorgenommen wird.
   Sie selbst schlagen ein methodisches Verfahren vor, nach dem ein Fall in einem fünfschrittigen Prozess systematisch bearbeitet wird:
1. Geschichte
2. Beschreibung
3. Analyse
4. Varianten
5. Konsequenzen (vgl. KAISER/KÜNZEL 1996; vgl. KAISER 2005).

6 Fallbezogene Verfahren zur Förderung hermeneutischer Kompetenz

1. Geschichte

Eine Lernende bringt einen Fall in die Unterrichtssituation ein. Dieser basiert auf einem selbst erlebten Ereignis, das von KAISER/KÜNZEL als Geschichte bezeichnet wird. Wahrscheinlich wurde der Begriff der „Geschichte" gewählt, um den narrativen Charakter einer Fallerzählung deutlich zu machen (☞ 6.1). Die Lernende, die das dem Fall zugrunde liegende Ereignis erlebt hat und es in die Unterrichtssituation einbringt, wird im Konzept als Fallträgerin bezeichnet.

Zu Beginn der Auseinandersetzung lässt sich noch nicht bestimmen, was im Rahmen einer reflektierenden Bearbeitung von Bedeutung sein wird. Es wird von KAISER/KÜNZEL deshalb als wichtig erachtet, dass die Fallträgerin in der Lernsituation selbst anwesend ist und Fragen nach weiteren Informationen und Details beantworten kann.

Wahl des Rasters

Die methodisch geleitete Bearbeitung des von einer Fallträgerin eingebrachten Falles erfordert die Verständigung auf einen Bezugsrahmen. Nur vor dem Hintergrund eines explizierten Bezugsrahmens können die weiteren Schritte sinnvoll vollzogen werden. KAISER/KÜNZEL weisen die Wahl des Rasters nicht als eigene Phase aus, sondern integrieren diese in die folgende Phase der Beschreibung.

Unter Bezugsrahmen werden nach KAISER/KÜNZEL „Begriffsraster jeglicher Art (verstanden), die helfen können, die Fülle der in der Geschichte enthaltenen Details unter einem bestimmten Gesichtspunkt zu ordnen" (KAISER 2005: 193 f.).

Beispiele für solche Bezugsrahmen, die im Fallkonzept als Raster bezeichnet werden, sind etwa:
- Theorien und Modelle
- Prinzipien
- Regeln
- Pflegestandards
- Leitideen
- Checklisten etc.

Mit der Wahl des Rasters wird entschieden, unter welcher Perspektive die weitere Auseinandersetzung mit dem Fall erfolgen soll. Dabei ist die Wahl des Rasters von unterschiedlichen Gesichtspunkten abhängig. Hat die Fallträgerin etwa zur Bewältigung der im Fall dokumentierten Pflegesituation ein bestimmtes Raster als handlungsleitend eingesetzt, so wird sie den Fall unter der Perspektive dieses Rasters bearbeiten wollen, um zu überprüfen, wie ihr die Umsetzung des Rasters gelungen ist. Soll dagegen erprobt werden, ob und wie sich ein bestimmtes, bislang vielleicht nicht genutztes Raster anwenden lässt, wird der Fall unter der Perspektive dieses neuen Rasters analysiert und beurteilt, woraus sich für die Bearbeiter neben der Einübung in ein neues Rasters neue Gesichtspunkte in der Betrachtung des Falles ergeben können (vgl. KAISER/KÜNZEL: 18 f.).

2. Beschreibung

Im nächsten Schritt der Bearbeitung wird die Fallgeschichte geordnet dargestellt, indem die einzelnen Begebenheiten des Falles den Bestandteilen bzw. Elementen des gewählten Rasters zugeordnet werden. Damit erhält die Fallgeschichte gegenüber ihrer Ausgangssituation eine andere Ordnung und Erzählfolge. Der narrative Charakter wird also aufgehoben, und die Geschichte wird nach der dem Raster immanenten Ordnung gegliedert. Wird etwa zur Beschreibung der dem Fall zugrunde liegenden Situation ein Kommunikationsmodell gewählt, so können je nach gewähltem Ansatz folgende Elemente die Neuordnung der Geschichte leiten:

- Verbale und nonverbale Aspekte der Kommunikation
- Vier Seiten einer Nachricht
- Sachinhalt, Beziehung, Appell, Selbstoffenbarung
- Inhaltsebene, Beziehungsebene.

Wird zur Beschreibung ein pflegetheoretisches Modell herangezogen, etwa das Modell der Krankenpflege von ROPER/LOGAN/THIERNEY können folgende Elemente beschreibungsleitend sein:

- Lebensaktivitäten
- Abhängigkeits- Unabhängigkeitskontinuum
- Faktoren, welche die Lebensaktivitäten beeinflussen
- Lebensspanne
- Individuelle Krankenpflege.

Die Elemente oder Schlüsselkonzepte des jeweils ausgewählten Ansatzes stellen demnach die Ordnungskategorien für die Beschreibung der Geschichte zur Verfügung. Exemplarische Elemente oder Schlüsselkonzepte der Pflegetheorie von PEPLAU, die einen besonderen Fokus auf die Gestaltung der pflegerischen Beziehung richtet sind:

- Phasen der Beziehung
- Bedürfnisse und Stufen der Angst.

Mit der Wahl des Rasters wird zugleich eine Entscheidung über den Schwierigkeitsgrad der Fallarbeit getroffen. So spricht grundsätzlich nichts dagegen, bereits zu Ausbildungsbeginn Verfahren der Fallarbeit einzusetzen. Da die Lernenden zu einem frühen Ausbildungszeitpunkt noch über weniger Konzepte und Theorien verfügen oder zunächst mit einfacheren Ansätzen konfrontiert werden, etwa dem Einhalten einer Checkliste bei der Patientenaufnahme, wird in dieser Ausbildungsphase die Wahl eines einzelnen oder entsprechend einfachen Rasters empfohlen. Zur Analyse des Schwierigkeitsgrades lässt sich das von LEENDERS/MAUFETTE-LEENDERS/ERKINE entwickelte Konzept in der theoretisch-konzeptionellen Dimension sinnvoll heranziehen (☞ 5.3.1; Abb. 5.3).

Die Komplexität der Fallarbeit ist im Ausbildungsprozess stufenweise aufzubauen. Nach KAISER/KÜNZEL sollten Lernende am Ende der Ausbildung in der Lage sein, Fallarbeit in der Praxis durchzuführen. Hierzu muss das methodisch geleitete Verfahren schrittweise im Ausbildungsprozess eingeübt werden. Zur gezielten Steigerung der Komplexität empfehlen KAISER/KÜNZEL folgende Möglichkeiten:

- Die methodische Bearbeitung des Falles kann zunächst stärker vom Lehrenden gesteuert werden. Mit zunehmender Methodenkompetenz arbeiten die Lernenden entsprechend selbständiger;
- Zu Beginn der Einübung in die Fallarbeit können Lehrende die zur Bearbeitung heranzuziehenden Raster vorgeben. Im Verlaufe des Ausbildungsprozes-

ses können die Lernenden an der Wahl des Rasters beteiligt werden. Am Ende der Ausbildung müssen sie auf jeden Fall in der Lage sein, eine selbständige, begründete Entscheidung für die Auswahl eines bestimmten Rasters zu treffen;

- Die Länge einer Fallgeschichte kann anfangs vom Umfang beschränkt werden, und im Laufe des Ausbildungsprozesses können die Geschichten umfangreicher werden;
- Zu Beginn des Ausbildungsprozesses, wenn die Lernenden noch wenig Erfahrung im Umgang mit Theorien und Konzepten haben, sollte der Einsatz einfacher Raster erfolgen, die im Zuge des Ausbildungsprozesses zunehmend komplexer werden können;
- Anfänglich kann die methodische Bearbeitung mit Hilfe eines ausgewählten Rasters erfolgen. Mit zunehmendem Wissen und zunehmender Erfahrung können mehrere Raster zur methodischen Bearbeitung herangezogen werden.

Die beiden zuletzt genannten Vorschläge zur gezielten Beeinflussung der Komplexität entsprechen dem von LEENDERS/MAUFETTE-LEENDERS/ERSKINE entwickelten Ansatz in der theoretisch-konzeptionellen Dimension (☞ Abb. 5.3).

Auf eine Reduktion des Schwierigkeitsgrades in der analytischen Dimension (☞ Abb. 5.2), d.h. eine Beschränkung auf die Bearbeitung lediglich einzelner Schritte im Rahmen der Fallarbeit, soll nach KAISER/KÜNZEL ausdrücklich verzichtet werden (vgl.: 37). Ein Fall soll jeweils in allen methodischen Schritten bearbeitet werden.

Da mit der Wahl des Rasters eine spezifische Perspektive auf den Fall eingenommen wird, werden bei der Neuordnung der Fallerzählung anhand der Kategorien des Rasters nicht alle Teile der Fallgeschichte den Elementen des Rasters zugeordnet werden können. Allerdings wird in diesem Prozess auch deutlich, dass die Fallerzählung, wie sie in einem ersten Schritt eingebracht wurde, häufig Lücken und fehlende Informationen aufweist. Hier bietet sich die Gelegenheit, dass die Fallträgerin auf Nachfrage die fehlenden Informationen nachträglich einbringt. Das Raster hilft also auch, Lücken in der Fallgeschichte aufzufinden.

Sollte bei diesem Prozess der Eindruck entstehen, dass für die Fallerzählung wichtige Gesichtspunkte nicht in die Beschreibung anhand des Rasters passen, dass sie aber trotzdem relevant sind, empfehlen KAISER/KÜNZEL, diese Teile der Fallgeschichte separat zu notieren, damit sie im weiteren Prozess der Bearbeitung nicht verloren gehen.

Der Prozess der Beschreibung wird in anderen Konzepten mit „Wahrnehmen" oder „Informationen sammeln" bezeichnet. Erst mit der nächsten Phase der Analyse setzt der bewertende Umgang mit der Fallgeschichte ein, die inzwischen nach den Elementen des ausgewählten Rasters neu geordnet wurde. In anderen Konzepten werden diese Schritte als „Interpretieren" oder als „Probleme identifizieren" bezeichnet (vgl. KAISER/KÜNZEL: 17).

3. Analyse

In der Analysephase dient das ausgewählte Raster als Beurteilungsmaßstab für das beschriebene Ereignis bzw. für das im Fall dargelegte Pflegehandeln. Jedes Raster beinhaltet normative Aussagen, jede Theorie oder jedes Konzept legt Qualitätsansprüche an die Bewältigung von Situationen bzw. an das Handeln fest.

> **Beispiel für normative Aussagen einer Pflegetheorie**
>
> Eine normative Aussage der Pflegetheorie von OREM besteht darin, dass die Pflegende dem zu pflegenden Menschen nichts abnehmen soll, was er selbst zu leisten imstande ist. Reichen die Selbstpflegefähigkeiten nicht aus, liegen also Selbstpflegedefizite vor, sind in einem ersten Schritt Bezugspersonen, d.h. Angehörige, Freunde, Nachbarn gefragt und in die Pflege einzubeziehen. Erst wenn durch Selbstpflege und Nächstenpflege Selbstpflegedefizite nicht kompensiert oder behoben werden können, ist beruflich ausgeübte Pflege legitimiert.

Das im Fall geschilderte Vorgehen wird nunmehr anhand der normativen Vorgaben des Rasters kritisch betrachtet. KAISER/KÜNZEL empfehlen, das im Fall geschilderte Vorgehen unter drei Gesichtspunkten bzw. Fragestellungen zu untersuchen:
- Auf Abweichungen von den normativen Vorgaben des Rasters, die als Fehler aufzufassen sind
- Auf gelungene Umsetzungen
- Auf Abweichungen von den normativen Vorgaben des Rasters, aus denen sich Regeln für Ausnahmesituationen ergeben.

Mit der Analyse ist die bewertende Auseinandersetzung mit dem Fall abgeschlossen.

Überprüfung auf Abweichungen von den normativen Vorgaben des Rasters, die als Fehler aufzufassen sind

Da jedes zur Bearbeitung herangezogene Raster normative Vorgaben beinhaltet, wird das im Fall geschilderte Vorgehen daraufhin beurteilt, in wie weit es den Vorgaben des Rasters entsprochen hat. Abweichungen gegenüber den normativen Vorgaben werden als Fehler betrachtet. Hat etwa die Pflegende dem zu pflegenden Menschen Hilfestellung bei der Körperpflege geleistet, obwohl diese von ihm selbst oder seinen Angehörigen hätte vorgenommen werden können, ist das geschilderte Vorgehen unter Bezugnahme auf die Norm der Selbstpflege und der Nächstenpflege nach OREM als fehlerhaft anzusehen. Solche Fehler stellen einen Anlass dar, das eigene Pflegehandeln kritisch zu betrachten und für zukünftiges pflegerisches Handeln hieraus Konsequenzen zu ziehen. Dem Schritt der Konsequenzen ist eine eigene Phase in dem Ablaufmodell gewidmet.

Überprüfung auf gelungene Umsetzungen

Wird das in der Fallsituation geschilderte Pflegehandeln unter Bezugnahme auf die normativen Vorgaben des Rasters als diesen entsprechend beurteilt, sprechen KAISER/KÜNZEL von gelungenen Umsetzungen. Dabei machen sie darauf aufmerksam, dass dieser Schritt und dieses Urteil nicht immer einfach zu vollziehen sind, da Raster vom Einzelfall absehen, d.h. Generalisierungen und Loslösungen von konkreten Fallgegebenheiten darstellen. Ihre Ausführungen und normativen Vorgaben sind demnach notwendigerweise abstrakt. Wie diese abstrakte, generelle, nicht auf den Einzelfall bezogene Vorgehensweise im konkreten Fall hätte aussehen können oder müssen, kann erst beantwortet werden, wenn die abstrakte Regel oder Norm fallspezifisch konkretisiert wurde. Diese Konkretisierung lässt sich in der

Regel nicht auf der Grundlage des gewählten Rasters, der gewählten Theorie vollziehen, also nicht deduktiv ableiten. Für die Konkretisierung ist vielmehr entsprechendes Erfahrungswissen aus der beruflichen Praxis erforderlich, wobei – dem integrierenden Modell des Lernens folgend – dem Erfahrungswissen oder situativen Wissen ein entscheidender Beitrag zur Kompetenzentwicklung zugewiesen wird. Dieses Erfahrungswissen speist sich wesentlich aus Beispielen, die als so genannte familienähnliche Fälle oder Situationstypen bezeichnet werden können.

Der Entdeckung so genannter gelungener Umsetzungen kommt eine eigene Bedeutung im Lernprozess zu. Hier profitieren die Lernenden gegenseitig von den gemachten Erfahrungen. Die Suche nach Fehlern, d.h. negativen Abweichungen von der im Raster enthaltenen Norm, stellt damit nur einen, aber nicht den wesentlichen Lerneffekt bei der Fallarbeit dar.

Abweichungen von den normativen Vorgaben des Rasters, aus denen sich Regeln für Ausnahmesituationen ergeben

Wie bereits dargelegt wird mit der Wahl eines Rasters eine spezifische Perspektive an den zu bearbeitenden Fall herangetragen. Damit werden notwendigerweise bestimmte Gesichtspunkte des Falles ausgeblendet, da sie vom Raster nicht erfasst werden. Es ist deshalb möglich, dass in der Fallgeschichte Handlungen geschildert werden, die unter Bezugnahme auf das Raster weder als Fehler noch als gelungene Umsetzungen betrachtet werden können. KAISER/KÜNZEL messen solchen Ausnahmesituationen eine hohe Bedeutung bei, da sie Anstoß für unterschiedliche Weiterentwicklungen geben können.

So kann ein im Fall geschildertes Vorgehen, das sich mit Hilfe des Rasters nicht beurteilen lässt, da dessen Fokus den Teil der Fallgeschichte nicht erfasst, in der Auseinandersetzung mit dem Fall gleichwohl als überzeugendes Vorgehen angesehen werden. Hieraus können dann gemeinsam neue Regeln entwickelt werden, wie in ähnlichen Situationen gehandelt werden kann.

Wird ein Vorgehen ohne Bezugnahme auf das Raster als unbefriedigend erlebt oder aufgefasst, können unter Umständen gemeinsame Regeln für eine angemessene Situationsbewältigung erstellt werden.

Eine dritte Möglichkeit ist gegeben, wenn der Fall mit einem weiteren Raster oder Konzept untersucht wird, mit dem sich die im Fall enthaltene Ausnahmesituation interpretieren und beurteilen lässt. Das „Durchspielen" der Fallsituation wird im nächsten Schritt – Varianten – aufgegriffen.

4. Varianten

Jeder Fall lässt sich unter der Perspektive unterschiedlicher Raster betrachten. Mit dem in der Beschreibung ausgewählten Raster wird demnach nur eine mögliche Perspektive auf den Fall eingenommen, die andere Betrachtungsweisen ausblendet. In diesem Schritt geht es nun darum, solche zusätzlichen Möglichkeiten der Fallinterpretation zu nutzen, indem andere Raster, Theorien oder Modelle zusätzlich an den Fall herangetragen werden. KAISER/KÜNZEL gehen davon aus, dass diese Phase ebenfalls wertvolle Anregungen für den Lernprozess bietet. Diese Lernprozesse betreffen:

- Die Frage der Rasterwahl
- Das Einüben bislang wenig genutzter Raster oder bestimmter Teilaspekte
- Das Integrieren und Vernetzen von Rastern.

Die Frage nach der Rasterwahl

Professionell Pflegende ziehen zur Begründung und Reflexion ihres Handelns unterschiedliche Konzepte und Theorien heran. Da nicht jede Situation mit Hilfe des gleichen Konzeptes befriedigend wahrgenommen und bewältigt werden kann, richtet sich die Wahl des Rasters nach den Schwerpunkten der zu bearbeitenden Fallsituation. Fokus der ausgewählten Theorie und Problemschwerpunkt der geschilderten Fallsituation sollten sich günstigerweise entsprechen.

In der Phase der Varianten kann die Auswahl des Rasters kritisch reflektiert werden, und zwar unter der Frage, ob das gewählte Raster für die Bearbeitung des Fallschwerpunktes geeignet war. So lässt sich die Wahl des Rasters der gleichen kritischen Beurteilung unterziehen wie das Pflegehandeln selbst. Demnach kann die Wahl eines für die Problemsituation ungeeigneten oder wenig geeigneten Rasters ebenfalls als Fehler bezeichnet werden.

Die Auswahl eines Rasters, dessen Fokus mit dem Schwerpunkt des Falles übereinstimmt, kann entsprechend als gelungene Wahl bewertet werden.

Unter diesem Gesichtspunkt kann auch die Entscheidung getroffen werden, welche alternativen Interpretationen sich ergeben würden, wenn man ein anderes Raster an die Fallerzählung herantragen würde.

Einüben von wenig genutzten Rastern oder Rasterelementen

Lernende, die grundsätzlich noch unerfahren und ungeübt in der Arbeit mit Theorien und Konzepten sind, werden zunächst Schwierigkeiten bei der Anwendung haben. Häufig werden dabei relevante Gesichtspunkte oder Schlüsselkonzepte eines ausgewählten Rasters nicht oder nur ungenügend beachtet. So ist in der Rezeption des Pflegemodells von ROPER/LOGAN/TIERNEY häufig festzustellen, dass den meisten Pflegenden zwar das Schlüsselkonzept der Lebensaktivitäten bekannt ist, dass die übrigen Schlüsselkonzepte: Abhängigkeits- Unabhängigkeitskontinuum, Lebensspanne, Faktoren, welche die Lebensaktivitäten beeinflussen, sowie das Schlüsselkonzept der individuellen Pflege nicht gleichermaßen bewusst sind und entsprechend nicht genutzt werden. In dieser Phase ergibt sich nun die Möglichkeit, bisher unbeachtete oder wenig genutzte Gesichtspunkte des Rasters gezielt einzuüben. Damit erhöht sich auch die Chance, dass diese bislang vernachlässigten Gesichtspunkte künftig stärker für die Begründung und Reflexion von Pflegehandeln herangezogen werden.

Vernetzen und Integrieren von Rastern

Wie bereits dargestellt, ist professionelles Pflegehandeln dadurch gekennzeichnet, dass Pflegende Theorien, Konzepte und Modelle nach den Erfordernissen der jeweiligen Situation flexibel nutzen. Diese Kompetenz kann entsprechend gefördert werden, indem verschiedene Raster an die Situation herangetragen werden, die unter Umständen den gleichen Schwerpunkt aus unterschiedlichen Perspektiven beleuchten und damit unterschiedliche Deutungsmöglichkeiten eröffnen. Lernende werden so darin unterstützt, verschiedene Konzepte und Modelle vergleichend aufeinander zu beziehen. So können auch unterschiedliche Konzepte und Ansätze miteinander verbunden werden.

5. Konsequenzen

Diese Phase stellt den letzten methodischen Schritt im Konzept der Fallarbeit nach KAISER/KÜNZEL dar. Hier geht es nun darum, die Arbeit am Fall nicht folgenlos bleiben zu lassen. Deshalb werden in dieser Phase die am Fall gewonnenen Erkenntnisse schriftlich dokumentiert. Auf diese Weise sollen vor allem die neu gewonnenen Regeln und die gelungenen Umsetzungen für die Fallträgerin selbst, aber auch für andere Personen nachhaltig und langfristig festgehalten werden, so dass bei Bedarf auf diese Erfahrungen zurückgegriffen werden kann. Den Erkenntnissen, die Menschen aus Lernprozessen gewinnen, messen KAISER/KÜNZEL auch eine hohe Bedeutung bei für die berufliche Entwicklung anderer Pflegepersonen, die an dem Fall nicht unmittelbar beteiligt waren, jedoch von den Erkenntnissen und Erfahrungen der am Fall Beteiligten profitieren können.

Hat die Phase der Varianten gezeigt, dass ein Raster oder bestimmte Aspekte eines Rasters bislang nur unzureichend genutzt und eingeübt wurden, wird ein Training der bislang ungeübten Teile eines Rasters oder des gesamten Rasters vereinbart, bis genügende Handlungssicherheit im Umgang mit dem Raster erreicht ist.

Nach KAISER (2005) kommen der Fallarbeit wesentliche Funktionen zu. Im Unterschied zur Arbeit mit der Fallmethode (☞ 5.2), in der die Bewältigung von Aufgaben unmittelbar am Fall geübt werden soll, liegt der Schwerpunkt der Fallarbeit nach KAISER darauf, aus vergangenem Handeln Erkenntnisse zu ziehen und damit künftiges Handeln nachhaltig zu verändern. Dieses gewünschte Ziel kann über drei Wege erreicht werden:

- Erinnerte Situationen oder Fälle haben wesentliche Bedeutung für den Lernprozess. Als gelungen bewertete Ereignisse oder Handlungen dienen als Vorbilder, an denen man sich künftig orientieren kann. Als negativ erlebte Beispiele haben abschreckende Wirkung, indem sie zeigen, wie man auf keinen Fall werden oder was man auf keinen Fall tun möchte. Damit Fälle nachhaltige Wirkungen erzielen, müssen sie nach KAISER nicht einfach nur erzählt, sondern auf jeden Fall methodisch bearbeitet werden. Zur methodischen Bearbeitung ist sowohl die oben beschriebene Auseinandersetzung anhand eines Rasters, also Beschäftigung mit Theorie, von Bedeutung als auch die Konfrontation mit der Berufserfahrung erfahrener Pflegekräfte. Ihre Erfahrungen sind – wie beschrieben – der Hintergrund für die notwendige Konkretisierung der in den Rastern enthaltenen abstrakten Regeln und Normen, die fallbezogen vorgenommen werden muss.
- Methodisch geleitete Bearbeitung von Fällen deckt Wissenslücken auf, hilft Lerndefizite zu diagnostizieren, wenn etwa deutlich wird, dass einzelne Raster nicht hinreichend beherrscht oder bestimmte Gesichtspunkte bislang außer Acht gelassen wurden. Wichtig ist deshalb, Vereinbarungen zu treffen und Übungsprogramme zu entwickeln, wie die erkannten Defizite behoben werden können.
- Die Fallarbeit nach KAISER/KÜNZEL basiert im Unterschied zu anderen Verfahren ausdrücklich darauf, dass der Interpretationsprozess unter Bezugnahme auf theoretische Konzepte und Modelle erfolgt. Wirklichkeit ist jedoch immer komplexer als sie sich in Konzepten und Modellen abbilden lässt. Konzepte und Modelle

stellen vielmehr eine Komplexitätsreduktion dar. Sie können somit niemals alle Gesichtspunkte eines Ereignisses, einer Situation oder eines Falles erfassen. Die methodisch geleitete Fallarbeit anhand eines Rasters wird damit immer auch Erklärungsschwächen und Anwendungsgrenzen einer Theorie oder eines Modells offen legen. Auf der Grundlage von Umsetzungen, die als gelungen bezeichnet werden können, obwohl sie durch das Raster nicht erfasst werden, können wesentliche Impulse zur Weiterentwicklung des theoretischen Wissens erfolgen.

Da – wie weiter oben beschrieben – die Hauptzielsetzung der Fallarbeit nach KAISER/KÜNZEL darin besteht, das eigene Handeln kritisch zu reflektieren, um hieraus Erkenntnisse für die Weiterentwicklung der eigenen Berufspraxis zu ziehen, bezeichnet KAISER in späteren Veröffentlichungen (2005) diesen Falltypus als „reflektierende Fallstudie", während sie in früheren Veröffentlichungen (KAISER/KÜNZEL 1996) in Abgrenzung zu didaktisch aufbereiteten Fällen als „Praxisfallstudie" bezeichnet wird.

Die reflektierende Fallstudie kann in Form von Einzel- oder Gruppenarbeit bearbeitet werden. Der Auseinandersetzung in der Gruppe wird jedoch der Vorrang gegeben, da Lernende in der Auseinandersetzung von den Erfahrungen anderer profitieren können. Die Bearbeitung einer reflektierenden Fallstudie ist in schriftlicher oder in mündlicher Form möglich.

Methode der Fallarbeit nach STEINER

STEINER (1998: 5 ff) bezieht sich in seinem Ansatz konsequent auf das von KAISER/KÜNZEL entwickelte Konzept. Allerdings entwickelt er das im letzten Abschnitt beschriebene fünfstufige Konzept zu einem Verfahren weiter, das insgesamt zehn Bearbeitungsschritte beinhaltet. Es bietet weitere Impulse und Anregungen für die methodische Gestaltung von Fallarbeit, so dass es als entsprechende Ergänzung des von KAISER/KÜNZEL entwickelten Konzeptes dargestellt wird.

Nach seinem Vorschlag werden in der Fallarbeit folgende zehn Schritte bei der methodischen Bearbeitung durchlaufen:
- 1. Situation
- 2. Ausgangspunkt
- 3. Subjektives Vorverständnis
- 4. Rastergeleitete Falldarstellung
- 5. Rastergeleitete Fallinterpretation
- 6. Variationen
- 7. Synthese
- 8. Schlussfolgerungen
- 9. Niederschrift
- 10. Präsentation.

Im Unterschied zu dem von KAISER/KÜNZEL entwickelten fünfschrittigen Verfahren: Geschichte, Beschreibung, Analyse, Varianten, Konsequenzen, stellen die Schritte 2, 3 und 10, also Ausgangspunkt, subjektives Vorverständnis und Präsentation, aus der Sicht von STEINER Ergänzungen des Konzeptes dar. Besondere Bedeutung für den Verlauf der Bearbeitung hat der zweite Schritt, in dessen Rahmen Beweggründe, Absichten und Fragestellungen geklärt werden (vgl. ebd.: 10).

1. Situation

Wie KAISER/KÜNZEL geht auch STEINER davon aus, dass der zu bearbeitende Fall von den Lernenden selbst erlebt wurde, entweder als Mitbeteiligte oder Mithandelnde in der Situation. Ebenso sind nach seiner Auffassung solche Fälle zu bearbeiten, die relevant sind für berufliches Handeln und zu einer Klärung herausfordern. Die Fallschilderung muss so detailliert erfolgen, dass sich nicht an der Situation Beteiligte ein klares Bild von der Situation machen können. Ggf. ist die Fallgeschichte aufgrund von Nachfragen zu ergänzen. Die Situationsbeschreibung stützt sich auf feststellbare „Sachverhalte, Beobachtungen, Aussagen, Gedanken, Zitate" (ebd.: 6). Interpretationen und Wertungen sind in der Darstellung zu vermeiden.

2. Ausgangspunkt

Die Fallträgerin hat offen zu legen, warum sie diese Situation zur Bearbeitung ausgewählt hat und was durch die Bearbeitung erreicht werden soll. Die im Zusammenhang mit dem Lesen oder Hören des Falles auftretenden Fragen werden zunächst vollständig erfasst. In einem weiteren Schritt werden die Fragen ausgewählt, von deren Beantwortung eine möglichst umfassende Situationsklärung zu erwarten ist. STEINER weist ausdrücklich darauf hin, dass die Fragen nach den Konsequenzen für das Handeln erst im Zusammenhang mit Schritt 8 Schlussfolgerungen zu beantworten sind.

Über die Formulierung von Fragestellungen soll herausgearbeitet werden, was den Lernenden an der ausgewählten Situation „als frag- und denkwürdig, als überraschend, als problematisch, als unerwartet erscheint, denn nur auf dem Hintergrund eines bestimmten vorgängigen (meist unausgesprochenen) Erwartungshorizontes kann ein Ereignis überraschen" (251). STEINER vertritt die Auffassung, dass diese subjektiven Vorannahmen und Erwartungen expliziert werden müssen, wenn durch die Bearbeitung des Falles persönliche Erkenntnisse erzielt werden sollen.

3. Subjektives Vorverständnis

Auf der Grundlage des eigenen Vorwissens bzw. des subjektiven Vorverständnisses erfolgt nach STEINER eine erste und vorläufige Antwort auf die in Phase 2 aufgeworfenen Fragen. Diesen Schritt hält er vor einer methodischen Bearbeitung mit Hilfe eines Rasters für wichtig, um das eigene Wissen und das eigene Vorverständnis zu explizieren und bewusst zu machen.

4. Rastergeleitete Falldarstellung

Diese Phase entspricht im Wesentlichen dem von KAISER/KÜNZEL als Beschreibung bezeichneten Schritt. Diese Phase umfasst also eine auf die aufgeworfene Fragestellung passende Rasterwahl sowie eine Begründung für die Auswahl des Rasters. Im Weiteren wird die Fallgeschichte nach der Struktur des Rasters neu geordnet.

5. Rastergeleitete Fallinterpretation

Diese Phase ist identisch mit der von KAISER/KÜNZEL beschriebenen Phase der Analyse.

6. Variationen

Diese Phase entspricht der gleichnamigen Phase im Konzept von KAISER/KÜNZEL.

7. Synthese

Auch dieser Vorschlag wird von STEINER auf der Grundlage des von KAISER/KÜNZEL entwickelten Konzeptes als ergänzender Schritt vorgeschlagen. In dieser Phase soll ein kurzer und zusammenfassender Überblick über die Ergebnisse der Schritte 2 bis 6 gegeben werden. Er dient somit als eine Art Zwischenzusammenfassung oder Zwischenstandsbericht, der es dem Leser, etwa einem Lehrenden, ermöglicht, nach der Auseinandersetzung mit der in Schritt 1 dargelegten Fallsituation gleich zum Schritt 7 überzugehen und hier eine plausible Erklärung der Situation vorzufinden.

8. Schlussfolgerungen

Dieser Schritt entspricht dem Schritt 5 Konsequenzen im Fallkonzept von KAISER/KÜNZEL. Im Konzeptvorschlag von STEINER finden sich für diese Phase keine neuen Gesichtspunkte.

9. Niederschrift

Ähnlich wie KAISER/KÜNZEL fordert STEINER die schriftliche Dokumentation der Fallarbeit. Allerdings fordert er, dass sämtliche Schritte der Fallbearbeitung schriftlich dokumentiert werden, und macht zahlreiche Vorgaben zur inhaltlichen Gestaltung, zur sprachlichen Gestaltung und zur Aufmachung der Niederschrift. Die Ausführungen zu dieser Phase sowie auch zu den übrigen Phasen enthalten wertvolle Hinweise zur Beurteilung der Fallarbeit. Da diese besonders nützlich sind, wenn Fälle zum Zwecke der Lernerfolgsüberprüfung oder in Abschlussprüfungen eingesetzt werden, werden diese Kriterien im Kapitel 7 näher ausgeführt.

10. Präsentation

Auch diese Phase ist dem Konzept von KAISER/KÜNZEL durch STEINER hinzugefügt worden. Sie stellt neben dem Schritt Schlussfolgerungen eine weitere Möglichkeit dar, die Folgenlosigkeit einer Auseinandersetzung mit Fällen zu verhindern. In dieser Phase wird die Fallarbeit einem Fachpublikum oder auch interessierten Laien vorgestellt und mit ihnen diskutiert. Dabei ist die Präsentation adressatengerecht vorzunehmen. Techniken und Kompetenzen im Zusammenhang mit Präsentationen werden über diese Phase gezielt gefördert und eingeübt. Zur Präsentation gehört die Beantwortung von Fragen, die bei der Vorstellung aufkommen und gestellt werden. Für die Beantwortung von Fragen bzw. für die Diskussion, die sich an die Falldarstellung anschließt, soll wenigstens die Hälfte der gesamten Veranstaltungszeit vorgesehen werden.

Mit der schriftlichen Form der Fallarbeit sollen nach STEINER vor allem folgende Ziele gefördert werden:

- Das Bewusstmachen eigener Erfahrungen, impliziter Annahmen und Voreingenommenheiten, die in aller Regel zunächst unbewusst sind

6 Fallbezogene Verfahren zur Förderung hermeneutischer Kompetenz

- Die Aufarbeitung beruflicher Erfahrungen in einer theoriegestützten Auseinandersetzung
- Gezielte Veränderung und Modifikation eigener Erwartungen und Überzeugungen
- Förderung der Reflexionsfähigkeit unter Hinzuziehung von Fachliteratur. Die Auseinandersetzung mit Fachliteratur trägt dazu bei, eine Situation anders zu betrachten und bislang nicht berücksichtigte Gesichtspunkte wahrzunehmen
- Förderung des Austauschs mit Anderen. Neben der Auseinandersetzung mit Fachliteratur wird der Diskussion des Falles in der Lerngruppe für die Reflexion der Praxis eine entscheidende Bedeutung beigemessen
- Förderung selbständigen Denkens
- Nutzung wissenschaftlicher Instrumente und Arbeitsmethoden (vgl. 250).

In einer späteren Veröffentlichung (STEINER 2004) behält er das zehnschrittige Bearbeitungsverfahren grundsätzlich bei, nimmt jedoch teilweise andere Phasenbezeichnungen vor und verändert einzelne Phasen. Die neuere Veröffentlichung umfasst folgende zehn Schritte:

- 1. Die Situation
- 2. Eigener Erwartungshorizont / Problemdefinition
- 3. Fragestellung und Hypothese
- 4. Festlegen des Bezugsrahmens und des Analyserasters
- 5. Zuordnung und Gliederung der Daten
- 6. Interpretation
- 7. Synthese
- 8. Schlussfolgerungen / Empfehlungen
- 9. Niederschrift
- 10. Präsentation.

Anzumerken ist, dass STEINER inzwischen beruflich in der Hochschullehre im Bereich der Lehrerbildung tätig ist, und das ursprünglich im Bereich der Pflegebildung entwickelte Konzept nunmehr auf den Hochschulbereich übertragen hat.

6.3.2 Konzepte kollegialer Beratung

Zahlreiche und umfassende Ansätze fallbezogener Arbeit sind bekannt, die auf Beratungsansätzen gründen. Einige dieser Verfahren beruhen auf therapeutischen Ansätzen, andere Verfahren nehmen eine strikte Trennung zwischen Beratung und Therapie vor.

In Abgrenzung zu Supervisionskonzepten werden manche dieser Ansätze als Intervisionskonzepte bezeichnet. Sie gehen davon, dass das Potenzial zur Bearbeitung von Fällen in der Gruppe selbst – etwa in einem Team – liegt, so dass wenig Hilfestellung von außen erforderlich wird. Obwohl diese Verfahren ursprünglich für die Bearbeitung beruflicher Situationen in Kollegien oder Teams gedacht sind, lassen sie sich grundsätzlich auch als Unterrichtsverfahren einsetzen. Lernende werden so bereits im Ausbildungsprozess mit Möglichkeiten kollegialer Unterstützung zur Bewältigung beruflicher Belastungen vertraut gemacht. Sie lernen unter Begleitung durch die Lehrenden, berufliche Belastungen aus- und anzusprechen, von anderen Hilfe anzunehmen und anderen Hilfe zu gewähren. Wegen der Fülle der in diesem

Bereich vorhandenen Ansätze sowie entsprechend umfangreicher spezifischer Beratungsliteratur werden hier lediglich einige ausgewählte Ansätze skizziert.

Nach KADE kommen in der Beziehungsanalyse, wie sie dieses Verfahren bezeichnet, Fallerzählungen zum Tragen, deren Inhalt „ein problematisches Beziehungsverhältnis ist" (ebd. 162). Hierbei wird eine von einer Person als problematisch erlebte Situation in die Gruppe eingebracht. Die Bearbeitung wird auf ein aktuelles Handlungsproblem beschränkt, dessen Begrenzung der Berater durch die Art des Nachfragens sicherstellt oder durch die Vorgabe eines Themas, zu dem die zu Beratenden einen Fall einbringen. In den von KADE entwickelten Fallseminaren (☞ 6.2) werden in der Regel Probleme aus dem beruflichen Alltag thematisiert, um künftigen Handlungsanforderungen besser gerecht werden zu können. Der von ihr in den Seminaren vertretene Beratungsansatz ist stärker „auf die Veränderung kognitiver Struktur gerichtet und ausdrücklich auf bewusstseinsfähige Bereiche konzentriert" (ebd.). Eine tiefenanalytische Auseinandersetzung mit der Problemlage wird bewusst vermieden. Es wird kein unbewusster Konflikt bearbeitet, sondern die Intervention von Berater und Beratergruppe bleibt auf die Bewältigung des geschilderten Handlungsproblems gerichtet und ist mit dem Ziel verbunden, ein der Situation angemessenes Verhalten zu ermöglichen. Hierzu ist die Gruppe auf die aktive Mitarbeit des Ratsuchenden angewiesen, und so wird „das Gespräch im Ablauf als >gemeinschaftliche Handlung< organisiert, die von den bereits entwickelten Selbsthilfekräften des Beratenen ausgeht" (ebd.). Im Beratungsprozess wird das Problem gemeinsam definiert, gemeinsame Lösungen werden entwickelt, und es erfolgt der „Entwurf von Handlungskonsequenzen, zu deren Bewältigung der Berater Handlungsvorschläge macht" (ebd.). Nach KADE wird in beratungsorientierten Ansätzen im Unterschied zu therapeutisch orientierten Konzepten die dort geltende „Abstinenzregel, die eine direkte Intervention durch Ratschläge, Ermutigung und Handlungshilfen untersagt, weitgehend außer Kraft gesetzt" (ebd.). Beratungsmodelle gingen vielmehr von der Norm aus, dass Menschen eine Entwicklung durchmachen. An dieser Norm richtet der Berater sein Handeln aus, indem er den Ratsuchenden in Richtung des erwünschten Verhaltens beeinflusst (vgl. ebd. 130).

Die Arbeit mit diesen Fällen beruht nicht auf der Grundlage von Textprotokollen, sondern auf der Grundlage von Fallerzählungen, die in der Regel mündlich in ein Beratungsgespräch eingebracht werden.

Zum Ablauf der Fallarbeit nach KADE

KADE stützt sich auf ein von GIESECKE/RAPPE sowie von GEISLER/KADE entwickeltes und erprobtes Konzept, das den Lernprozess in sechs Phasen organisiert (ebd. 168):

1. Schritt – Einbringen des Falles

Der Fallerzähler bringt seinen Fall ein und stellt dar, „was die beschriebene Situation >für ihn bedeutet hat<" (ebd.). Eine Rechtfertigung oder Interpretation seines Handelns soll ausdrücklich unterbleiben.

2. Schritt – Nachfragephase

In dieser Phase stellen die Zuhörer/innen Fragen, um Verständnisprobleme zu klären. Der Falleinbringer kann diese Fragen beantworten, kann aber auch eine Antwort verweigern, ohne sich hierfür rechtfertigen zu müssen.

3. Schritt – Wirkung des Falles

Jeder an der Fallarbeit Beteiligte stellt in dieser Phase dar, was der Fall bei ihm ausgelöst hat, wie der Fall auf ihn gewirkt hat. Interpretationen, Deutungen, Kritik und Wertungen sind zu vermeiden. Der erste Eindruck in der Konfrontation mit dem Fall soll wiedergegeben werden.

4. Schritt – Gruppenreflexion

In dieser Phase reflektiert die Gruppe gemeinsam mit dem Fallerzähler, in welcher Weise sich die im Fall geschilderte Problematik in der Gruppe wiederholt hat. Fast immer findet nach KADE die im Fall geschilderte Problemsituation einen Niederschlag in der Gruppendynamik.

5. Schritt – Lösungsalternativen

Die Gruppe erarbeitet gemeinsam mit dem Fallerzähler mögliche Handlungsalternativen als Lösung für das im Fall rekonstruierte Handlungsproblem. Welche der angesprochenen Lösungsalternativen der Fallerzähler für sich aufgreift und annimmt, ist alleine seiner Entscheidung überlassen, weil nur er darüber befinden kann, welcher der Vorschläge mit seinen Handlungsmöglichkeiten vereinbar ist.

6. Schritt – Einhalten der Regeln

Dieser Schritt ist nicht als eigener, der 5. Phase nachgeschalteter Schritt zu verstehen, sondern begleitet die gesamte Fallarbeit. Ein mit den Regeln der Fallarbeit vertrauter, aber an der Auseinandersetzung unbeteiligter Beobachter achtet darauf, dass die mit den Phasen verbundenen Bearbeitungsregeln strikt eingehalten werden.

Als notwendige Voraussetzung für die Fallarbeit anhand von Fallerzählungen sieht KADE den Aufbau einer Vertrauensbeziehung an. Dies setze voraus, dass sich eine Gruppe kontinuierlich und in gleicher Zusammensetzung treffe. KADE geht davon aus, dass die Erzählbereitschaft eines Erzählers grundsätzlich schon deswegen gegeben sei, weil ein unbewältigtes Problem entsprechenden Handlungsdruck erzeuge. Hier könne das Erzählen selbst schon einen entsprechenden Entlastungseffekt mit sich bringen. Die Ernsthaftigkeit der Zuhörenden, sich auf den Fall wirklich einzulassen, sei vor allem dann gegeben, wenn die Rollen im Verlaufe einer kontinuierlichen Zusammenarbeit der Gruppe wechseln, d.h. wenn alle Beteiligten irgendwann ihren Fall einbringen. Damit werde auch eine weitere wichtige Fähigkeit geschult, die einem anderen aufmerksam zuzuhören und neben einer Sachaussage auch die persönliche Mitteilung des anderen herauszuhören. So werde zugleich eine Fähigkeit geschult, die für die berufliche Praxis von entscheidender Bedeutung sei (vgl. ebd.).

Fallbesprechung nach SIEBERT

SIEBERT (2004: 31 ff.) misst der Arbeit mit Fällen im Lernen von Erwachsenen besondere Bedeutung bei. Das Lernen Erwachsener verlaufe vor allem erfahrungsorientiert. Erfahrungsorientiertes Lernen ist als wichtiger Beitrag zum Erwerb personaler und sozialer Kompetenzen anzusehen. In diesem Zusammenhang misst er dem theoretischen Wissen im Unterschied zum Erfahrungsaustausch eine entsprechend geringere Bedeutung bei. Für die von ihm als Fallbesprechung bezeichnete Methode eignen sich vor allem „Identitäts- und Beziehungsthemen". Für die methodische Bearbeitung eines Falles empfiehlt SIEBERT ein sieben Schritte umfassendes Verfahren, das Parallelen mit dem von KADE vorgeschlagenen Vorgehen aufweist.

- 1. Ein Konfliktfall wird ausgewählt und dargestellt, wobei zu klären ist, ob der ausgewählte Fall für alle Teilnehmerinnen und Teilnehmer von Interesse ist.
- 2. Die Zuhörenden stellen Verständnisfragen zum eingebrachten Fall und klären den Kontext, in den der Fall eingebettet ist.
- 3. Aus der Gruppe werden eigene Gefühle, Erfahrungen und Erklärungen eingebracht, die der Fall auslöst. Eine Bewertung durch den Falleinbringer ist zu vermeiden. Die Beiträge werden durch einen Moderator geordnet.
- 4. Die an der Fallbesprechung Teilnehmenden versetzen sich in die Perspektive des Konfliktgegners. Sie versuchen, Erklärungen für sein Verhalten zu finden und dieses zu deuten.
- 5. Der Falleinbringer gibt an, wie die Fallbesprechung auf ihn gewirkt hat, was aus seiner Sicht akzeptiert werden kann und was nicht.
- 6. Mögliche Lösungen der Konfliktsituation werden unter Bezugnahme auf Theorien und Konzepte erörtert. Mögliche Verallgemeinerungen des Falls werden diskutiert.
- 7. In dieser Phase können erörterte Lösungsvorschläge unter Umständen durch Rollenspiele erprobt werden.

Des Weiteren schlägt SIEBERT einen auf WEIDENMANN zurückgehenden Verlauf einer Fallbesprechung vor, in dem Fragestellungen, Rollen und Zielsetzungen besonders deutlich herausgestellt werden (☞ Abb. 6.4).

Arbeitsablauf des kollegialen Fallverstehens nach SCHRAPPER/THIESMEIER

SCHRAPPER/THIESMEIER entwickelten im sozialpädagogischen Kontext ein Verfahren zur kollegialen Fallbearbeitung, das im Unterschied zu den bislang vorgestellten Verfahren explizit eine Analyse des Helfer- und Hilfesystems mit in die Fallbearbeitung einbezieht.

Für das in der beruflichen Praxis unabweisbar geforderte Verstehen eines anderen Menschen sind hermeneutische Kompetenzen notwendig. Die Qualität von Verstehensleistungen werde durch folgende vier Voraussetzungen und Arbeitsweisen geprägt:

- 1. „Menschen verstehen nur, was sie erlebt haben oder was sie sich vorstellen können": Das Verstehen von Menschen ist einerseits „abhängig von persönlicher und beruflicher Biographie, von Alter, Geschlecht, kultureller Zugehörigkeit sowie historischer und gesellschaftlicher Situation" (SCHRAPPER/THIESMEIER o.J.:

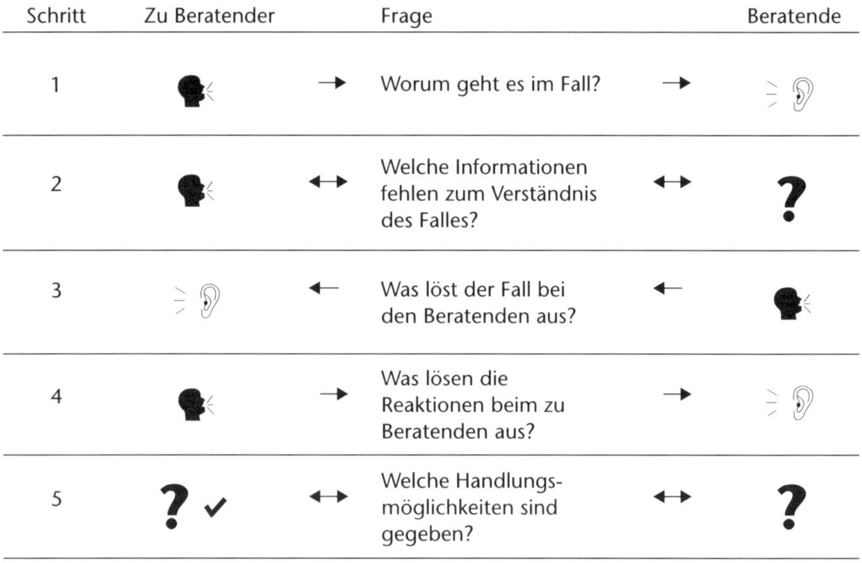

Schritt	Zu Beratender	Frage	Beratende
1	→	Worum geht es im Fall? →	
2	↔	Welche Informationen fehlen zum Verständnis des Falles? ↔	?
3	←	Was löst der Fall bei den Beratenden aus? ←	
4	→	Was lösen die Reaktionen beim zu Beratenden aus? →	
5	↔	Welche Handlungsmöglichkeiten sind gegeben? ↔	?

Abb. 6.4: Verlauf einer Fallbesprechung in Anlehnung an WEIDENMANN.

1). Ohne die Fähigkeit, sich in einen anderen Menschen hineinzuversetzen, verbunden mit der Bereitschaft und Fähigkeit zum Perspektivenwechsel, kann sich der Helfer keinen Zugang zur Subjektivität des Klienten verschaffen.

- 2. „Interpretation und Deutung sind unumgänglich, aber immer subjektiv und einseitig": Trotz der Heranziehung wissenschaftlicher Verfahren bleibt Verstehensleistung nach SCHRAPPER/THIESMEIER „eine personenabhängige Bewertung und Gewichtung, geprägt von individuellen Wahrnehmungen, Normen und Werten, Grundhaltungen und lebensgeschichtlichen Erfahrungen" (ebd.). Informationen, Einschätzungen und Diagnosen Dritter gewinnen erst durch eine interpretierende Deutung eine entsprechende Relevanz. Für das Fallverstehen ist immer auch das System bzw. die Organisation, in die der Helfer eingebunden ist, von Bedeutung. Diese Auffassung kommt auch der im systemischen Ansatz von HUNDENBORN/KREIENBAUM nahe (☞ Kap. 4). Zielsetzungen, Prioritäten und Rahmenbedingungen eines Systems oder einer Institution bestimmen nicht nur die Handlungsmöglichkeiten einer Pflegenden entscheidend mit, sondern prägen und beeinflussen auch deren Wahrnehmung. In seinen Ausführungen über die totale Institution hat GOFFMANN diese Zusammenhänge eindrucksvoll belegt.

- 3. „Der ‚subjektive' Faktor muss daher zugleich gepflegt und kontrolliert werden": Deutungen und Interpretationen bleiben immer subjektiv gebunden. Nach SCHRAPPER/THIESMEIER ist dieser subjektive Faktor jedoch streng zu kontrollieren, um weder „individuelle Willkür" noch „institutionelle Macht" in der Fallbearbeitung dominieren zu lassen. Der subjektive Faktor dürfe jedoch nicht als Defizit verstanden werden, allerdings sei er methodisch zu kontrollieren, wobei gerade die Auseinandersetzung in Teams oder Arbeitsgruppen für diese Kontrolle sinnvoll eingesetzt werden könne.

- 4. „Der Fall ist mehr als eine Biographie – zu jedem Fallverstehen gehört auch die ‚Selbstdiagnose des Hilfesystems'": Helfer sind nach SCHRAPPER/ THIESMEIER meist mit ihrem jeweiligen Hilfesystem sowie mit den Klientensystemen verstrickt, wobei dies jedoch weitgehend unverstanden und unbewusst sei. Diese nicht zu verhindernden und in der Regel unbewussten Verstrickungen dürfen nicht einfach als „Parteilichkeit" interpretiert werden, sondern müssen systematisch in die Reflexionsprozesse einbezogen werden.

Auch das von SCHRAPPER/THIESMEIER entwickelte Verfahren ist den Ansätzen kollegialer Beratung zuzurechnen. Allerdings gehen sie von einem weiteren Fallverständnis aus, weil sie das Helfer- und Hilfesystem ausdrücklich in die Reflexion einbeziehen. Ihrer Auffassung nach ist es nicht selten das Hilfe- oder das Helfersystem selbst, die eine Situation schwierig werden und somit zu einem schwierigen Fall werden lassen. Die Autoren schlagen zum Ablauf des kollegialen Fallverstehens ein Verfahren vor, das aus acht Schritten besteht, sich jedoch in vier Phasen zusammenfassen lässt. In den Arbeitsphasen werden spezifische Fragestellungen bearbeitet.

- Fallvorstellung und Rückfragen (Schritte 1 bis 3): Empfohlen wird, dass der Falleinbringer den Fall nach Möglichkeit schriftlich eingibt. Eine zeitliche Begrenzung auf 10 – 15 Minuten für die Fallvorstellung sollte erfolgen. Im Anschluss an die Fallvorstellung wird von der einbringenden Person die Beratungsfrage bzw. das Problem, das sie beschäftigt und zu dem sie beraten werden möchte, formuliert. Verständnisrückfragen sind möglich, jedoch soll keine Bewertung und Interpretation erfolgen.
- Fallverstehen/Fallinszenierung (Schritte 4 und 5): In dieser Arbeitsphase wird der vorgestellte Fall bewusst inszeniert. Hierzu werden die im Fall vertretenen Personen als Rollen an die Mitglieder der Beratungsgruppe verteilt. Hierbei werden auch die zentralen Rollen aus dem Hilfesystem besetzt. Die Gruppenmitglieder identifizieren sich jeweils mit der ihnen zugewiesenen Rolle. Der Falleinbringer übernimmt dabei keine Rolle, da er die Gelegenheit erhalten soll, nunmehr von außen auf den Fall zu schauen. Die „im Familien- und Helfersystem erlebten Beziehungsmuster, Ängste, Hoffnungen, Erwartungen und Befürchtungen werden in der Beratungssituation" (ebd.: 5) rekonstruiert und emotional inszeniert. Die in dieser Phase entstandenen „Bilder, Stimmungen, Assoziationen" werden anschließend dokumentiert, jedoch nicht diskutiert.
- Was wird gebraucht? Wie können nächste Schritte aussehen? (Schritte 6 und 7): Auf der Grundlage der gesammelten Eindrücke und Ideen werden mögliche Lösungsalternativen bzw. nächste Arbeitsschritte entwickelt. Dieser Schritt soll dem Falleinbringer verdeutlichen, welche Handlungsmöglichkeiten im vorgestellten Fall gegeben sein könnten. Diese müssen dann in weiteren Schritten in konkrete und realisierbare Maßnahmen überführt werden.
- Reflexion (8. Schritt): Hier erfolgt die Reflexion der in der kollegialen Beratung geleisteten Arbeit, zur Zufriedenheit mit der Beantwortung der Beratungsfrage und mit der Arbeitsfähigkeit der Gruppe (vgl. ebd.: 6). SCHRAPPER/ THIESMEIER erachten diesen abschließenden Schritt als wichtig, „um eine Kultur offener Rückmeldung und konstruktiver Beratung zu entwickeln, in der kritische Einschätzung über unterschiedliche Vorstellungen, Werte und Arbeitsweisen einen Platz haben" (ebd.).

7 Fallbezogene Lernerfolgsüberprüfungen

7.1	Kompetenznachweis in Prüfungen – Notwendige Vorklärungen 136	7.4.1	Fallbezogene Lernerfolgsüberprüfungen in den Ausbildungen der Gesundheits- und Krankenpflege/Gesundheits- und Kinderkrankenpflege 155
7.1.1	Kompetenz 137		
7.1.2	Kompetenz und Qualifikation – eine Abgrenzung 140	7.4.2	Fallbezogene Lernerfolgsüberprüfungen in der Altenpflegeausbildung 176
7.1.3	Kompetenzverständnis in den normativen Grundlagen der Pflegeausbildungen 143	7.4.3	Leitfragenkatalog zur Analyse und Beurteilung fallorientierter Prüfungsaufgaben 181
7.2	Fallbezogene Verfahren und Handlungskompetenzdimensionen 144	7.4.4	Resümee 182
7.3	Konkretisierung von Handlungskompetenz im Rahmen von Lernerfolgsüberprüfungen 148	7.5	Fallarbeit als Möglichkeit der Lernerfolgsüberprüfung 184
		7.5.1	Beurteilungskriterien für die Fallarbeit nach KAISER/KÜNZEL 184
7.4	Themenbereiche und Lernfelder für fallbezogene Lernerfolgsüberprüfungen .. 155	7.5.2	Beurteilungskriterien für die Fallarbeit nach STEINER 187

Fallbezug und Fallverstehen sind Merkmale professionellen Pflegehandelns (☞ 2.2.2). Entsprechend sind sie Gegenstand einer auf professionelles Pflegehandeln ausgerichteten Aus-, Fort- und Weiterbildung. Mit unterschiedlichen fallbezogenen Methoden und Verfahren stehen für schulische oder lehrgangsmäßige Lehr- und Lernprozesse eine geeignete Auswahl zur gezielten Einübung in und Vorbereitung auf Fallbezug und Fallverstehen in der Pflegepraxis zur Verfügung (☞ Kap. 5 und Kap. 6).

Auch aus berufspädagogischer bzw. berufsdidaktischer Perspektive wird der Gestaltung fallbezogener Lehr- und Lernprozesse eine hohe Bedeutung für den Kompetenzerwerb beigemessen (☞ 2.3).

Fallbezug ist demnach auch unverzichtbarer Bestandteil von Lernerfolgsüberprüfungen im Ausbildungsverlauf sowie im Rahmen von Abschlussprüfungen.

Fallbezug zur Überprüfung berufsspezifischer Kompetenzen ist in den neuen Ausbildungsgesetzen sowie in den entsprechenden Ausbildungs- und Prüfungsverordnungen explizit oder implizit verankert (☞ 2.1.1). Dabei lassen rechtliche Regelungen auf Bundesebene entsprechende Interpretationsspielräume für die Konkretisierung und Umsetzung auf Länderebene. So wird der Fallbezug in Ausbildung und Prüfung in den verschiedenen landesrechtlichen Richtlinien und Rahmenlehrplänen unterschiedlich deutlich aufgegriffen und unter Bezugnahme auf verschiedene fallmethodische Verfahren und Methoden zum Ausdruck gebracht (☞ 2.1.2). Die Konkretisierung der bundesgesetzlichen Vorgaben auf der Ebene landesrechtlicher Regelungen bedürfen einer weiteren Konkretisierung in den schulinternen Curricula, die auf der Grundlage der jeweiligen landesrechtlichen Vorgaben oder Empfehlungen zu entwickeln bzw. bereits entwickelt worden sind. Die fallbezogenen Angaben und Hinweise sind in einer auf das Curriculum bezogenen Ausbildungspraxis zu realisieren. Fallbezogene Prüfungen sind also nicht bereits dann gerechtfertigt, wenn sie in den normativen Grundlagen für die Pflegebildung vorgeschrieben sind; sie bedürfen vielmehr einer entsprechenden Einübung im Ausbildungsverlauf. Ohne eine solche Übung sind fallbezogene Prüfungen aus prüfungsrechtlicher Sicht nicht haltbar. Insofern ist es sinnvoll und notwendig, dass Lernerfolgsüberprüfungen im Ausbildungsverlauf kontinuierlich und systematisch auf die Anforderungen der Abschlussprüfungen vorbereiten.

Welche Formen fallbezogenen Vorgehens hierbei zum Tragen kommen und in welchen Prüfungskontexten sie eingesetzt werden, richtet sich neben der Unterrichtspraxis auch danach, wie bislang an den Pflegebildungseinrichtungen geprüft wurde, d.h. danach, über welche Prüfungstradition die Lernenden, aber vor allem die Lehrenden in ihrer Funktion als Prüfer/innen verfügen.

So werden Aus- oder auch Weiterbildungseinrichtungen, die bislang lediglich mit einfachen Fallbeispielen gearbeitet haben (☞ Einleitung zu Kapitel 2), in einem ersten Reformschritt wahrscheinlich nicht die sehr anspruchsvolle Methode der Fallarbeit umsetzen können (☞ 6.3). Sie werden günstigerweise in einer ersten Annäherung an fallbezogenes Vorgehen die unterschiedlichen Möglichkeiten nutzen, die im Rahmen der Fallmethode (☞ 5.1) zur Verfügung stehen.

Die Determinanten, die im Entscheidungsprozess fallbezogener Prüfungen zu beachten sind, werden in Abb. 7.1 nochmals zusammenfassend dargestellt und zueinander in Beziehung gesetzt.

In diesem Kapitel wird dargelegt, welche Bedeutung fallbezogenen Prüfungen zur Kompetenzbeurteilung zukommt. Hierzu werden in einem ersten Schritt nähere Ausführungen zum Kompetenzbegriff vorgenommen, in deren Rahmen nochmals die bereits in Kapitel 2 gemachten Ausführungen zur Kompetenzauffassung in den normativen Grundlagen der Pflegeausbildungen aufgegriffen werden.

In einem zweiten Schritt wird untersucht, welche Kompetenzbereiche, -facetten oder -dimensionen generell anhand von Fällen gefördert, nachgewiesen und überprüft werden können.

Ein dritter Schritt ist der notwendigen Konkretisierung von Kompetenzfacetten im Hinblick auf Lernerfolgsüberprüfungen gewidmet.

In den weiteren Abschnitten dieses Kapitels werden verschiedene Möglichkeiten fallbezogener Prüfungen erörtert. Dabei konzentrieren sich die Ausführungen aus den in Kapitel 2 erwähnten Gründen (Länderhoheit im Bereich pflegerischer Weiterbildungen und entsprechende Regelungs- und Konzeptvielfalt) auf die

7 Fallbezogene Lernerfolgsüberprüfungen

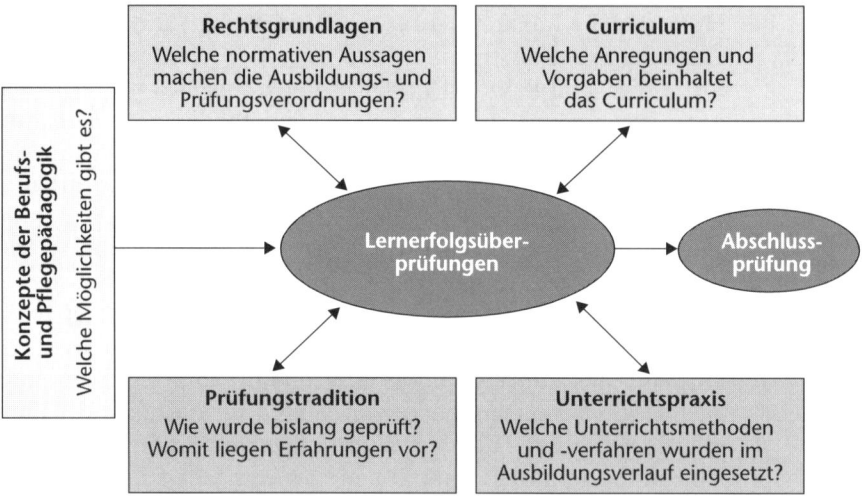

Abb. 7.1: Determinanten im Entscheidungsprozess fallbezogener Prüfungen nach HUNDENBORN 2006.

Ausbildungen in der Gesundheits- und Krankenpflege/Gesundheits- und Kinderkrankenpflege sowie auf die Ausbildung in der Altenpflege, die bundesrechtlichen Grundlagen unterliegen. Eine entsprechende Übertragung auf den Bereich pflegerischer Weiterbildung ist jedoch ohne weiteres möglich.

Vor dem Hintergrund der für die Prüfungen festgelegten Gegenstandsbereiche (Themenbereiche gemäß KrPflAPrV; Lernfelder gemäß AltPflAPrV) werden unter Bezugnahme auf die in Kapitel 5 und Kapitel 6 vorgestellten fallbezogenen Verfahren die Einsatzmöglichkeiten der unterschiedlichen Fallkonzepte diskutiert.

7.1 Kompetenznachweis in Prüfungen – Notwendige Vorklärungen

Werden Fälle zum Zwecke der Lernerfolgsüberprüfung im Ausbildungsverlauf oder im Rahmen von Abschlussprüfungen eingesetzt, so ist eine tiefer gehende Auseinandersetzung mit dem Kompetenzbegriff notwendig, als dies in Kapitel 2 bereits erfolgt ist. Eine klare Vorstellung davon, was unter Kompetenzen verstanden werden kann, ist Voraussetzung für die Entscheidung, woran und mit Hilfe welcher Verfahren und Instrumente das Vorliegen von Kompetenz festgestellt bzw. festgemacht werden soll. Die folgenden Ausführungen versuchen, einer begrifflichen Klärung näher zu kommen und hierbei auch eine knappe Abgrenzung gegenüber anderen Bildungskonzepten vorzunehmen. Vor diesem Hintergrund wird dann nochmals das Kompetenzverständnis in den normativen Grundlagen für die Pflegeausbildungen skizziert.

7.1.1 Kompetenz

Das Kompetenzkonzept bestimmt bereits seit den 1990er-Jahren die Debatte in vielfältigen Bereichen der Bildung. Genauer betrachtet knüpft dieses Konzept an bereits ältere Traditionslinien in unterschiedlichen – nicht nur berufspädagogischen – Wissenschaftsbereichen an. In der Literatur gibt es hierzu mehr als einen systematischen Überblick (vgl. ARNOLD/SCHÜSSLER 2003; ERPENBECK/ VON ROSENSTIEL 2003), auf den an dieser Stelle verzichtet wird.

So sei lediglich erwähnt, dass der Kompetenzbegriff nicht nur in der Pädagogik und der Berufspädagogik, sondern ebenfalls u.a. in der Sprachwissenschaft, Kommunikationswissenschaft, Psychologie und Soziologie, Arbeitswissenschaft sowie in der Betriebswirtschaft verwendet wird (vgl. ARNOLD/SCHÜSSLER 2003: 52 ff.). Dennoch gibt es – so wird von fast allen Autoren übereinstimmend festgestellt – bislang kein einheitliches Begriffsverständnis, nicht einmal innerhalb eines Wissenschaftsgebietes. Nach ERPENBECK/VON ROSENSTIEL (2003: IX ff.) ist jedoch eine klare inhaltliche Vorstellung des Begriffs unabdingbare Voraussetzung für Fragen im Zusammenhang mit Kompetenzmessung und Kompetenzbeurteilung.

Nach CLEMENT hat der Begriff Kompetenz „ursprünglich eine zweifache Bedeutung und meint zum einen *zuständig, befugt* (z.B. im Zusammenhang von Entscheidungs*kompetenz*) sowie zugleich *sachverständig, handlungsfähig*. Er versucht damit, dem Sachverhalt der *Befähigung* für eine bestimmte Aufgabe in seiner hohen Komplexität gerecht zu werden. Dies impliziert, dass die eigentliche Realisierung von *Kompetenz* in messbaren Leistungen immer auch abhängig von den je aktuellen Bedingungen der Umsetzung ist, d.h. Kompetenz wird erst in Handlungszusammenhängen und sozialen Kontexten sichtbar." (CLEMENT 2002: 20; Hervorhebungen im Original, G.H.)

Ähnlich argumentieren ERPENBECK/VON ROSENSTIEL, wenn sie Kompetenz als innere Voraussetzungen eines Menschen definieren, die ihn in die Lage versetzen, selbstorganisiert zu handeln. Als innere Voraussetzungen oder Dispositionen des Menschen sind Kompetenzen selbst nicht unmittelbar von außen beobachtbar. Ein Beobachter hat nur die Möglichkeit, das von außen sichtbare Handeln eines Menschen zu betrachten. Dieses direkt beobachtbare Handeln wird in der Kompetenzdiskussion – anknüpfend an die von dem Sprachwissenschaftler CHOMSKY eingeführte Unterscheidung – als Performanz bezeichnet. Ausgehend vom direkt beobachtbaren Handeln – also von der Performanz – kann nun der Beobachter unter Berücksichtigung wichtiger Prinzipien auf die inneren Voraussetzungen des Handelns – auf die Kompetenzen – schließen. Er schreibt also aufgrund der beobachteten Handlungsmerkmale der beobachteten Person Kompetenzen zu oder er spricht sie ihr ab. Diese Zuschreibung von Kompetenzen auf der Grundlage von Handlungsbeobachtungen und Handlungsbeurteilungen wird auch als Attribution bezeichnet (vgl. ERPENBECK/VON ROSENSTIEL ebd.).

Die Definition des Kompetenzbegriffes als Handlungsdisposition eines Menschen darf nach HOF (2002: 157 f.) nicht dazu führen, „dass es sich hierbei um Persönlichkeitsmerkmale oder allgemeine Fähigkeiten handelt, die der Einzelne hat oder eben nicht hat". Ein solches Verständnis würde vernachlässigen, dass menschliches Handeln immer kontextuell eingebunden und situationsbezogen ist. Kompetenz sei eben weder eine statische noch eine bloße individuenbezogene Handlungsdisposition. Sie sei vielmehr auf Entwicklung ausgerichtet und immer in Verbindung zu sehen mit den von der Umwelt erwarteten Standards an die geleistete Tätigkeitsdurchführung (vgl. ebd.). In diesem Zusammenhang zitiert sie FLASSE und STIELER-LORENZ wie folgt: „Sie (die Kompetenz; Einfügung G.H.) verändert sich ständig über die Zeit, direkt beeinflusst von den, den Individuen gegebenen Möglichkeiten, d.h. auch den Orten und vor allem den ihnen gegebenen Bedingungen und Freiheitsgraden, Kompetenzentwicklung vollziehen zu können, zu wollen und zu dürfen. So gesehen gehören zum Verständnis und zum Begriff von Kompetenz auch solche Komponenten wie ‚Wollen' oder ‚Dürfen' im Sinne von Bereitschaften und Möglichkeiten der Anwendung und Weiterentwicklung von Kompetenzen mit hinzu" (FLASSE/STIELER-LORENZ, zitiert nach HOF ebd.).

Kompetenzen sind zum einen immer bezogen „auf eine *konkrete Tätigkeit, Anforderung, Aufgabe, Problemstellung* sowie in Bezug auf die konkrete Realisierung dieser Anforderung durch ein Individuum". (ebd.; Hervorhebungen im Original). Sie sind zum anderen gekennzeichnet durch „die wechselseitige Abhängigkeit von individuellen Handlungsdispositionen und *organisatorischen und systemischen Handlungsmöglichkeiten*" (ebd.). Erneut zitiert HOF in diesem Zusammenhang FLASSE und STIELER-LORENZ: „Kompetenz wird einmal als eine sowohl an das Individuum mit seinen Fähigkeiten und Bereitschaften gebundene Größe gesehen. Zum anderen aber ist ihre Ausprägung, ihr Einsatz, d.h. ihr ‚Sichtbarwerden' und ihre Weiterentwicklung ebenso geprägt von den organisationalen, systemischen Bedingungen, unter denen die Individuen arbeiten und leben. Folglich müssen beide Seiten bei einer Erfassung und Bewertung von Kompetenz bzw. Kompetenzentwicklung unter Beachtung ihrer Wechselbeziehung herangezogen werden" (ebd.).

Vor diesem Hintergrund konkretisiert HOF den Kompetenzbegriff „*als situationsbezogene Handlungsfähigkeit*" (ebd.). Hierdurch soll zum Ausdruck gebracht werden, „dass das Individuum die Aufgabe hat, Handlungsdispositionen in Verbindung zu setzen mit den konkreten Handlungserwartungen und Handlungsmöglichkeiten" (ebd.).

In dem Bemühen um eine weitere Konkretisierung des Kompetenzbegriffes geht sie – unter Rückgriff auf NIGSCH – davon aus, „dass Menschen mit vielfachen Ressourcen ausgestattet sind. Darunter sind Kenntnisse, Erfahrungen, praktische Fertigkeiten, persönliche Fähigkeiten und Vorlieben zu verstehen" (ebd.: 159). Diese Ressourcen setzt der Mensch in Handlungssituationen ein. Dabei ist er gebunden an die Ausstattung oder Bedingungen der jeweiligen Umwelt, etwa an die personelle oder materielle Ausstattung sowie an die normativen Anforderungen und Handlungserwartungen.

„Die Kompetenz eines Individuums bezieht sich nun genau auf die Kombination und Mobilisierung der verschiedenen personalen und umweltbezogenen Situationskomponenten. Insofern basiert sie nicht nur auf spezifischem deklarativem und prozeduralem Wissen, sondern erfordert in besonderem Maße die Fähigkeit zur Relationierung" (ebd.).

Entsprechend konkretisiert HOF den Kompetenzbegriff weiter „als Fähigkeit zur Relationierung zwischen Person und Umwelt" (ebd.). Hierüber will sie verdeutlichen, „dass Handlungskompetenz auf einer Vielzahl von Kenntnissen, Werten, Erfahrungen, Fähigkeiten und Handlungsantrieben basiert" (ebd.). „*Kompetenzen werden von Wissen* fundiert, *durch Werte* konstituiert, *als Fähigkeiten* disponiert, *durch Erfahrungen* konsolidiert, *auf Grund von Willen* realisiert", so unterstützt sie ihre Auffassung durch Ausführungen von ERPENBECK und HEYSE (ebd.; Hervorhebungen im Original).

Der Entwicklungsaspekt von Kompetenzen wird auch von ERPENBECK/ VON ROSENSTIEL betont. Dieser Entwicklungsgedanke dürfe bei der Betrachtung von Kompetenzen nicht fehlen und müsse auch bei jeder Kompetenzmessung oder -einschätzung eine Rolle spielen. Kompetenzen sind nämlich nicht einfach nur vorhanden oder nicht vorhanden; sie liegen vielmehr in unterschiedlicher Ausprägung vor. Kompetenzerhalt und Kompetenzentwicklung sind gebunden an Lerngelegenheiten und Erfahrungen. So werden im Laufe der Zeit unterschiedliche Kompetenzstufen erreicht. Dabei entwickeln sich Kompetenzen in der Regel nicht gleichmäßig und linear, sie weisen vielmehr meist in einer bestimmten Zeitspanne eine ausgeprägte Entwicklungsdynamik auf. Ihre Entwicklung kann kurz-, mittel- oder langfristigen Charakter haben. Sie kann sich also über Tage und Wochen, über Monate und Jahre – wie in der Berufsausbildung und Berufstätigkeit – oder sogar über die gesamte Lebensspanne erstrecken (vgl. ERPENBECK/VON ROSENSTIEL 2003: IX ff.). Diese Zusammenhänge sind inzwischen aus der Novizen-Expertenforschung eindrucksvoll belegt. Will man die Entwicklung von Kompetenzen in einer bestimmten Zeitspanne – etwa im Ausbildungsverlauf – einschätzen, so darf man sich nicht auf eine einmalige Statuserhebung beschränken. Vielmehr müssen Kompetenzen zu unterschiedlichen Zeitpunkten eingeschätzt und die Ergebnisse miteinander verglichen werden, eine Forderung, die auch aus dieser Sicht die Notwendigkeit von Lernerfolgsüberprüfungen im Ausbildungsverlauf verdeutlicht.

In fast allen Kompetenzkonzepten wird eine Unterteilung der beruflichen Handlungskompetenz in die Kompetenzbereiche oder Kompetenzdimensionen von Fachkompetenz, Methodenkompetenz, Sozialkompetenz und Selbstkompetenz bzw. personale Kompetenz vorgenommen, wobei letztere „in neueren Überlegungen zunehmend Beachtung" findet (ebd.). Die Kompetenzbereiche können nicht unabhängig voneinander definiert werden. Was im Einzelnen unter diesen Kompetenzfacetten verstanden wird, variiert in Abhängigkeit von theoretischen Prämissen und praktischen Erfordernissen" (KAUFFELD 2002, 137).

Zusammenfassend lässt sich zum Kompetenzbegriff festhalten:
- In seiner zweifachen Bedeutung verweist der Kompetenzbegriff zum einen auf die Zuständigkeit im Sinne von Befugnis, zum anderen auf den Sachverstand, auf die Befähigung zur Bewältigung komplexer Handlungssituationen.
- Kompetenzen werden verstanden als innere, nicht direkt beobachtbare Voraussetzungen oder Dispositionen selbstorganisierten Handelns.
- Kompetenz ist Voraussetzung für Performanz, wobei sich nur Letztere im Handlungsvollzug direkt beobachten lässt.

- Ein Urteil über Kompetenz ist als Zuschreibung oder Attribution auf der Grundlage einer Performanzbeobachtung zu verstehen.
- Kompetenz ist keine statische Größe, die zudem nur an das Individuum gebunden ist. Ihre Entwicklung und Weiterentwicklung ist vielmehr in einem hohen Maß abhängig von Bedingungen, Freiheitsgraden und Entwicklungsmöglichkeiten, die in einer Handlungssituation gegeben sind. Der Kompetenzbegriff ist also nicht als allgemeine Handlungsfähigkeit zu verstehen, sondern gebunden an Situationen und in diesem Sinne zu verstehen als situationsbezogene Handlungsfähigkeit.
- Die Auffassung des Kompetenzbegriffs als an das Individuum gebundene Handlungsdispositionen darf nicht zur Vernachlässigung von Handlungserwartungen und Handlungsmöglichkeiten der Umwelt führen. Kompetenz ist vielmehr als „situationsbezogene Relation zwischen Person und Umwelt" zu verstehen.
- Eine Unterteilung von Handlungskompetenz in die Dimensionen Fachkompetenz, Methodenkompetenz, soziale Kompetenz und personale Kompetenz hat sich weitgehend durchgesetzt. Die inhaltliche Konkretisierung dieser Kompetenzbereiche variiert jedoch nach wie vor. Eine trennscharfe Unterscheidung ist in der Regel nicht gegeben. Eine Aktualisierung von Dispositionen aus allen vier Kompetenzbereichen ist für eine umfassende Handlungskompetenz notwendig.
- Letztlich soll daran erinnert werden, dass der Kompetenzbegriff theorierelativ ist, d.h. seine inhaltliche Füllung ist maßgeblich abhängig von einer zugrunde gelegten Kompetenztheorie.

7.1.2 Kompetenz und Qualifikation – eine Abgrenzung

In der berufspädagogischen Debatte hat das Konzept der Kompetenz oder Handlungskompetenz seit den 1990er-Jahren zunehmend das Qualifikationskonzept abgelöst. Nicht selten wird dieser Wechsel als paradigmatische Wende bezeichnet, während andere Autoren mit dieser Beurteilung deutlich kritischer umgehen (vgl. VOGEL/WÖRNER 2002: 81). Die folgenden Ausführungen sind der Versuch einer kontrastierenden Unterscheidung zwischen beiden Konzepten, der sinnvoll ist, um die Konsequenzen für die Gestaltung von Bildungsprozessen und deren Evaluation zu verdeutlichen, die sich auf die Fragen der Prüfungsgestaltung erstrecken.

Nach HOF steht der Qualifikationsbegriff in einem engen Zusammenhang mit der Bewältigung konkreter Handlungserfordernisse und dem hierzu notwendigen deklarativen und prozeduralen Wissen (☞ 2.4). Der Fokus von auf Qualifikationen ausgerichteten Bildungsprozessen liege auf den Anforderungen einer beruflichen Handlungssituation (vgl. HOF ebd.: 153). Das Lernen sei demzufolge „auf bestimmte, meist fachspezifische *Inhalte* von Arbeitsaufgaben" (ebd.: 154) ausgerichtet. „Der Lernerfolg (wird) im Bezug auf die *Verwertbarkeit*, d.h. aus der Sicht der Nachfrage (beurteilt)", so führt HOF in Anlehnung an FLASSE/STIELER-LORENZ und ARNOLD aus (ebd.). In Abgrenzung hierzu gehe der Kompetenzbegriff „mit einer Trendwende einher: ‚Weg von eng definierten Kenntnissen und Fertigkeiten und hin zu Fähigkeiten und Dispositionen, die selbständig und flexibel in berufliches Handeln umgesetzt werden können'" (ebd.). Kompetenzen umschreiben also „ein komplexes berufliches Anforderungsprofil, das über die Qualifikationen selbst hinausgeht und auch Verhaltensdispositionen und Handlungsfähigkeiten beinhaltet" (ebd.). Bei einer solchen Auffassung stehen Qualifikationsbegriff und Kompetenzbegriff nicht in einem dichotomen Verhältnis zueinander. Der Kompetenzbegriff nimmt vielmehr den Qualifikationsbegriff in sich auf, richtet jedoch den Fokus darüber hinausgehend auf die subjektiven Handlungsdispositionen des Menschen, die Voraussetzung sind für das flexible Agieren in unterschiedlichen Handlungssituationen. Damit richtet sich auch der Fokus in kompetenzorientierten Bildungsprozessen auf andere Schwerpunkte:

- „Er beurteilt den Lernerfolg in Bezug auf den einzelnen Lernenden und seine Befähigung zu eigenverantwortlichem *Handeln* in privaten, beruflichen und gesellschaftlichen Situationen
- Er rückt *Handlungsdispositionen* in einem eher *instabilen Feld* der gesellschaftlichen und wirtschaftlichen Entwicklung in den Mittelpunkt (…) und zielt damit auf die Fähigkeit, sich ständig an veränderte Umweltbedingungen anpassen zu können (…)
- Er rückt die Selbstorganisationsfähigkeit des konkreten Individuums ins Zentrum (…)."

So führt HOF in Anlehnung an ERPENBECK/HEYSE sowie an THIEMANN aus (ebd.: 155).

Einige Unterschiede zwischen qualifikationsorientierter und kompetenzorientierter Bildungsarbeit seien zur weiteren Verdeutlichung der Konsequenzen abschließend skizziert:

Den Ausgangspunkt qualifikationsorientierter, auf unmittelbare Verwertbarkeit ausgerichteter Bildungsprozesse bilden definierte Lernziele, die in Lehrplänen vorgegeben sind oder von den Lehrenden gesetzt werden. „Aus diesen Lernzielen werden einzelne Lerninhalte und didaktische Lernschritte abgeleitet. … Der Lehrende wählt (ebenfalls) allein die Inhalte aus und bestimmt die Art und Dauer der Bearbeitung dieser Inhalte" (ebd.).

Dagegen werden in kompetenzorientierten Bildungsprozessen Handlungsziele formuliert und auf dieser Grundlage Inhaltsentscheidungen vorgenommen. Da mit dem Kompetenzkonzept der Anspruch „zur Erweiterung und Vertiefung der Handlungsmöglichkeiten des Subjekts" (ebd.) verbunden ist, bestimmt dieser Subjektbezug auch „die Auswahl der Lerninhalte. Demgegenüber tritt die traditionelle Frage nach der systematischen Aufarbeitung eines Themas in den Hintergrund" (ebd.: 159).

So ist mit der Übernahme des Kompetenzkonzeptes auch die Absicht verbunden, berufliche Bildung aus funktionalistischer Verengung und unmittelbarem Verwertungsinteresse zu lösen und an Stelle dessen den Subjektbezug, die Persönlichkeitsentwicklung und -förderung stärker in den Mittelpunkt zu stellen. Damit stellt das Kompetenzkonzept auch den Versuch einer Annäherung von Berufsbildung und Allgemeinbildung dar, ein Anliegen, das schon seit längerer Zeit von der Berufspädagogik vertreten wird.

ERPENBECK/VON ROSENSTIEL unterscheiden zwei so genannte Kompetenztypen voneinander. Diese Unterscheidung beruht auf der Auffassung, dass

Problemlösungen, die Menschen zur Situationsbewältigung benötigen, unterschiedlich komplex bzw. anspruchsvoll sein können.

Der Kompetenztyp I ist in Problemlösungsprozessen gefragt, bei denen das Ziel grundsätzlich bekannt, jedoch nicht immer ganz klar definiert ist. In solchen Situationen ist es Aufgabe des Menschen, den besten, schnellsten, günstigsten Weg zur Zielerreichung zu finden. Der Mensch richtet sich in seinem Handeln auf das Ziel aus, er steuert sein Handeln auf das Ziel hin. Deshalb bezeichnen ERPENBECK/VON ROSENSTIEL die erforderlichen Handlungsstrategien als Selbststeuerungsstrategien oder Gradientenstrategien, verglichen mit dem Bild des Bergsteigers, der den schnellsten, günstigsten oder ungefährlichsten Weg zum Grad eines Berges einschlägt. Zum erfolgreichen Handeln in solchen Situationen werden in erster Linie fachliche und methodische Kompetenzen benötigt, während personale und sozial-kommunikative Kompetenzen hierbei in den Hintergrund treten. Dieser Kompetenztyp ähnelt damit dem Qualifikationsbegriff.

Der Kompetenztyp II dagegen ist in Problemsituationen gefragt, die vielschichtig und mehrdeutig sind, in denen Ziele und Lösungswege oft unbekannt sind oder sich im Laufe des Problemlösungsprozesses verändern können. In solchen Situationen ist es Aufgabe des Menschen, Ziele und Lösungen flexibel zu handhaben und je nach Prozessverlauf neu zu entwickeln. Die hierzu notwendigen Strategien werden von ERPENBECK/VON ROSENSTIEL als Selbstorganisationsstrategien oder Evolutionsstrategien bezeichnet. Zum erfolgreichen Handeln in solchen Situationen benötigen Menschen in besonderer Weise personale und sozial-kommunikative Kompetenzen; fachliche und methodische Kompetenzen sind zwar ebenfalls wichtig, reichen aber allein zur Problemlösung nicht aus (vgl. ERPENBECK/VON ROSENSTIEL 2003: IX ff.).

Auch ERPENBECK/VON ROSENSTIEL sprechen sich dafür aus, den Kompetenzbegriff vom Qualifikationsbegriff sowie vom Fertigkeits- und Fähigkeitsbegriff abzugrenzen. An Stelle eines weiteren Abgrenzungsversuchs soll hier auszugsweise eine Position von WEINERT referiert werden, auf die sich auch ERPENBECK/VON ROSENSTIEL beziehen. Empfohlen wird hier, den Kompetenzbegriff nur dann zu verwenden …,

- Wenn es um die Bewältigung komplexer Anforderungen geht, für die selbstorganisiertes Handeln erforderlich ist. Für niedrigere Anforderungen sollte der Begriff der Fertigkeiten bzw. skills verwendet werden. Hierunter werden „durch Übung automatisierte Komponenten von Tätigkeiten verstanden", die auf kognitivem oder sensumotorischem Gebiet liegen, mit geringer Bewusstseinskontrolle verbunden sind und in stereotypen beruflichen Anforderungsbereichen gefragt sind. Die Grenze zwischen Fertigkeiten und Kompetenzen – so konstatieren sie – sei allerdings unscharf.
- Wenn zur Situationsbewältigung sowohl fachlich-methodische, sozial-kommunikative und personale Kompetenzen erforderlich sind.
- Wenn zur Bewältigung der komplexen Anforderungen Lernprozesse bzw. Kompetenzentwicklungsprozesse erforderlich sind. Zu diesen Prozessen gehören auch informelle Kompetenzen, die im Prozess der Arbeit erworben werden und nicht unmittelbar in Lernprozessen lehrbar oder vermittelbar sind (vgl. ebd.).

7.1.3 Kompetenzverständnis in den normativen Grundlagen der Pflegeausbildungen

Auf der Grundlage der allgemeinen Ausführungen zum Kompetenzbegriff wurde eine Interpretation der beiden Ausbildungsgesetze (KrPflG; AltPflG) sowie der entsprechenden Rechtsverordnungen (KrPflAPrV; AltPflAPrV) vorgenommen, um die Kompetenzauffassung in den normativen Grundlagen für die Pflegeausbildungen entsprechend herauszuarbeiten. Interpretationsprozess und -ergebnisse sind in Kapitel 2.1.1 ausführlich dargelegt, so dass an dieser Stelle lediglich die Interpretationsergebnisse nochmals zusammenfassend dargestellt werden. Diese sind für das Verständnis der nachfolgenden Ausführungen zur Gestaltung fallbezogener Prüfungen relevant. Ihre Wiederholung an dieser Stelle erspart das nochmalige Durcharbeiten des Kapitels 2.

- Das den neuen Ausbildungsgesetzen zugrunde liegende Bildungsverständnis ist ausgerichtet auf Kompetenzerwerb und Kompetenzentwicklung. Eine Ausbildung, die sich auf die Vermittlung von Kenntnissen und Fertigkeiten beschränkt, kann diesem Anspruch nicht gerecht werden.
- Pflegenden obliegt die Verantwortung für die Gestaltung von Pflegeprozessen in unterschiedlichen Pflege- und Lebenssituationen. Pflegesituationen sind häufig äußerst komplex und unterliegen unerwarteten Veränderungen. Komplexe Problemlösungsprozesse erfordern neben fachlich-methodischen Kompetenzen soziale Kompetenzen sowie personale Kompetenzen.
- Zur kompetenten Bewältigung von Pflegesituationen sind neben analytischen Problemlösungskompetenzen empathisch-hermeneutische Kompetenzen als Voraussetzung für einen verstehenden Zugang zur Lebenswelt der zu pflegenden Menschen erforderlich.
- Kompetenzen sind nicht statisch zu verstehen, sondern als dynamischer Prozess. Sie unterliegen nicht nur im Ausbildungsverlauf, sondern auch im späteren Berufsleben einer Weiterentwicklung. In organisierten Bildungsprozessen ist es deshalb auch von Bedeutung, die Lernenden in der Selbsteinschätzung ihrer eigenen Kompetenzen zu fördern.
- Kompetenzen werden nicht als abstrakte, allgemeine Befähigungen verstanden. Sie sind vielmehr auf konkrete Situationen – auf Pflege- und Lebenssituationen – bezogen. Kompetenz und Kompetenzentwicklung sind gebunden an den Handlungsvollzug, an das Tätigwerden, sowie an die damit einhergehenden Erfahrungen im Sinne reflektierten Handelns. Die Förderung und Entwicklung von Handlungskompetenzen nur am Lernort Schule oder nur am Lernort Praxis ist somit ausgeschlossen. Lernprozesse in der Schule und in der betrieblichen Praxis sind im Interesse von Kompetenzentwicklung systematisch aufeinander zu beziehen und miteinander zu verzahnen.
- Kompetenz und Performanz als beobachtbarer Ausdruck von Kompetenz sind nicht nur abhängig vom Einzelnen. Vielmehr spielen für die Kompetenzentwicklung und Kompetenznutzung in Situationen die Handlungserwartungen und Handlungsressourcen der Umwelt und damit die generellen und situativen Rahmenbedingungen, unter denen das Handeln erfolgt, eine entscheidende Rolle.
- Kompetenzentwicklung schließt die Fähigkeit ein, von einer Pflegesituation auf andere zu schließen, d. h. sie beinhaltet Transferkompetenz.

7.2 Fallbezogene Verfahren und Handlungskompetenzdimensionen

Mit der Übernahme des Kompetenzkonzeptes in der Pflegebildung sind auch die Prüfungen anders zu gestalten als in inhaltsbetonten Ausbildungskonzepten. Kompetenzorientierte Prüfungen können sich nicht – wie dies in den bisherigen Konzepten häufig der Fall gewesen ist – auf die Überprüfung von Fachwissen beschränken. Gefordert wird vielmehr, dass möglichst alle Kompetenzfacetten, die zur umfassenden Handlungskompetenz beitragen, in Lernerfolgsüberprüfungen im Ausbildungsverlauf sowie in Abschlussprüfungen erfasst werden.

Hierzu sei zunächst nochmals kurz auf geläufige Unterteilungen von Handlungskompetenz in die unterschiedlichen Kompetenzdimensionen eingegangen. Das Gesetz über die Berufe in der Krankenpflege legt im Ausbildungsziel nach § 3 ausdrücklich auch das Bildungsziel fest, nach dem in der Ausbildung „fachliche, personale, soziale und methodische Kompetenzen" zu vermitteln sind. Diese Unterteilung umfassender beruflicher Handlungskompetenz in diese vier so genannten Kompetenzdimensionen oder Kompetenzfacetten ist weit verbreitet.

Im Gesetz über die Berufe in der Altenpflege findet sich im Ausbildungsziel nach § 4 zwar noch die ältere Umschreibung in Form von „Kenntnissen, Fähigkeiten und Fertigkeiten". Die Bezugnahme auf das Lernfeldkonzept, wie es von der KMK (Kultusministerkonferenz) für die Entwicklung von Rahmenlehrplänen im Bereich der dual geregelten Ausbildungsberufe herausgegeben wurde, lässt jedoch vermuten, dass auch die Kompetenzauffassung sowie die Unterteilung in die verschiedenen Dimensionen von Handlungskompetenz übernommen wurden. Die KMK differenziert in ihren Handreichungen (2000) die berufliche Handlungskompetenz in die Kompetenzdimensionen der Fachkompetenz, der Personalkompetenz, der Sozialkompetenz sowie der Methoden- und Lernkompetenz, wobei die beiden letzten Kompetenzdimensionen als Voraussetzungen für eine ausgewogene Fach-, Personal- und Sozialkompetenz aufgefasst werden.

Eine inzwischen ebenfalls weit verbreitete Differenzierung wird im Modell von ERPENBECK/VON ROSENSTIEL vorgenommen (2003: IX ff.). Sie wählen für diese Differenzierung den Begriff der Kompetenzklassen und unterscheiden:
- Fachlich-methodische Kompetenzen
- Sozial-kommunikative Kompetenzen
- Personale Kompetenzen
- Aktivitäts- und umsetzungsorientierte Kompetenzen.

Die inhaltliche Umschreibung personaler und sozial-kommunikativer Kompetenzen im Konzept von ERPENBECK/VON ROSENSTIEL weist weitgehende Übereinstimmung mit den jeweiligen Kompetenzfacetten gemäß Definition der KMK auf (☞ 2.3.1). Fachliche und methodische Kompetenzen werden im Konzept von ERPENBECK/VON ROSENSTIEL zu einer Kompetenzklasse zusammengefasst, da aus ihrer Sicht zu den fachlichen Kompetenzen immer auch spezifische fachmethodische Kompetenzen gehören. Aus der Perspektive dieser Klassifikation betrachtet, gehört das Konzept des Pflegeprozesses zu den fachspezifischen Konzepten und ist entsprechend der Kompetenzklasse fachlich-methodischer Kompetenzen zuzuordnen.

Die wesentliche Unterscheidung zu den bisher vorgestellten Differenzierungssystematiken beruflicher Handlungskompetenz stellt die Kompetenzklasse der aktivitäts- und umsetzungsorientierten Kompetenzen dar. Sie ist darauf bezogen, Ziele, Vorhaben und Pläne zu realisieren und damit Einsichten und Erfahrungen in konkretes Handeln zu überführen. Dies ist nach ERPENBECK/VON ROSENSTIEL eine zentrale Kompetenz, um die Folgenlosigkeit von Auseinandersetzung und als richtig Erkanntem zu überwinden. SCHMIEL spricht in seinen Ausführungen zum Handlungsverständnis davon, dass es zum umfassenden Handeln gehört, den Handlungswillen aufzubringen, das als richtig Erkannte zur Tat werden zu lassen (1978: 59; ☞ 2.3.1).

Kompetenzklassen nach ERPENBECK/VON ROSENSTIEL (2003):

- *Personale Kompetenzen* werden verstanden als Disposition einer Person, reflexiv selbstorganisiert zu handeln. Hierzu gehören folgende Kompetenzen: Sich selbst einschätzen; Entwicklung produktiver Einstellungen, Werthaltungen, Motive und Selbstbilder; Entfaltung eigener Begabung, Motivationen und Leistungsvorsätze; kreative Selbstentwicklung sowie Lernen in und außerhalb der Arbeit.
- *Fachlich-methodische Kompetenzen* werden verstanden als Disposition einer Person, bei der Lösung von sachlich-gegenständlichen Problemen geistig und physisch selbstorganisiert zu handeln. Hierzu gehören folgende Kompetenzen: Kreative Problemlösung mit fachlichen und instrumentellen Kenntnissen, Fertigkeiten und Fähigkeiten; Wissen sinnorientiert einordnen und bewerten; Tätigkeiten, Aufgaben und Lösungen methodisch selbstorganisiert gestalten; Methoden kreativ weiterentwickeln.
- *Sozial-kommunikative Kompetenzen* werden verstanden als Disposition einer Person, kommunikativ und kooperativ selbstorganisiert zu handeln. Hierzu gehören folgende Kompetenzen: Kreative Auseinandersetzung mit anderen; Gruppen- und beziehungsorientiertes Verhalten; Entwicklung neuer Pläne, Aufgaben und Ziele.
- *Aktivitäts- und umsetzungsorientierte Kompetenzen* werden verstanden als Disposition einer Person, aktiv und gesamtheitlich selbstorganisiert zu handeln und dieses Handeln auf die Umsetzung von Absichten, Vorhaben und Plänen zu richten. Hierzu gehören folgende Kompetenzen: Vermögen, eigene Emotionen, Motivationen, Fähigkeiten und Erfahrungen und alle anderen Kompetenzen in die eigenen Willensantriebe zu integrieren und erfolgreich zu realisieren.

Welche dieser Kompetenzfacetten lassen sich nun anhand von Fällen nachweisen bzw. prüfen? In Kapitel 3 wurde eine von STEINER entwickelte Typologie fallbezogener Verfahren vorgestellt. Diese wurde genutzt, um die Vielfalt möglicher fallbezogener Vorgehensweisen zu systematisieren und vor diesem Hintergrund näher zu erörtern (☞ Kap. 5 und Kap. 6). Die von STEINER entwickelte Typologie wird in diesem Kapitel genutzt, um auszuloten, welche Kompetenzfacetten mit den jeweiligen Verfahren erfasst werden können.

STEINER unterscheidet in seiner Typologie fallbezogene Verfahren einerseits unter der Perspektive, welche Hauptabsichten oder Zielsetzungen hiermit verbunden sind. Sie liefern bereits einen recht deutlichen Hinweis auf die mit fallbezogenen Verfahren nachzuweisenden Dimensionen von Handlungskompetenz. Unter der Perspektive der Zielsetzung sind Fallmethode und Falldialog auf die Förderung von Problemlösungskompetenz ausgerichtet und somit auf die Förderung methodischer Kompetenzen. Methodische Kompetenzen können jedoch nie abstrakt realisiert werden, sie sind vielmehr notwendigerweise gebunden an konkrete inhaltliche Fragestellungen, Themen, Probleme oder Herausforderungen, d.h. methodische Kompetenzen lassen sich nur anhand eines konkreten Gegenstandes sinnvoll realisieren. Mit auf Problemlösung ausgerichteten fallbezogenen Verfahren werden also zugleich immer auch Fachkompetenzen erfasst. Die Zusammenfassung fachlicher und methodischer Kompetenzen in der Klassifikation nach ERPENBECK/VON ROSENSTIEL zu fachlich-methodischen Kompetenzen erscheint vor diesem Hintergrund ebenso plausibel wie das Konzept der KMK, das die methodischen Kompetenzen als Voraussetzung für fachliche Kompetenzen auffasst. Befürchtungen, die von Lehrenden nicht selten geäußert werden, dass in neuen Prüfungskonzepten keine Fachlichkeit mehr gefragt sei, sind demnach nicht gerechtfertigt, wenngleich Fachlichkeit oder Fachkompetenz neben andere nachzuweisende Kompetenzanteile tritt.

Neben den fallbezogenen Verfahren, die auf Förderung von Problemlösungskompetenz ausgerichtet sind, unterscheidet STEINER solche Verfahren, deren Akzent auf der Förderung interpretativer oder hermeneutischer Kompetenz liegt. Hermeneutische Kompetenz speist sich nach WITTNEBEN (☞ 2.3.2) aus kognitiv wie aus emotional betonten Anteilen. Unter der Perspektive der Kompetenzdimensionen ist die hermeneutische Kompetenz vor allem den fachlich-methodischen Kompetenzen sowie den sozial-kommunikativen Kompetenzen zuzurechnen. Falldialog und Fallarbeit sind – der Systematik von STEINER folgend – die fallbezogenen Verfahren, mit denen hermeneutische Kompetenzen besonders gut gefördert werden können. Entsprechend eignen sich Fallarbeit und Falldialog zur Überprüfung bzw. zum Nachweis hermeneutischer Kompetenz in Lernerfolgsüberprüfungen.

Andererseits unterscheidet STEINER in seiner Typologie fallbezogene Verfahren unter der Perspektive, welche Beziehung die Lernenden zum Fall haben. Hier geht es um die Unterscheidung, ob die Lernenden die dem Fall zugrunde liegende Problemsituation selbst erlebt haben, also ob die Rollen von Fallakteuren und Fallbearbeitern zusammenfallen, oder ob sie dem Fall als unbeteiligte Dritte gegenübertreten, d.h. dass die Rollen der Fallakteure und der Fallbearbeiter getrennt bleiben. Fallmethode und Falldialog stellen Verfahren dar, in denen die Lernenden an einem Fall arbeiten, an dem sie selbst nicht beteiligt waren. Eine analytische Distanz der Fallbearbeiter kennzeichnet in der Regel das Verhältnis, das die Lernenden zum Fall einnehmen. Analytische Distanz, die nach WITTNEBEN auch in hermeneutischen, auf Verstehen ausgerichteten Pflegeprozessen in einem Mindestmaß gegeben sein muss, ist – den inhaltlichen Umschreibungen der Kompetenzdimensionen folgend – der fachlich-methodischen Kompetenz zuzurechnen. Die Auffassung einer hinreichend analytischen Distanz wird auch in den handlungsorientierten Professionalisierungspositionen vertreten (☞ 2.2).

7.2 Fallbezogene Verfahren und Handlungskompetenzdimensionen

Bei Einzelfallprojekt und Fallarbeit sind die Lernenden unmittelbar an der dem Fall zugrunde liegenden Situation beteiligt bzw. beteiligt gewesen. In den fallbezogenen Verfahren von Einzelfallprojekt und Fallarbeit geht es demnach zentral darum, sich mit dem eigenen Handeln kritisch auseinanderzusetzen. Die Förderung von Reflexivität ist eine der Hauptzielsetzungen beim Einsatz beider Verfahrenstypen. Während beim Einzelfallprojekt die Phasen von Handeln und Reflexion über die Handlung (Reflektion on action) systematisch abwechseln, ist die Fallarbeit auf die Reflexion einer abgeschlossenen Handlung gerichtet. Erkenntnisse aus dem Reflexionsprozess sollen für zukünftiges Handeln genutzt werden. Die Übergänge zwischen Einzelfallprojekt und Fallarbeit können jedoch fließend sein (☞ 6.3). Reflexivität ist als zentraler Bestandteil personaler Kompetenz anzusehen, so dass sich zur Förderung sowie zum Nachweis und zur Überprüfung personaler Kompetenz vor allem das Einzelfallprojekt und die Fallarbeit eignen.

Sowohl im Einzelfallprojekt als auch in der Fallarbeit geht es darum, das eigene Handeln weiterzuentwickeln, d.h. Konsequenzen aus den Erkenntnissen des Reflexionsprozesses zu ziehen. Unter der Perspektive der von ERPENBECK/VON ROSENSTIEL beschriebenen Kompetenzklassen spielen die aktivitäts- und umsetzungsbezogenen Kompetenzen in diesen beiden Verfahrenstypen ebenfalls eine entscheidende Rolle.

Allen Verfahren liegt die Vorstellung zugrunde, dass die Fallbearbeitung ausschließlich oder überwiegend in kleineren Lerngruppen erfolgen soll. Damit spielt – bedingt durch die methodische Anlage der Fallbearbeitung – die Förderung sozial-kommunikativer Kompetenzen eine entscheidende Rolle. Mit gewisser Einschränkung gilt dies für die beschriebene Form des Einzelfallprojektes (☞ 5.3), das sich stärker auf die Auseinandersetzung zwischen einer Fachexpertin und einer Lernenden bezieht; jedoch sind auch hier in der dyadischen Beziehung sozial-kommunikative Kompetenzen gefordert. Darüber hinaus werden in der Literatur andere fallbezogene Verfahren beschrieben, die – der Typologie von STEINER folgend – dem Einzelfallprojekt zuzurechnen sind, auf die jedoch im Rahmen des Kapitels 5.3 nicht näher eingegangen wurden. Hierunter sind Verfahren projektartiger Gruppenarbeit zu verstehen. Sie sind ebenfalls dadurch gekennzeichnet, dass Projektbearbeitungsphasen oder Handlungsphasen und Reflexionsphasen einander abwechseln. Das von KADE beschriebene Verfahren der Handlungsablaufanalyse (1990: 181 ff.), auf das in dieser Veröffentlichung nicht näher eingegangen wurde, ist diesem Falltyp zuzurechnen. Gleiches gilt auch für andere in der Literatur beschriebene Verfahren der Projektarbeit, über die ein breiter eigener Literaturbestand vorliegt.

Mit allen beschriebenen Falltypen wird demnach aufgrund der Organisation des Lernprozesses in Gruppenarbeit sozial-kommunikative Kompetenz gefördert. Entsprechend kann sie in Lernerfolgsüberprüfungen nachgewiesen werden, wenn der Prüfungsprozess als Gruppenprozess organisiert wird.

Im Sinne einer Akzentuierung, d.h. der Herausstellung von Kompetenzschwerpunkten, werden in Abb. 7.2 die einzelnen von STEINER beschriebenen Falltypen den entsprechenden Dimensionen von Handlungskompetenz gegenübergestellt.

Kompetenzdimensionen \ Falltypus		Fallmethode	Einzelfall-projekt	Falldialog	Fallarbeit
Methoden- und Lern-kompetenz	Fachkompetenz				
	Soziale Kompetenz				
	Personale Kompetenz				

Abb. 7.2: Kompetenzschwerpunkte verschiedener Falltypen (HUNDENBORN 2006).

7.3 Konkretisierung von Handlungskompetenz im Rahmen von Lernerfolgsüberprüfungen

Zur Kompetenzbeobachtung bzw. -beurteilung können unterschiedliche Verfahren herangezogen werden. Unterschieden werden können nach ERPENBECK/VON ROSENSTIEL objektive Messverfahren und subjektive Einschätzungsverfahren (vgl. ebd.). Für eine Kompetenzbeobachtung bzw. -beurteilung in Situationen des Kompetenztyps II (☞ 7.1.2), für deren Bewältigung neben fachlich-methodischen Kompetenzen und sozial-kommunikativen Kompetenzen ebenfalls personale Kompetenzen sowie aktivitäts- und umsetzungsbezogene Kompetenzen erforderlich sind, eignen sich in erster Linie subjektive Einschätzungsverfahren. Vielfältige derartige Verfahren und Instrumente, die auf unterschiedlichen methodologischen Grundlagen basieren, wurden inzwischen entwickelt, erprobt und teilweise validiert (vgl. ebd.).

Sowohl der Kompetenzbegriff als auch seine Differenzierung in die einzelnen Handlungskompetenzdimensionen der fachlichen, der sozialen und der personalen Kompetenz sind zu abstrakt, um auf dieser Grundlage Performanz bzw. Kompetenz beurteilen zu können. Hierzu bedarf es eines Operationalisierungs- bzw. Konkretisierungsprozesses, in dessen Rahmen festzulegen ist, woran das Vorliegen von Handlungskompetenz oder der entsprechenden Teilkompetenzen festgemacht werden soll.

Vorgestellt wird hier ein Verfahren, das im Rahmen des Modellversuchs SELUBA entwickelt und erprobt wurde. Kompetenzen als Dispositionen des Menschen lassen sich nicht unmittelbar beobachten; vielmehr wird aus beobachtbarem Handeln auf vorhandene Kompetenzen geschlossen. Beobachtbares Handeln wird in der Kompetenzdiskussion zur Unterscheidung von der Disposition als Performanz bezeichnet (☞ 7.1). Somit gilt es bei Kompetenzeinschätzungsverfahren, Verhaltens- bzw. Handlungsmerkmale zu entwickeln, die beobachtbar sind und auf deren Grundlage sich Rückschlüsse auf Kompetenz ziehen lassen. Im Rahmen des Modellversuchs SELUBA wurden auf diese Weise Gütekriterien einer Lernhandlung entwickelt, auf deren Grundlage im weiteren Operationalisierungsprozess Indikatoren für das Vorliegen von Handlungskompetenz formuliert wurden (vgl. RICHTER

2002a: 12 ff.; vgl. RICHTER 2002b: 84 ff.). Diese Kriterien wurden aus der Handlungskompetenzdefinition gemäß Handreichungen der KMK entwickelt. Das Verfahren wird nachfolgend in den einzelnen Schritten dargestellt und anhand eines Beispiels verdeutlicht. Das Vorgehen lässt sich in sieben Schritten darlegen:
1. Handlungskompetenzdefinition gemäß KMK
2. Definition der jeweiligen Teilkompetenz gemäß KMK
3. Isolierung von Schlüsselbegriffen/Adjektiven, die Elemente der Teilkompetenz darstellen
4. Zusammenfassung der Schlüsselbegriffe/Adjektive zu Gruppen
5. Definition der Gütekriterien
6. Festlegung beobachtbarer Handlungen der Lernenden als Indikatoren
7. Formulierung positiver und negativer Ausprägungen des jeweiligen Indikators im Sinne einer verhaltensverankerten Einstufungsskala.

1. Schritt und 2. Schritt

Dem gesamten Prozess werden die Kompetenzdefinitionen der KMK zugrunde gelegt. In den Handreichungen der KMK (2000) werden sowohl der Begriff der Handlungskompetenz als auch seine Teilkompetenzen definiert (☞ 2.3.1):

„**Handlungskompetenz**…wird…verstanden als die Bereitschaft und Fähigkeit des Einzelnen, sich in beruflichen, gesellschaftlichen und privaten Situationen sachgerecht, durchdacht sowie individuell und sozial verantwortlich zu verhalten.

Handlungskompetenz entfaltet sich in den Dimensionen von Fachkompetenz, Personalkompetenz und Sozialkompetenz.

Fachkompetenz bezeichnet die Bereitschaft und Fähigkeit, auf der Grundlage fachlichen Wissens und Könnens Aufgaben und Probleme zielorientiert, sachgerecht, methodengeleitet und selbständig zu lösen und das Ergebnis zu beurteilen.

Personalkompetenz bezeichnet die Bereitschaft und Fähigkeit, als individuelle Persönlichkeit die Entwicklungschancen, Anforderungen und Einschränkungen in Familie, Beruf und öffentlichem Leben zu klären, zu durchdenken und zu beurteilen, eigene Begabungen zu entfalten sowie Lebenspläne zu fassen und fortzuentwickeln. Sie umfasst personale Eigenschaften wie Selbständigkeit, Kritikfähigkeit, Selbstvertrauen, Zuverlässigkeit, Verantwortungs- und Pflichtbewusstsein. Zu ihr gehören insbesondere auch die Entwicklung durchdachter Wertvorstellungen und die selbstbestimmte Bindung an Werte.

Sozialkompetenz bezeichnet die Bereitschaft und Fähigkeit, soziale Beziehungen zu leben und zu gestalten, Zuwendungen und Spannungen zu erfassen, zu verstehen sowie sich mit anderen rational und verantwortungsbewusst auseinanderzusetzen und zu verständigen. Hierzu gehört insbesondere auch die Entwicklung sozialer Verantwortung und Solidarität.

Eine ausgewogene Fach-, Personal-, Sozialkompetenz ist die Voraussetzung für **Methoden- und Lernkompetenz**" (ebd.; alle Hervorhebungen im Original).

3. Schritt

In einem weiteren Schritt des Interpretationsprozesses werden aus den Definitionen für die jeweiligen Teilkompetenzen Schlüsselbegriffe identifiziert. Hierbei handelt es sich in der Regel um Adjektive, die Elemente der Teilkompetenz kennzeichnen. So wird etwa „selbständiges" Vorgehen bei der Aufgabenbearbeitung und Problemlösung als Kennzeichen von Fachkompetenz angesehen. Die Adjektive weisen bereits recht deutlich auf beobachtbare Verhaltensmerkmale hin und werden in den nächsten Schritten weiter operationalisiert.

4. Schritt

Zusammengehörende Adjektive bzw. Schlüsselbegriffe aus der jeweiligen Definition der Teilkompetenz werden zu Gruppen zusammengefasst. So wurden im Modellversuch SELUBA die beiden Adjektive „zielorientiert" und „methodengeleitet" zum Gütekriterium „Zielgerichtetheit" zusammengefasst.

5. Schritt

Die Definition des jeweiligen Gütekriteriums, das über diesen Weg festgelegt wurde, stellt den nächsten Entwicklungsschritt dar. So wird Zielgerichtetheit als die „Fähigkeit (definiert), Probleme methodengeleitet und strukturiert zu lösen" (ebd.).

6. Schritt

Die definierten Gütekriterien werden nun weiter operationalisiert, indem beobachtbare Indikatoren formuliert werden, die als Vorliegen von Handlungskompetenz gewertet werden.

7. Schritt

In diesem abschließenden Schritt werden für die einzelnen beobachtbaren Indikatoren jeweils positive und negative Ausprägungen formuliert. Sie können im weiteren Prozess der Instrumentenentwicklung als Umschreibung der Extremwerte in einer „verhaltensverankerten Einstufungsskala" (ebd.) genutzt werden, die als Beurteilungsinstrument eingesetzt wird. Die Anzahl der Stufen in diesen Beurteilungsinstrumenten kann variieren (vgl. hierzu ausführlicher bspw. LEUZINGER/LUTTERBACHER: 2000).

Beispiel für die Entwicklung von Gütekriterien am Beispiel der Fachkompetenz

1. Handlungskompetenzdefinition gemäß KMK: s.o.
2. Teilkompetenzen gemäß KMK: „Handlungskompetenz entfaltet sich in den Dimensionen von **Fachkompetenz**, Personalkompetenz und Sozialkompetenz."
3. Isolierung von Schlüsselbegriffen/Adjektiven, die beobachtbare Elemente der Teilkompetenz beschreiben: „**Fachkompetenz** bezeichnet die Bereitschaft und Fähigkeit, auf der Grundlage fachlichen Wissens und Könnens Aufgaben und Probleme **zielorientiert, sachgerecht, methodengeleitet** und **selbständig** zu lösen und das **Ergebnis zu beurteilen**."
4. Zusammenfassung der Schlüsselbegriffe/Adjektive zu Gruppen:
   - „Zielorientiert" und „methodengeleitet" zu „Zielgerichtetheit"
   - „Selbständig" zu „Selbständigkeit"
   - „Sachgerecht" und „durchdacht" zu „Gegenstandsbezug".

7.3 Konkretisierung von Handlungskompetenz im Rahmen von Lernerfolgsüberprüfungen

> **Beispiel für die Entwicklung von Gütekriterien am Beispiel der Fachkompetenz (Fortsetzung)**
>
> 5. Definition der Gütekriterien: „Zielgerichtetheit bezeichnet die Fähigkeit, Probleme methodengeleitet und strukturiert zu lösen."
> 6. Festlegung beobachtbarer Handlungen der Lernenden als Indikatoren: „Zielgerichtetes Vorgehen – im Gegensatz zu unorganisierten, zufallsorientierten Bemühungen bei der Lösung einer Aufgabe, ist ein wesentliches Merkmal von effizientem Handeln und beruflicher Handlungskompetenz. Dazu gehören auch eine sequentielle Ordnung der Teilhandlungen und eine Konzentration auf das Wesentliche sowie ein Ziel-Resultat-Vergleich. Daher lassen sich für das Merkmal Zielgerichtetheit beispielsweise folgende Operationalisierungen vornehmen:
>   - Vorstellung über den Soll- bzw. Zielzustand
>   - Orientierungsphase
>   - Internes Probehandeln
>   - Ordnung der Schritte
>   - Umgang mit nicht zielrelevanten Einflüssen
>   - Resultat-Ziel-Vergleich."
> 7. Formulierung positiver und negativer Ausprägungen des jeweiligen Merkmals als „verhaltensverankerte Einstufungsskala":
>   - „Vorstellung über den Soll- bzw. Zielzustand":
>   Positive/negative Ausprägung: „Konkrete Vorstellung über den Soll- bzw. Zielzustand"/"keine oder vage Zielbildung."
>   - „Orientierungsphase":
>   Positive/negative Ausprägung: „Orientierungsphase vorhanden"/ „keine Bedingungsanalyse und interne Weg-Mittel-Planung."
>   - „Internes Probehandeln":
>   Positive/negative Ausprägung: „Internes Probehandeln vor der Realisation (hypothesengeleitetes Vorgehen")/„sofortiges externes Probieren („Hantieren")."
>   - „Ordnung der Schritte":
>   Positive/negative Ausprägung: „Hierarchische Ordnung der Schritte, Einzelschritte werden dem Oberziel untergeordnet"/ „keine Ordnung der Schritte zum Zwecke der Zielannäherung, keine Gewichtung zur Unter-/Überordnung."
>   - „Umgang mit nicht zielrelevanten Einflüssen":
>   Positive/negative Ausprägung: „Zurückdrängen nicht zielrelevanter Einflüsse"/ „Abhängigkeit von aktuellen Einflüssen oder nicht zielrelevanten Nebenordnungen."
>   - „Resultat-Ziel-Vergleich":
>   Positive/negative Ausprägung: „Resultat-Ziel-Vergleich, Bewertung und Korrekturen"/„ineffektiver oder fehlender Resultat-Ziel-Vergleich, keine Korrekturen."
>
> (Beispiel ist inhaltlich identisch mit RICHTER 2002a, die Form der Darstellung wurde verändert.)

Dem oben dargestellten Beispiel entsprechend wurden aus den Definitionen für die Teilkompetenzen insgesamt fünf Gütekriterien generiert, und zwar neben dem bereits beschriebenen Gütekriterium der „Zielgerichtetheit" die Gütekriterien „Selbstreflexion", „Selbständigkeit", „Soziale Eingebundenheit" und „Gegenstandsbezug", die mit folgender Arbeitsdefinition versehen wurden:

„Zielgerichtetheit bezeichnet die Fähigkeit, Probleme methodengeleitet und strukturiert zu lösen."

„Selbstreflexion bezieht sich auf die Fähigkeit und Bereitschaft, eigene Fähigkeiten selbstkritisch einzuschätzen und sich kreativ mit dem Handlungsgegenstand auseinander zu setzen."

„Selbständigkeit bezeichnet die Fähigkeit, Problemsituationen ohne äußere Hilfe zu lösen und zur Verfügung stehende Hilfsmittel sinnvoll einzusetzen."

„Soziale Eingebundenheit bezieht sich auf die Fähigkeit, einen Gruppenprozess mit zu tragen."

„Gegenstandsbezug bezieht sich auf die Fähigkeit, Probleme unter Berücksichtigung gängiger Normen und Vorschriften fachgerecht zu lösen." (RICHTER 2002b: 89 f.).

Hinsichtlich der Validität der Gütekriterien sei auf die Veröffentlichung von RICHTER (2002b) verwiesen.

Im Modellversuch erfolgte bewusst eine Beschränkung auf diese fünf Kriterien, mit denen jedoch Aspekte aller Dimensionen von Handlungskompetenz erfasst werden können.

Für die Gütekriterien werden die in Tabelle 7.3 dargestellten Operationalisierungen über entsprechende Indikatorenentwicklung vorgeschlagen, wobei RICHTER betont, dass diese als Beispiele zu verstehen sind und keinen Anspruch auf Vollständigkeit erheben.

Im weiteren Entwicklungsprozess muss nun entschieden werden, welche Gütekriterien bei der jeweiligen Form der Lernerfolgsüberprüfung sinnvoll angelegt werden können. In diesem Rahmen sind auch die Indikatoren, anhand derer sich der Erfüllungsgrad des jeweiligen Gütekriteriums feststellen lässt, auszuwählen bzw. festzulegen sowie in ihren positiven und negativen Ausprägungen zu operationalisieren. Je nach zugrunde gelegter Beurteilungsliteratur wird zusätzlich der Mittelwert umschrieben, d.h. bei einer 5-Punkt-Skala der 3-Punkt-Wert als mittlere Stufe.

Das Gesetz über die Berufe in der Altenpflege sowie die Ausbildungs- und Prüfungsverordnung für den Beruf der Altenpflegerin und des Altenpflegers legen eine Strukturierung der Ausbildung nach dem Lernfeldkonzept fest. Die explizite Bezugnahme auf das von der KMK vorgeschlagene Konzept rechtfertigt grundsätzlich auch die Übernahme der Handlungskompetenzdefinition. Eine Orientierung an den im Rahmen des Modellversuchs SELUBA entwickelten Gütekriterien und Indikatoren ist somit ebenfalls möglich. Gleiches gilt für die Ausbildungen in der Gesundheits- und Krankenpflege bzw. Gesundheits- und Kinderkrankenpflege. Auch wenn hier die gesetzlichen Ausbildungsgrundlagen eine explizite Orientierung an den Empfehlungen der KMK nicht erkennen lassen, weisen doch die curricularen Konzepte eine deutliche Nähe zu lernfeldorientierten Ansätzen auf.

Allerdings ist sorgsam zu prüfen, in wie weit die im Rahmen des Modellversuchs SELUBA entwickelten Gütekriterien als ausreichend betrachtet werden können, um das personenbezogene Handeln in Pflegesituationen hinreichend zu erfassen. Für die Ausbildungen in der Gesundheits- und Krankenpflege bzw. in

7.3 Konkretisierung von Handlungskompetenz im Rahmen von Lernerfolgsüberprüfungen

Handlungskompetenz-dimensionen		Gütekriterium	Indikatoren
Methoden- und Lernkompetenz	Fach-kompetenz	Zielgerichtet-heit	Vorstellung über den Soll- bzw. Zielzustand
			Orientierungsphase
			Internes Probehandeln
			Ordnung der Schritte
			Umgang mit nicht zielrelevanten Einflüssen
			Resultat-Ziel-Vergleich
		Gegenstands-bezug	Veränderung des Lerngegenstandes
			Einhaltung fachlicher Normen und Methoden
			Anwendung von Wissen und Strategien
			Gesprächsbeiträge
			Beschreibung der Lernhandlungsschritte
			Einsatz von Arbeitsmitteln
		Selbständigkeit	Umgang mit der übernommenen Arbeitsaufgabe
			Eingeforderte Hilfestellung
			Beschaffung zusätzlicher Informationen
			Dokumentation der eigenen Lernerfahrungen/Lernprobleme
			Vernetzung von neuem und vorhandenem Wissen
			Zusammenhänge und weiterführende Fragestellungen
	Sozial-kompetenz	Soziale Ein-gebundenheit	Vorstellungen über Rahmenbedingungen der Interaktion und Kommunikation
			Umgang mit der sozialen Arbeits- und Problemlösesituation
			Soziale Unterstützung in schwierigen Situationen
			Integration von Gruppenneulingen
			Umgang mit eigenen Kompetenzen und Kompetenzen anderer
			Beitrag zum Wissensfortschritt der Gruppe

Tab. 7.3: Beispiele für die Operationalisierung der Gütekriterien einer Lernhandlung nach RICHTER (2002 b: 104 ff.).

Handlungskompetenz-dimensionen		Gütekriterium	Indikatoren
	Personale Kompetenz	Selbstbezug	Einschätzung eigener Kenntnisse, Fähigkeiten und Einstellungen
			Beharrungsvermögen und Nachhaltigkeit
			Kritische Distanz zur Arbeitsaufgabe
			Kontrolle des eigenen Lernfortschritts
			Differenziertheit bei der Aufgaben- bzw. Problemanalyse
			Umgang mit neuen Lösungsalternativen
			Einschätzung der eigenen Wissensdefizite und der Sollzustände

Tab. 7.3 (Forts.): Beispiele für die Operationalisierung der Gütekriterien einer Lernhandlung nach RICHTER (2002 b: 104 ff.).

der Gesundheits- und Kinderkrankenpflege wird empfohlen, die mit den 12 Themenbereichen der Anlage 1 zur KrPflAPrV verbundenen Zielformulierungen zur weiteren Kriterienentwicklung und Indikatorenbildung heranzuziehen. Diese Ziele sind als Kompetenzformulierungen zu verstehen, so dass der oben beschriebene Verfahrensansatz grundsätzlich auch in diesem Rahmen genutzt werden kann. In der Anlage 1 zur AltPflAPrV werden die 14 Lernfelder lediglich thematisch bzw. inhaltlich umschrieben und ausdifferenziert. Es fehlen die Zielformulierungen als wesentliches Merkmal des Lernfeldkonzeptes. Hier muss m.E. ein Rückgriff auf die Ebene landesrechtlicher Rahmenlehrpläne erfolgen, d.h. die Entwicklung von Gütekriterien und Indikatoren ist auf der Grundlage der Kompetenzformulierungen in den jeweiligen landesrechtlichen Regelungswerken vorzunehmen.

Darüber hinaus bieten sich systemische Ansatz von HUNDENBORN/KREIENBAUM sowie die konstitutiven Elemente einer Pflegesituation von HUNDENBORN/KREIENBAUM/KNIGGE-DEMAL (☞ Kap. 4) an, um weitere Gütekriterien zu entwickeln und eine dem „Gegenstand" angemessene Operationalisierung von Indikatoren vorzunehmen.

Die Festlegung von Gütekriterien einer Lernhandlung sowie die Entwicklung und Operationalisierung geeigneter Indikatoren als Merkmale für das Vorliegen von Handlungskompetenz ist abhängig vom Einsatz der verschiedenen fallbezogenen Verfahren. Sie werden deshalb in Verbindung mit dem jeweils vorgestellten fallbezogenen Prüfungsverfahren in diesem Kapitel erörtert.

7.4 Themenbereiche und Lernfelder für fallbezogene Lernerfolgsüberprüfungen

Grundsätzlich eignen sich alle 12 Themenbereiche der KrPflAPrV bzw. alle 14 Lernfelder der AltPflAPrV für den Einsatz fallbezogener Verfahren im Ausbildungsverlauf. In den Abschlussprüfungen der jeweiligen Ausbildungsberufe sind jedoch nicht alle Themenbereiche bzw. nicht alle Lernfelder Prüfungsgegenstand. Da Lernerfolgsüberprüfungen die Aufgabe haben, kontinuierlich und systematisch auf die Anforderungen der Abschlussprüfungen vorzubereiten (☞ Abb. 7.1), konzentrieren sich die folgenden Ausführungen fallbezogener Verfahren auf die Themenbereiche bzw. Lernfelder, die Gegenstand der staatlichen Abschlussprüfungen sind.

Der Einsatz fallbezogener Verfahren kommt in allen drei Ausbildungsgängen (Gesundheits- und Krankenpflege, Gesundheits- und Kinderkrankenpflege, Altenpflege) sowohl für die schriftlichen Prüfungsteile als auch für die mündlichen Prüfungsteile in Frage. Die praktischen Prüfungen erfolgen ohnehin am „konkreten Fall", d.h. sie beziehen sich auf die Pflege von Menschen mit Pflegebedarf unter den Bedingungen einer realen Pflegesituation.

Sowohl die Festlegung des Falltyps, die Auswahl der einzelnen fallbezogenen Verfahren als auch die Bestimmung des Fallgegenstandes und damit die Auswahl des Fallmaterials sowie die Entwicklung der Aufgabenstellung richten sich dabei nach den Themenbereichen bzw. Lernfeldern, die fallbezogen geprüft werden sollen (☞ unten).

In den folgenden Ausführungen werden die Möglichkeiten fallbezogenen Vorgehens im Rahmen von Lernerfolgsüberprüfungen einschließlich der Abschlussprüfungen ausgelotet. Sie stellen jedoch lediglich eine Orientierung dar. Zu berücksichtigen ist zum einen, dass landesrechtliche Rahmenlehrpläne und Curricula (☞ 2.1.2) diesbezüglich spezifische Vorgaben beinhalten können. Zum anderen obliegt den für die Durchführung der Prüfung zuständigen Instanzen die Festlegung bzw. Genehmigung der konkreten Vorgehensweise in Prüfungssituationen.

7.4.1 Fallbezogene Lernerfolgsüberprüfungen in den Ausbildungen der Gesundheits- und Krankenpflege/Gesundheits- und Kinderkrankenpflege

Grundsätzlich ist ein fallbezogenes Vorgehen im Rahmen aller Themenbereiche gemäß KrPflAPrV möglich, auch wenn sich einzelne Themenbereiche für den Einsatz von Fällen besonders gut eignen. Um die Möglichkeiten fallbezogener Prüfungen auszuloten, die in den jeweiligen Themenbereichen gegeben sind, werden nachfolgend die für die staatliche Abschlussprüfung vorgeschriebenen Themenbereiche näher analysiert, und die Konsequenzen für eine fallbezogene Prüfung werden konkretisiert.

Die Reihenfolge der Bearbeitung folgt nicht der Chronologie der Themenbereiche, wie sie in der Anlage 1 KrPflAPrV aufgeführt sind, sondern den einzelnen Prüfungsteilen.

Fallbezogenes Vorgehen im Rahmen der schriftlichen Prüfung

Die schriftliche Prüfung in der Gesundheits- und Krankenpflege bzw. in der Gesundheits- und Kinderkrankenpflege umfasst drei Aufsichtsarbeiten im Umfang von jeweils 120 Minuten, die an drei Tagen durchzuführen sind (vgl. § 13 und § 16 KrPflAPrV):

- Die erste Aufsichtsichtsarbeit bezieht sich auf den Themenbereich 1 „Pflegesituationen bei Menschen aller Altersgruppen erkennen, erfassen und bewerten".
- Die zweite Aufsichtsarbeit bezieht sich auf den Themenbereich 2 „Pflegemaßnahmen auswählen, durchführen und auswerten".
- Die dritte Aufsichtsarbeit umfasst die Themenbereiche 6 und 7 „Pflegehandeln an pflegewissenschaftlichen Erkenntnissen ausrichten" und „Pflegehandeln an Qualitätskritierien, rechtlichen Rahmenbestimmungen sowie wirtschaftlichen und ökologischen Prinzipien ausrichten".

Vorgegeben wird, dass schriftlich gestellte Aufgaben zu bearbeiten sind und die jeweilige Differenzierungsphase entsprechend zu berücksichtigen ist. Ein fallbezogenes Vorgehen in den einzelnen Teilen der schriftlichen Prüfung ist also möglich.

Die Gliederung der nachfolgenden Überlegungen zum Einsatz von Fällen im Prüfungskontext folgt der Systematik der einzelnen Prüfungsteile.

Themenbereich 1

Fallgegenstand, Falltypus und Fallvariante

Die Auswahl des geeigneten Falltypus richtet sich u.a. nach dem für den Prüfungskontext vorgeschriebenen Prüfungsgegenstand sowie nach den zeitlichen Vorgaben für die Prüfung. Der Gegenstand der Prüfung wird zunächst kurz umrissen, indem eine Kommentierung des jeweiligen Themenbereichs vorgenommen wird.

Kommentierung des Themenbereichs 1: „Pflegesituationen bei Menschen aller Altersgruppen erkennen, erfassen und bewerten."

Gemäß der Ausbildungs- und Prüfungsverordnung für die Berufe in der Krankenpflege werden mit diesem Themenbereich die folgenden Zielsetzungen angestrebt:

„Die Schülerinnen und Schüler sind zu befähigen,

- auf der Grundlage pflegewissenschaftlicher Erkenntnisse und pflegerelevanter Kenntnisse der Bezugswissenschaften, wie Naturwissenschaften, Anatomie, Physiologie, Gerontologie, allgemeine und spezielle Krankheitslehre, Arzneimittellehre, Hygiene und medizinische Mikrobiologie, Ernährungslehre, Sozialmedizin sowie der Geistes- und Sozialwissenschaften, Pflegesituationen wahrzunehmen und zu reflektieren sowie Veränderungen der Pflegesituationen zu erkennen und adäquat zu reagieren,
- unter Berücksichtigung der Entstehungsursachen aus Krankheit, Unfall, Behinderung oder im Zusammenhang mit Lebens- und Entwicklungsphasen den daraus resultierenden Pflegebedarf, den Bedarf an Gesundheitsvorsorge und Beratung festzustellen,

7.4 Themenbereiche und Lernfelder für fallbezogene Lernerfolgsüberprüfungen

- den Pflegebedarf unter Berücksichtigung sachlicher, personenbezogener und situativer Erfordernisse zu ermitteln und zu begründen,
- ihr Pflegehandeln nach dem Pflegeprozess zu gestalten."

Dieser Themenbereich lässt sich den im Ausbildungsziel aufgeführten eigenverantwortlich auszuführenden Aufgaben zuordnen, und zwar den unter 1.a) genannten Aufgaben „Erhebung und Feststellung des Pflegebedarfs, Planung, Organisation, Durchführung und Dokumentation der Pflege". Damit fokussiert dieser Themenbereich zum einen den Pflegeprozess als Arbeitsmethode, zum anderen „Pflegesituationen bei Menschen aller Altersgruppen". Beide Akzente erfahren über die dem Themenbereich zugeordneten Zielsetzungen eine weitere Konkretisierung. Danach entsteht Pflegebedarf in Pflegesituationen im Zusammenhang mit „Krankheit, Unfall, Behinderung oder im Zusammenhang mit Lebens- und Entwicklungsphasen". Zur Einschätzung von Pflegesituationen und zum angemessenen Handeln sind pflegewissenschaftliche Erkenntnisse sowie die Erkenntnisse zahlreicher weiterer Bezugswissenschaften erforderlich. Weiterhin wird deutlich, dass die Einschätzung sachliche, personenbezogene und situative Erfordernisse zu berücksichtigen hat und diese auch zur Begründung der Einschätzung heranzuziehen sind. In diesem Themenbereich liegt der Fokus des Pflegeprozesses auf der Einschätzung, während die Interventionen in Planung und Durchführung sowie Evaluation im Themenbereich 2 fokussiert werden.

„Gesundheitsvorsorge" und „Beratung" als Dimensionen und Aufgaben pflegerischen Handelns werden besonders betont und verdeutlichen die inhaltliche Neuausrichtung bzw. Ausweitung eines bislang eher eng verstandenen Pflegebegriffs (HUNDENBORN/KÜHN 2003).

Für eine zeitlich begrenzte Prüfung (120 Minuten), die unter einem spezifischen Themenfokus steht, bietet sich grundsätzlich der Falltypus der Fallmethode (☞ 5.2) an. Das Fallmaterial wird also von den Prüferinnen/Prüfern unter der Perspektive des Themenbereiches 1 ausgewählt und didaktisch aufbereitet. Da im Themenbereich 1 der Fokus auf den Pflegeprozessphasen der Einschätzung liegt, bietet sich die Fallvariante der Problem-Finding-Methode (☞ 5.2.2) an. Die Falldarstellung muss demnach eine umfassende Situationsschilderung beinhalten, die alle für die Situations- und Problemanalyse notwendigen Informationen beinhaltet (☞ 5.2.2; 5.2.3). Von den Lernenden wird gefordert, dass sie die im Fall enthaltene Problemsituation systematisch analysieren, d.h. in der Sprache des Pflegeprozesses die Pflegeprobleme und Ressourcen ermitteln.

Bei den Ausführungen bleibt unberücksichtigt, ob die gesamte Prüfungszeit von 120 Minuten für die Bearbeitung eines Falles genutzt werden soll oder ob sich an die Fallbearbeitung generelle Aufgabenstellungen anschließen sollen, mit denen auch andere Schwerpunkte des Themenbereiches bearbeitet werden können als die, die im Fall fokussiert werden.

Anforderungen an den Fall

Der oben vorgenommenen Kommentierung des Themenbereichs 1 folgend, muss der für die Prüfung ausgewählte und didaktisch aufbereitete Fall im Sinne einer Problem-Finding-Methode folgende Anforderungen erfüllen:

- Die Falldarstellung muss klare Aussagen zum Pflegeanlass machen, der im Zusammenhang mit „Krankheit, Unfall, Behinderung oder im Zusammenhang mit Lebens- und Entwicklungsphasen" entsteht. Im Sinne eines erweiterten Pflegebegriffs, der mit der Neuausrichtung der Berufsbilder verbunden ist, sind Gesundheitsvorsorge und Beratung als Dimensionen pflegerischen Handelns mit in die Fallschilderung aufzunehmen, die bei der Einschätzung des Pflegebedarfs entsprechend zu berücksichtigen sind.
- Er muss wissenschaftlichen Erkenntnissen entsprechen und zur Bearbeitung müssen pflegewissenschaftliche Erkenntnisse sowie pflegerelevante Erkenntnisse aus sonstigen Bezugswissenschaften genutzt werden. Da es im Themenbereich 1 schwerpunktmäßig um die Einschätzung von Pflegesituationen bzw. um die Einschätzung von Pflegebedarf geht, müssen insbesondere Assessmentinstrumente herangezogen werden können.
- Der Fall muss nomothetische und ideographische Aussagen (☞ 5.2.1) beinhalten. Einerseits müssen im Zusammenhang mit dem Themenbereich solche Pflegesituationen fokussiert werden, bei denen sich der Pflegebedarf im Zusammenhang mit „Krankheit, Unfall, Behinderung oder im Zusammenhang mit Lebens- und Entwicklungsphasen" ergibt. Zum anderen muss die Einschätzung „sachliche, personenbezogene und situative Erfordernisse" berücksichtigen. Neben den mit Hilfe von Regelwissen zu bearbeitenden Anteilen, die sich generell auf Krankheit, Unfall, Behinderung oder Lebens- und Entwicklungsphasen beziehen (nomothetische Aussagen) spielt also die Besonderheit des Einzelfalles bzw. der konkreten Situation bei der Einschätzung eine Rolle. Insofern müssen diese konkreten, individuellen, vom Regelwissen zu unterscheidenden Gegebenheiten in der Fallschilderung beinhaltet sein (ideographische Aussagen). Unter der Perspektive des systemischen Ansatzes von HUNDENBORN/KREIENBAUM sowie der konstitutiven Elemente einer Pflegesituation von HUNDENBORN/KREIENBAUM/KNIGGE-DEMAL (☞ Kap. 4) kommt auch den Angaben und Hinweisen im Fall eine Bedeutung zu, die auf das Erleben und Verarbeiten des Menschen mit Pflegebedarf in seiner individuellen Situation hinweisen. Damit ist automatisch verbunden:
- Der Fall muss mehrere Lösungsmöglichkeiten – im Sinne von einzunehmenden Perspektiven – zulassen.
- Der zeitlichen Begrenzung im Prüfungskontext geschuldet muss der Fall überschaubar sein, d. h. auch vom Umfang so beschränkt sein, dass er in der vorgegebenen Zeit bearbeitet werden kann.
- Der Fall muss einen angemessenen Schwierigkeitsgrad aufweisen, der je nach Ausbildungsstand der Lernenden zu variieren ist. Damit können Fälle, die in Lernerfolgsüberprüfungen im Ausbildungsverlauf bzw. in Zwischenprüfungen eingesetzt werden, einen niedrigeren Schwierigkeitsgrad aufweisen als Fälle im Rahmen der staatlichen Abschlussprüfungen. Zur Variation des Schwierigkeitsgrades bietet das von LEENDERS/MAUFETTE-LEENDERS/ERSKINE entwickelte Analyseraster eine entsprechende Hilfe (☞ 5.2.1; Abb. 5.2, 5.3, und 5.4).
- In seiner Typologie fallbezogener Aufgaben unterscheidet FRIEDE (ebd.) Fälle nach der Art des Falles einerseits in solche Fälle, die eine Problembearbeitung einfordern, und andererseits in Fälle die eine Entscheidungsfindung erfordern.

7.4 Themenbereiche und Lernfelder für fallbezogene Lernerfolgsüberprüfungen

Bei beiden Fällen kann die Aufgabenstellung vom Komplexitätsgrad variieren und damit gezielt beeinflusst werden. Die im Themenbereich 1 einzusetzenden Fälle sind den Fällen zuzuordnen, die eine Problembearbeitung einfordern. Die Komplexität kann über die Anzahl der Variablen und deren Zusammenhänge beeinflusst werden. So ist die Einschätzung des Pflegebedarfs, der sich im Zusammenhang mit einem Krankheitsbild ergibt, einfacher als die Einschätzung des Pflegebedarfs bei komplexen Krankheitsgeschehen, bei denen mehrere Krankheitsbilder zu berücksichtigen sind, die sich gegenseitig beeinflussen. Die Situation wird auch dann komplex, wenn „viele Informationen aus situativen Randbedingungen...verarbeitet werden müssen." (ebd.).

Fallbezogene Aufgabenstellungen

Die an den Fall geknüpfte Aufgabenstellung muss zum einen den spezifischen Gegenstand der Falldarstellung aufgreifen, zum anderen der gewählten Fallvariante entsprechen. Ohne eine konkrete Falldarstellung können die Ausführungen an dieser Stelle nur abstrakt erfolgen, d.h. die Angaben zur Aufgabenstellung kennzeichnen generell deren Charakteristik. Sie können jedoch in Verbindung mit einem konkreten Fall für die Entwicklung konkreter Aufgabenstellungen herangezogen werden.

Beispiele für Aufgabenstellungen:
- Analysieren Sie die in der Falldarstellung beinhalteten Pflegeprobleme und Ressourcen. Nehmen Sie eine Beschreibung der jeweiligen Pflegeprobleme und Ressourcen vor. Machen Sie bei der Problembeschreibung Angaben zu den Problembereichen, zur Art des Problems, zum Problemausmaß und zu den Problemursachen.
- Ziehen Sie zur Beurteilung des Problemausmaßes geeignete Assessmentinstrumente heran. Begründen Sie die Auswahl und beschreiben Sie den Einsatz der Instrumente, bezogen auf die im Fall beschriebene Problemsituation.

Kompetenzdimensionen, Gütekriterien und Indikatoren

Bei einer schriftlichen Fallbearbeitung sind die Überprüfungsmöglichkeiten im Wesentlichen auf Fachkompetenz bezogen bzw. beschränkt, wobei nach der Systematik der KMK sowie nach den Kompetenzklassen nach ERPENBECK/VON ROSENSTIEL die Methodenkompetenz Voraussetzung für alle Kompetenzdimensionen (KMK☞ 7.3) bzw. Teil der Fachkompetenz ist (ERPENBECK/VON ROSENSTIEL☞ 7.2).

Vor dem Hintergrund der bisherigen Ausführungen lässt sich das Gütekriterium „Gegenstandsbezug" aus den Vorschlägen des Modellversuchs SELUBA übernehmen (☞ 7.3).

Beispiele für mögliche Indikatoren sind:
- Fachliche Richtigkeit der Ausführungen
- Methodisch korrekte Problem- und Ressourcenformulierungen
- Auswahl eines geeigneten Assessmentinstrumentes
- Begründung für die Auswahl von Konzepten und Instrumenten
- Differenzierungsgrad der Ausführungen.

Daneben können sprachliche Gesichtspunkte bei der Beurteilung eine Rolle spielen. Je nach zugrunde gelegter Systematik der Kompetenzen werden diese entweder der Fachkompetenz oder auch der sozial-kommunikativen Kompetenz zugerechnet. Mögliche Indikatoren sind:
- Form der Darstellung
- Schlüssigkeit der Gedankenführung
- Umgang mit Fachbegriffen
- Sachlichkeit der Ausführungen
- Ausdruck
- Orthographie und Interpunktion.

Themenbereich 2
Fallgegenstand, Falltypus und Fallvariante

Der Themenbereich 2 unterliegt im Kontext der staatlichen Prüfung den gleichen zeitlichen Begrenzungen wie der Themenbereich 1, so dass auch hier der Falltypus der Fallmethode empfohlen wird. Zur Begründung der Auswahl einer geeigneten Fallvariante wird auch hier zunächst eine Kommentierung des Themenbereichs vorgenommen.

Kommentierung des Themenbereichs 2: „Pflegemaßnahmen auswählen, durchführen und auswerten."

Gemäß der der Ausbildungs- und Prüfungsverordnung für die Berufe in der Krankenpflege werden mit diesem Themenbereich die folgenden Zielsetzungen angestrebt:
„Die Schülerinnen und Schüler sind zu befähigen,
- pflegerische Interventionen in ihrer Zielsetzung, Art und Dauer am Pflegebedarf auszurichten
- die unmittelbare vitale Gefährdung, den akuten oder chronischen Zustand bei einzelnen oder mehreren Erkrankungen, bei Behinderung, Schädigungen sowie physischen und psychischen Einschränkungen und in der Endphase des Lebens bei pflegerischen Interventionen entsprechend zu berücksichtigen
- die Pflegemaßnahmen im Rahmen der pflegerischen Beziehung mit einer entsprechenden Interaktion und Kommunikation alters- und entwicklungsgerecht durchzuführen
- bei der Planung, Auswahl und Durchführung der pflegerischen Maßnahmen den jeweiligen Hintergrund des stationären, teilstationären, ambulanten oder weiteren Versorgungsbereichs mit einzubeziehen
- den Erfolg pflegerischer Interventionen zu evaluieren und zielgerichtetes Handeln kontinuierlich an den sich verändernden Pflegebedarf anzupassen."

Auch der Themenbereich 2 lässt sich den im Ausbildungsziel aufgeführten eigenverantwortlich auszuführenden Aufgaben zuordnen, und zwar teilweise den unter 1.a) genannten Aufgaben „Erhebung und Feststellung des Pflegebedarfs, Planung, Organisation, Durchführung und Dokumentation der Pflege" und teilweise den unter 1.b) genannten Aufgaben „Evaluation der Pflege, Sicherung und Entwicklung der Qualität der Pflege". Damit fokussiert dieser Themenbereich ebenfalls den Pflegeprozess als Arbeitsmethode, jedoch liegt der Schwerpunkt auf anderen

7.4 Themenbereiche und Lernfelder für fallbezogene Lernerfolgsüberprüfungen

Prozessphasen, nämlich denen der Zielsetzung, Maßnahmenplanung, Durchführung und Evaluation. Die Prozesshaftigkeit des Pflegehandelns wird zusätzlich betont über die Forderung, dass Verlaufsphasen von Krankheiten, Behinderungen oder Schädigungen zu berücksichtigen sind und pflegerische Interventionen entsprechend anzupassen sind. Weiterhin von Bedeutung ist die Berücksichtigung des institutionellen Kontextes. Darüber hinaus wird der Beziehungsgestaltung und einer auf den Alters- und Entwicklungsstand ausgerichteten Interaktion und Kommunikation in den Zielen dieses Themenbereichs eine entsprechende Bedeutung beigemessen (HUNDENBORN/KÜHN ebd.).

An dieser Stelle wird auf die in Fachkreisen geführte Diskussion verzichtet, dass der Themenbereich 1 und der Themenbereich 2 lediglich unterschiedliche Phasen des Pflegeprozesses fokussieren und damit eine Aufteilung in zwei separate Aufsichtsarbeiten als nicht sinnvoll angesehen wird.

Der Themenbereich 2 richtet den Fokus auf die Pflegeprozessphasen der Zielsetzung, der Maßnahmenplanung, der Durchführung und der Evaluation. Somit bietet sich der Einsatz einer Fallvariante an, der der Case-Problem-Methode entspricht (☞ 5.2.3). Zum Einsatz kommen wie im Themenbereich 1 von den Prüferinnen und Prüfern ausgewählte und didaktisch aufbereitete Fälle, in denen jedoch die Probleme des Falles ausdrücklich genannt werden. Auf dieser Grundlage sind von den Lernenden Entscheidungen über Pflegemaßnahmen zu treffen, die auf der Grundlage von Zielentscheidungen entwickelt werden.

Anforderungen an den Fall

Der oben vorgenommenen Kommentierung des Themenbereichs 2 folgend, muss der für die Prüfung ausgewählte und didaktisch aufbereitete Fall im Sinne einer Case-Problem-Methode folgende Anforderungen erfüllen:

- Die Falldarstellung muss die „unmittelbare vitale Gefährdung, den akuten oder chronischen Zustand bei einzelnen oder mehreren Erkrankungen, bei Behinderung, Schädigungen sowie physischen und psychischen Einschränkungen und in der Endphase des Lebens" sowie den daraus resultierenden Pflegebedarf ausdrücklich benennen.
- Die Falldarstellung muss Angaben zum „jeweiligen Hintergrund des stationären, teilstationären, ambulanten oder weiteren Versorgungsbereichs" machen. Unter der Perspektive des systemischen Ansatzes von HUNDENBORN/ KREIENBAUM sowie der konstitutiven Elemente einer Pflegesituation von HUNDENBORN/KREIENBAUM/KNIGGE-DEMAL wird also ausdrücklich gefordert, dass die institutionellen Rahmenbedingungen mit in die Entscheidungsfindung einzubeziehen sind. Insofern muss der Fall entsprechende Angaben zum institutionellen Versorgungskontext beinhalten.
- Die Falldarstellung muss nomothetische und idiographische Aussagen beinhalten. Gefordert wird im Themenbereich 2, dass Pflegemaßnahmen im Rahmen der pflegerischen Beziehung „mit einer entsprechenden Interaktion und Kommunikation alters- und entwicklungsgerecht durchzuführen" sind.
- Der Fall muss mehrere Lösungsmöglichkeiten zulassen. Themenbereich 2 fordert „pflegerische Interventionen in ihrer Zielsetzung, Art und Dauer am Pflegebedarf auszurichten" sowie „die Pflegemaßnahmen im Rahmen der pflegeri-

schen Beziehung mit einer entsprechenden Interaktion und Kommunikation alters- und entwicklungsgerecht durchzuführen".
- Der Schwierigkeitsgrad des Falles entspricht dem von LEENDERS/ MAUFETTE-LEENDERS/ERSKINE entwickelten Analyseraster folgend einem mittleren Schwierigkeitsgrad, wobei auch innerhalb dieses Niveaus unterschiedliche Abstufungen denkbar sind, die wiederum dem Ausbildungsstand der Lernenden entsprechen müssen.

Nach der weiter oben beschriebenen Typologie fallbezogener Aufgaben von FRIEDE sind die im Themenbereich 2 einzusetzenden Fälle solche Fälle, die eine Entscheidungsfindung einfordern. Die Komplexität kann hier über die Anzahl der zur Auswahl stehenden Lösungsmöglichkeiten variiert werden. Besteht die Wahl zwischen lediglich zwei Alternativen, ist die Fallbearbeitung als einfach anzusehen. Die Aufgabe ist als komplex anzusehen, wenn zwischen mehreren Alternativen aus unterschiedlichen Perspektiven abgewogen werden muss. Dies ist beispielsweise dann der Fall, wenn Alternativen sowohl unter der Perspektive des fachlich korrekten Vorgehens als unter der Perspektive des dem Menschen mit Pflegebedarf Zumutbaren abgewogen werden müssen.
- Die Überschaubarkeit des Falles ist – wie bereits im Zusammenhang mit dem Themenbereich 1 ausgeführt – eine Forderung, die sich allein aus der zeitlichen Begrenzung des Prüfungsgeschehens auf 120 Minuten ergibt.

Fallbezogene Aufgabenstellungen

Auch hier gilt, dass die an den Fall geknüpfte Aufgabenstellung zum einen den spezifischen Gegenstand der Falldarstellung, der den Schwerpunkten des Themenbereiches 2 entspricht, aufgreifen muss, und zum anderen der gewählten Fallvariante entspricht.

Die nachfolgend aufgeführten Beispiele für Aufgabenstellungen sind wiederum abstrakt und können in Verbindung mit einem konkreten Fall für die Entwicklung konkreter Aufgabenstellungen genutzt werden:
- Legen Sie zu den im Fall geschilderten Problembereichen mögliche Pflegeziele fest. Beschreiben Sie, wie Sie bei der Vereinbarung von Pflegezielen vorgehen.
- Entwickeln Sie geeignete Pflegemaßnahmen. Berücksichtigen Sie hierbei den individuellen Unterstützungsbedarf der im Fall geschilderten Person. Ziehen Sie zur Begründung die Krankenpflegehandlungssysteme aus der Selbstpflegetheorie von Orem heran. Achten Sie dabei ebenfalls auf die Rahmenbedingungen der Einrichtung, in der sich der Fall ereignet.
- Beschreiben Sie eine der von Ihnen entwickelten Maßnahme in ihrem Ablauf. Legen Sie dar, nach welchen Gesichtspunkten die Wirkung bzw. der Erfolg der von Ihnen durchgeführten Maßnahme beurteilt werden kann.
- Beschreiben Sie, in welcher Weise Sie bei der Durchführung mit dem im Fall dargestellten Menschen mit Pflegebedarf kommunizieren.

Kompetenzdimensionen, Gütekriterien und Indikatoren

Auch im Themenbereich 2 bleibt aufgrund der schriftlichen Bearbeitung des Falles die Überprüfungsmöglichkeit von Handlungskompetenz auf die Dimension der Fachkompetenz einschließlich der Methodenkompetenz beschränkt. Einige

Indikatoren können aus dem Themenbereich 1 übernommen werden, andere sind – der gewählten Fallvariante entsprechend – zu variieren.
Beispiele für mögliche Indikatoren sind:
- Fachliche Richtigkeit der Ausführungen
- Methodisch korrekte Ziel- und Maßnahmenformulierungen
- Systematische Beziehung von Problem, Ziel und Maßnahme
- Berücksichtigung institutioneller Rahmenbedingungen bei der Zielentwicklung und Maßnahmenplanung
- Auswahl eines geeigneten Krankenpflegehandlungssystems und der Evaluationskriterien
- Begründung für die Auswahl des Krankenpflegehandlungssystems und der Evaluationskriterien
- Differenzierungsgrad der Ausführungen.

Die Ansprüche an die sprachlich-formale Gestaltung der Ausführung gelten gleichermaßen, wie im Zusammenhang mit Themenbereich 1 bereits dargestellt.

Themenbereich 6

Fallgegenstand, Falltypus und Fallvariante

Für den Themenbereich 6, der mit Themenbereich 7 in einer dritten Aufsichtsarbeit für die schriftliche Prüfung zusammengefasst wird, stehen – wenn die Prüfungszeit auf beide Themenbereiche gleichmäßig verteilt wird – lediglich 60 Minuten zur Verfügung.

Kommentierung des Themenbereichs 6: „Pflegehandeln an pflegewissenschaftlichen Erkenntnissen ausrichten."

Gemäß der Ausbildungs- und Prüfungsverordnung für die Berufe in der Krankenpflege werden mit diesem Themenbereich die folgenden Zielsetzungen angestrebt: „Die Schülerinnen und Schüler sind zu befähigen,
- sich einen Zugang zu pflegewissenschaftlichen Verfahren, Methoden und Forschungsergebnissen zu verschaffen
- Pflegehandeln mit Hilfe von pflegetheoretischen Konzepten zu erklären, kritisch zu reflektieren und die Themenbereiche auf den Kenntnisstand der Pflegewissenschaft zu beziehen
- Forschungsergebnisse in Qualitätsstandards zu integrieren."

Dieser Themenbereich greift das generelle Ausbildungsziel nach § 3 Abs. (1) auf, wonach gefordert wird, dass die Ausbildung die berufsrelevanten Kompetenzen „entsprechend dem allgemein anerkannten Stand pflegewissenschaftlicher ... Erkenntnisse" vermitteln soll. Gemäß den dem Themenbereich zugeordneten Zielen sollen Pflegesituationen auf der Grundlage pflegewissenschaftlicher Erkenntnisse bewältigt werden.

Gegenüber dem Krankenpflegegesetz vom 4. Juni 1985 stellt dieser Themenbereich einen deutlich neuen Akzent in den Pflegeausbildungen dar. Er trägt der Entwicklung von Pflegewissenschaft und -forschung Rechnung, die sich in den letzten zehn Jahren in Deutschland etabliert haben und neue Herausforderungen an ein professionelles Pflegehandeln mit sich bringen.

Es geht in diesem Themenbereich darum, den Lernenden eine grundlegende Einsicht in Gegenstand, Fragen und Methoden von Pflegewissenschaft und -forschung zu vermitteln. so dass sie die Bedeutung pflegewissenschaftlicher Erkenntnisse für das Pflegehandeln verstehen können. Unter dem Blickwinkel professionellen Pflegehandelns wird dem Begründungs- und Reflexionswissen der Professionellen eine besondere Bedeutung beigemessen, wozu wissenschaftliche Theorien, Konzepte und Forschungsergebnisse unabdingbar sind (HUNDENBORN/KÜHN ebd.).

Für die Bearbeitung der im Themenbereich 6 angesprochenen Schwerpunkte und unter Berücksichtigung der auf 60 Minuten eingeschränkten Prüfungszeit eignet sich der Einsatz der Fallmethode, und zwar im Sinne einer Stated-Problem-Variante (☞ 5.2.2). Bei dieser von den Prüfern ausgewählten und didaktisch aufbereiteten Fallvariante werden in der Falldarstellung die Probleme sowie die in der Situation getroffenen Entscheidungen und gewählten Vorgehensweisen ausdrücklich geschildert. Von den Lernenden wird eine entsprechende Lösungskritik erwartet, d.h. sie müssen dem im Fall geschilderten Vorgehen kriteriengebunden entweder zustimmen und widersprechen.

Dem von LEENDERS/MAUFETTE-LEENDERS/ERSKINE entwickelten Analyseraster folgend, weist die Stated-Problem-Methode in der analytischen Dimension den niedrigsten Schwierigkeitsgrad auf. Zur Bearbeitung wird also zum einen entsprechend wenig Zeit benötigt. Zum anderen kann es in einer beruflichen Erstausbildung, die außerhalb des tertiären Bildungsbereichs angesiedelt ist, nicht darum gehen, pflegewissenschaftliche Expertise zu erreichen, die üblicherweise in einem Studienprozess erworben wird. Insofern entspricht der Schwierigkeitsgrad des Falles auch dem wissenschaftlichen Niveau, das in einer beruflichen Erstausbildung außerhalb des Hochschulbereiches realistischerweise angestrebt bzw. erreicht werden kann.

Anforderungen an den Fall

Der oben vorgenommenen Kommentierung des Themenbereichs 6 folgend, muss der für die Prüfung ausgewählte und didaktisch aufbereitete Fall im Sinne einer Stated-Problem-Methode folgende Anforderungen erfüllen:
- Der Fall muss Pflegehandeln schildern, das mit Hilfe wissenschaftlicher Theorien, Konzepte bzw. mit Hilfe von Forschungsergebnissen kritisch beleuchtet werden kann;
- Der Fall muss somit in erster Linie pflegewissenschaftlichen Erkenntnissen entsprechen;
- Eine Konzentration auf nomothetische Aussagen in der Falldarstellung erscheint vor dem Hintergrund gerechtfertigt, dass die Lernenden in diesem Themenbereich weniger individuelles Fallverstehen einüben sollen als vielmehr die Beutung pflegewissenschaftlichen Wissens für die Qualität von Begründungs- und Reflexionsleistungen professionell Pflegender sowie für die Qualität von Pflegehandeln verstehen sollen;
- Vom Schwierigkeitsgrad sollte der Fall einfach sein, was mit Einsatz der Stated-Problem-Variante gewährleistet werden kann;
- Die Begrenzung des Umfangs ergibt sich aus der vorgegebenen Bearbeitungszeit von 60 Minuten.

7.4 Themenbereiche und Lernfelder für fallbezogene Lernerfolgsüberprüfungen

Fallbezogene Aufgabenstellungen

Gegenstand der Aufgabenstellung sind – den Vorgaben des Themenbereichs 6 folgend – pflegewissenschaftliche Inhalte wie beispielsweise Theorien, Konzepte, Forschungsergebnisse, Leitlinien oder Expertenstandards. Die Art der Aufgabenstellung richtet sich zum anderen nach der eingesetzten Fallvariante. Bei der für diesen Themenbereich vorgeschlagenen Stated-Problem-Methode ist die Aufgabenstellung auf eine begründete Lösungskritik auszurichten.

Die nachfolgend aufgeführten Beispiele für Aufgabenstellungen sind wiederum abstrakt und können in Verbindung mit einem konkreten Fall für die Entwicklung konkreter Aufgabenstellungen genutzt werden.

- Beurteilen Sie das in der Falldarstellung geschilderte Handeln der beteiligten Pflegepersonen. Ziehen Sie zur Beurteilung die Forschungsergebnisse aus Studie X/den Expertenstandard Y heran.
- Stellen Sie heraus, in welchen Punkten das Pflegehandeln der beteiligten Personen den Forschungsergebnissen aus Studie X/den Forderungen des Expertenstandards Y entspricht und in welchen Punkten diese Entsprechung nicht gegeben ist.
- Welche Gründe könnten vorliegen, dass das im Fall geschilderte Pflegehandeln nicht pflegewissenschaftlichen Erkenntnissen entspricht? Führen Sie zwei mögliche Gründe beispielhaft aus.

Kompetenzdimensionen, Gütekriterien und Indikatoren

Auch im Themenbereich 6 bleibt aufgrund der schriftlichen Bearbeitung des Falles die Überprüfungsmöglichkeit von Handlungskompetenz auf die Dimension der Fachkompetenz einschließlich der Methodenkompetenz beschränkt. Wiederum können einige Indikatoren aus den Themenbereichen 1 und 2 übernommen werden, andere sind – der gewählten Fallvariante entsprechend – zu variieren. Beispiele für mögliche Indikatoren sind:

- Ausführungen entsprechen dem vorgeschriebenen/ausgewählten pflegewissenschaftlichen Konzept/den Forschungsergebnissen
- Kriteriengebundene Lösungskritik
- Eingehen auf gelungene und fehlerhafte Lösungen
- Differenzierungsgrad der Ausführungen.

Die Ansprüche an die sprachlich-formale Gestaltung der Ausführungen gelten gleichermaßen, wie im Zusammenhang mit Themenbereich 1 bereits dargestellt.

Themenbereich 7

Fallgegenstand, Falltypus und Fallvariante

Für den Themenbereich 7, der mit Themenbereich 6 in einer dritten Aufsichtsarbeit für die schriftliche Prüfung zusammengefasst wird, stehen – wenn die Prüfungszeit auf beide Themenbereiche gleichmäßig verteilt wird – lediglich 60 Minuten zur Verfügung.

Kommentierung des Themenbereichs 7: „Pflegehandeln an Qualitätskriterien, rechtlichen Rahmenbestimmungen sowie wirtschaftlichen und ökologischen Prinzipien ausrichten."

Gemäß der Ausbildungs- und Prüfungsverordnung für die Berufe in der Krankenpflege werden mit diesem Themenbereich die folgenden Zielsetzungen angestrebt:
„Die Schülerinnen und Schüler sind zu befähigen,
- an der Entwicklung und Umsetzung von Qualitätskonzepten mitzuwirken
- rechtliche Rahmenbestimmungen zu reflektieren und diese bei ihrem Pflegehandeln zu berücksichtigen
- Verantwortung für Entwicklungen im Gesundheitssystem im Sinne von Effektivität und Effizienz mitzutragen
- mit materiellen und personalen Ressourcen ökonomisch und ökologisch umzugehen."

In diesem Themenbereich liegt der Fokus auf den rechtlichen, ökonomischen, ökologischen und institutionellen Rahmenbedingungen pflegerischen Handelns, die die Handlungsmöglichkeiten in der konkreten Pflegesituation entscheidend mitbestimmen. Zu vermitteln gilt es hier zum einen, dass Wünschenswertes immer auch dem Möglichen unterzuordnen ist. Hierzu ist ein Einblick in die vielfältigen Verflechtungen, in denen die Arbeitsabläufe und Handlungsvollzüge in der Pflege stehen, zu thematisieren. Der Lernbereich bietet auch die Möglichkeit, institutionelle und gesellschaftliche Rahmenbedingungen als grundsätzlich veränderbar darzustellen und entsprechende Einflussmöglichkeiten aufzuweisen.

Gegenstand eines im Themenbereich 7 einzusetzenden Falles sind weniger Pflegesituationen im engeren Sinne – wie dies in den Themenbereichen 1 und 2 gegeben ist – sondern vielmehr die vielfältigen gesellschaftlichen und institutionellen Rahmenbedingungen sowie ihr Einfluss auf das berufliche Handeln, auf die eigenen Möglichkeiten im jeweiligen institutionellen Umfeld. Auch von der konkreten Pflegesituation unabhängige Situationen – etwa das Krankenhaus als Umweltfaktor mit ökologischen Herausforderungen – können fallbezogen bearbeitet werden. Die Kompetenzformulierungen zum Themenbereich 7 liefern mit den Begriffen „mitwirken", „mittragen" Hinweise darauf, dass die Pflegenden mit anderen Berufsgruppen zusammen für die Bewältigung dieser Herausforderungen zuständig sind.

Im Hinblick auf den zeitlichen Rahmen für die Prüfung im Themenbereich 7 bietet sich wiederum eine Stated-Problem-Methode an oder eine Case-Problem-Methode, die den Beitrag der Pflegenden zum Umgang mit Ressourcen, zur Qualitätsentwicklung, zu Entwicklungen im Gesundheitssystem etc. fokussiert.

Anforderungen an den Fall

- Der Fall muss einen Fokus auf die institutionellen und gesellschaftlichen Rahmenbedingungen pflegerischen Handelns richten. Unter der Perspektive des systemischen Ansatzes von HUNDENBORN/KREIENBAUM sind die Systemkreise der Institution sowie der Gesellschaft in besonderer Weise angesprochen (☞ Kap. 4; ☞ Abb. 4.1)
- Der Fall muss mit Hilfe pflegerelevanter Wissensgrundlagen aus Recht, Politik und Wirtschaft zu bearbeiten sein
- Eine Konzentration auf nomothetische Aussagen in der Falldarstellung erscheint vor dem Hintergrund gerechtfertigt, dass die Lernenden in diesem Themenbereich weniger individuelles Fallverstehen einüben sollen als viel-

7.4 Themenbereiche und Lernfelder für fallbezogene Lernerfolgsüberprüfungen

mehr die Beutung von rechtlichen, institutionellen und gesellschaftlichen Rahmenbedingungen für das Handlungsfeld sowie den Beitrag der Pflegenden zum schonenden Umgang mit Ressourcen verstehen sollen
- Vom Schwierigkeitsgrad sollte der Fall hinsichtlich der begrenzten Prüfungszeit nicht zu anspruchsvoll sein
- Aus dem gleichen Grund sollte der Umfang des Falles begrenzt sein, damit nicht bereits das Studium des Falles einen wesentlichen Teil der Prüfungszeit in Anspruch nimmt.

Ausführungen zur fallbezogenen Aufgabenstellung sowie zu den Handlungskompetenzdimensionen, Gütekriterien und Indikatoren unterbleiben an dieser Stelle, da sie aus den Hinweisen zu den Themenbereichen 2 und 6 erschlossen werden können.

Fallbezogenes Vorgehen im Rahmen der mündlichen Prüfung

Die mündliche Prüfung umfasst drei Bestandteile, für die jeweils ein Zeitrahmen von mindestens 10 und höchstens 15 Minuten pro Prüfling vorgeschrieben ist. Prüfungsorganisatorisch sind Einzel- oder Gruppenprüfungen mit bis zu vier Schülerinnen oder Schülern möglich. Für jeden der drei Prüfungsbestandteile erfolgt eine separate Benotung durch die Fachprüfer/innen (vgl. § 14 und § 17 KrPflAPrV).
- Der erste Prüfungsbestandteil bezieht sich auf den Themenbereich 3 „Unterstützung, Beratung und Anleitung in gesundheits- und pflegerelevanten Fragen fachkundig gewährleisten."
- Der zweite Prüfungsbestandteil bezieht sich auf den Themenbereich 10 „Berufliches Selbstverständnis entwickeln und lernen, berufliche Anforderungen zu bewältigen."
- Der dritte Prüfungsbestandteil umfasst die Themenbereiche 8 und 12, „Bei der medizinischen Diagnostik und Therapie mitwirken" und „In Gruppen und Teams zusammenarbeiten."

Für die mündliche Prüfung legt der Gesetz- und Verordnungsgeber ausdrücklich eine fallbezogene Prüfungsgestaltung nahe. So heißt es im Begründungsteil zur KrPflAPrV: „In der mündlichen Prüfung wird auf das ausschließliche Abfragen von Fachwissen verzichtet. Der Prüfling hat vielmehr wegen der handlungsorientierten Ausrichtung des Unterrichts in der mündlichen Prüfung nachzuweisen, dass er in der Lage ist, die im Unterricht erworbenen Grundlagenkenntnisse fallbezogen anzuwenden und damit über die erforderlichen beruflichen Kompetenzen verfügt" (Drucksache des Deutschen Bundestages 15/13; ☞ 2.1.1).

Für die mündliche Prüfung stehen pro Prüfling und Prüfungsteil 10 bis 15 Minuten Prüfungszeit zur Verfügung. Unter der Voraussetzung, dass aus rechtlicher Sicht in der Prüfung einer Vorbereitungszeit ohne Anrechnung auf die Prüfungszeit nichts im Wege stehen würde, wären andere Spielräume gegeben als wenn die Vorbereitungszeit, die bei einer komplexen Aufgabenstellung wie der fallbezogenen Aufgabe zwangsläufig notwendig ist, auf die Prüfungszeit anzurechnen ist. Die fallbezogene Arbeit unterliegt in diesem Fall und wenn sie zusätzlich auf einen Themenbereich bzw. auf ein Prüfungsgebiet beschränkt bleibt erheblichen Einschränkungen, die ein sinnvolles fallbezogenes Arbeiten kaum möglich machen.

Es wird deshalb der Vorschlag gemacht, die für die mündliche Prüfung vorgeschriebenen Themenbereiche möglichst auf der Grundlage eines Falles zu prüfen. Da jeder Prüfungsteil jedoch separat zu benoten ist, muss der Fall mit einer Aufgabenstellung versehen werden, die den Fokus der jeweiligen Themenbereiche aufnimmt und damit eine entsprechend getrennte Bewertung der Antworten zulässt.

Einleitend werden zunächst wieder Kommentierungen für die jeweiligen Themenbereiche vorgenommen, bevor auf dieser Grundlage Schlussfolgerungen für die Gestaltung der Prüfung gezogen werden.

Mündliche Prüfung – Teil 1

Der erste Teil der mündlichen Prüfung bezieht sich auf den Themenbereich 3 KrPflAPrV.

Kommentierung des Themenbereichs 3: „Unterstützung, Beratung und Anleitung in gesundheits- und pflegerelevanten Fragen fachkundig gewährleisten."

Gemäß der Ausbildungs- und Prüfungsverordnung für die Berufe in der Krankenpflege werden mit diesem Themenbereich die folgenden Zielsetzungen angestrebt:
„Die Schülerinnen und Schüler sind zu befähigen,
- Pflegebedürftige aller Altersgruppen bei der Bewältigung vital oder existenziell bedrohlicher Situationen, die aus Krankheit, Unfall, Behinderung oder im Zusammenhang mit Lebens- oder Entwicklungsphasen entstehen, zu unterstützen,
- zu Maßnahmen der Gesundheitsvorsorge, zur Erhaltung, Förderung und Wiederherstellung von Gesundheit anzuregen und hierfür angemessene Hilfen und Begleitung anzubieten,
- Angehörige und Bezugspersonen zu beraten, anzuleiten und in das Pflegehandeln zu integrieren,
- die Überleitung von Patientinnen und Patienten in andere Einrichtungen oder Bereiche in Zusammenarbeit mit anderen Berufsgruppen kompetent durchzuführen sowie die Beratung für Patientinnen oder Patienten und Angehörige oder Bezugspersonen in diesem Zusammenhang sicherzustellen."

Dieser Themenbereich lässt sich den im Ausbildungsziel aufgeführten eigenverantwortlich auszuführen Aufgaben zuordnen, und zwar den unter 1.c) genannten Aufgaben „Beratung, Anleitung und Unterstützung von zu pflegenden Menschen und ihrer Bezugspersonen in der individuellen Auseinandersetzung mit Gesundheit und Krankheit". Hier wird zum einen die subjektive Perspektive des zu pflegenden Menschen und seiner Bezugspersonen eingenommen, und die Erlebens- und Verarbeitungsweisen im Zusammenhang mit unterschiedlichen Pflegeanlässen sowie die hierauf ausgerichteten pflegerischen Unterstützungsleistungen werden in den Vordergrund der Betrachtung gestellt. Zum anderen werden der Gesundheitsvorsorge und Gesundheitsförderung besondere Aufmerksamkeit geschenkt. Sie werden als bedeutsame Dimensionen pflegerischen Handelns aufgefasst. Drittens spielen die Beratung und Anleitung von Angehörigen und Bezugspersonen sowie deren Einbeziehung in die Pflege in diesem Themenbereich eine besondere Rolle. Und schließlich wird der Kontinuität der Versorgung bei Aufnahme, Verlegung oder Entlassung Beachtung geschenkt.

7.4 Themenbereiche und Lernfelder für fallbezogene Lernerfolgsüberprüfungen

Unterstützung, Beratung und Anleitung stellen neben der Kompensation eine wichtige Ausrichtung pflegerischen Handels dar, die angesichts des veränderten Pflegebedarfs in unserer Gesellschaft und eines auf Selbstbestimmung und Selbständigkeit ausgerichteten Pflegebegriffs zunehmend an Bedeutung gewinnt. Diese Bedeutung wird mit einem eigens auf diese Aufgaben ausgerichteten Themenbereich grundlegend unterstrichen. Eine situationsspezifische Berücksichtigung unterstützend-edukativer Aufgaben erfolgt darüber hinaus im Zusammenhang mit anderen Themenbereichen, etwa den Themenbereichen 1 und 2 (HUNDENBORN/KÜHN ebd.).

Für den auf Themenbereich 3 bezogenen Teil einer fallbezogenen Prüfung bietet sich grundsätzlich verschiedene Fallvarianten an (☞ 5.2.2).

Da der Themenbereich 3 unterschiedliche Kompetenz- und Aufgabenfacetten fokussiert, kann der Fall unterschiedliche inhaltliche Schwerpunkte aufweisen. So können zum einen Situationen der Krankheits- und Krisenbewältigung sowie der entsprechenden pflegerischen Unterstützung Gegenstand der Falldarstellung sein. Hierzu würde sich ein Fall in der Ich-Perspektive als Erzählperspektive (☞ 5.2.1) anbieten.

In einem zweiten Themenschwerpunkt werden pflegerische Aufgaben im Zusammenhang mit Gesundheitsvorsorge und -förderung angesprochen. Der dritte Themenschwerpunkt zielt auf Beratungs- und Anleitungsaufgaben der Pflegenden gegenüber Angehörigen und Bezugspersonen. Soll dieser Schwerpunkt im Fall fokussiert werden, muss die Falldarstellung Angaben zur sozialen Einbindung des Menschen mit Pflegebedarf machen.

Soll schließlich der letzte Themenschwerpunkt einer einrichtungs- und berufsgruppenübergreifenden Zusammenarbeit bei der Pflegeüberleitung Gegenstand der Prüfung sein, muss der Fall neben Angaben zum intra- und interprofessionellen Gefüge Informationen zu den jeweiligen Versorgungskontexten beinhalten.

Mündliche Prüfung – Teil 2

Der zweite Teil der mündlichen Prüfung bezieht sich auf den Themenbereich 10 KrPflAPrV.

Kommentierung des Themenbereichs 10: „Berufliches Selbstverständnis entwickeln und lernen, berufliche Anforderungen zu bewältigen."

Gemäß der Ausbildungs- und Prüfungsverordnung für die Berufe in der Krankenpflege werden mit diesem Themenbereich die folgenden Zielsetzungen angestrebt:

„Die Schülerin und Schüler sind zu befähigen,
- den Pflegeberuf im Kontext der Gesundheitsfachberufe zu positionieren,
- sich kritisch mit dem Beruf auseinanderzusetzen,
- zur eigenen Gesundheitsvorsorge beizutragen,
- mit Krisen- und Konfliktsituationen konstruktiv umzugehen."

Dieser Themenbereich lässt sich nicht unmittelbar einem bestimmten im Ausbildungsziel angesprochenen Aufgabenkomplex zuordnen, steht doch weniger die Bewältigung konkreter beruflicher Aufgaben im Fokus der Betrachtung als vielmehr das Anliegen beruflicher Identitätsentwicklung. Ausgebildet werden soll eine Haltung, aus der heraus die Schülerin/der Schüler als Mitglied einer Berufsgruppe selbstbewusst mit beruflichen Anforderungen und Belastungen umzugehen lernt. Hierzu sind sowohl Kenntnisse über und Bewusstsein der eigenen Herkunft notwendig als auch eine Auseinandersetzung mit derzeitigen Problemfeldern des Berufes, um auf diesem Hintergrund Entwicklungsperspektiven eröffnen zu können (HUNDENBORN/KÜHN ebd.).

Für den auf Themenbereich 10 bezogenen Teil der mündlichen Prüfung sind ebenfalls verschiedene Fallvarianten denkbar. Die möglichen Fallgegenstände sind mit den vier zum Themenbereich gehörenden Zielsetzungen hinreichend deutlich angesprochen, so dass sich weitere Ausführungen weitgehend erübrigen. Die in der vierten Zielsetzung angesprochenen Krisen- und Konfliktsituationen beziehen sich in vielen landesrechtlichen Lehrplanvorgaben auf berufstypische Krisen- und Konfliktsituationen wie Gewalt, Ekel und Scham, Macht und Ohnmacht, Stress und Burnout und können somit Gegenstand einer fallbezogenen Auseinandersetzung sein, in die auch andere Zielaspekte des Themenbereichs 10 einfließen können.

Mündliche Prüfung – Teil 3

Der dritte Teil der mündlichen Prüfung umfasst die Themenbereiche 8 und 12 KrPflAPrV.

Kommentierung des Themenbereichs 8: „Bei der medizinischen Diagnostik und Therapie mitwirken."

Gemäß der Ausbildungs- und Prüfungsverordnung für die Berufe in der Krankenpflege werden mit diesem Themenbereich die folgenden Zielsetzungen angestrebt:
„Die Schülerinnen und Schüler sind zu befähigen,
- in Zusammenarbeit mit Ärztinnen und Ärzten sowie den Angehörigen anderer Gesundheitsberufe die für die jeweiligen medizinischen Maßnahmen erforderlichen Vor- und Nachbereitungen zu treffen und bei der Durchführung der Maßnahmen mitzuwirken,
- Patientinnen und Patienten bei Maßnahmen der medizinischen Diagnostik und Therapie zu unterstützen,
- Ärztlich veranlasste Maßnahmen im Pflegekontext eigenständig durchzuführen und die dabei relevanten rechtlichen Aspekte zu berücksichtigen."

Dieser Themenbereich kann im Ausbildungsziel den „Aufgaben im Rahmen der Mitwirkung" zugeordnet werden, und zwar sowohl dem Ziel „a) eigenständige Durchführung ärztlich veranlasster Maßnahmen" als auch dem Ziel „b) Maßnahmen der medizinischen Diagnostik, Therapie oder Rehabilitation". In den drei Zielvorgaben der Ausbildungs- und Prüfungsverordnung werden sowohl die eigenständige Durchführung delegierter ärztlicher Aufgaben aufgegriffen als auch die traditionellen Assistenzaufgaben im Rahmen ärztlicher Diagnostik und Therapie betont. In beiden Zusammenhängen gilt es, die besondere Rechtsbeziehung zwischen Ärztinnen/Ärzten und Pflegepersonal zu berücksichtigen. Darüber hinaus wird in diesem Themenbereich die Unterstützungsfunktion der Pflegenden in Rahmen ärztlicher Diagnostik und Therapie betont, womit auf die Bedeutung der Gefühlsarbeit im Rahmen emotional belastender ärztlicher Interventionen verwiesen wird (HUNDENBORN / KÜHN ebd.).

Der Themenbereich 8 wird im dritten Teil der mündlichen Prüfung mit Themenbereich 12 zusammengefasst, so dass sich Überlegungen zu einem fallmethodischen Vorgehen an die Kommentierung des Themenbereichs 12 anschließen.

Kommentierung des Themenbereichs 12: „In Gruppen und Teams zusammenarbeiten."

Gemäß der Ausbildungs- und Prüfungsverordnung für die Berufe in der Krankenpflege werden mit diesem Themenbereich die folgenden Zielsetzungen angestrebt: „Die Schülerinnen und Schüler sind zu befähigen,
- pflegerische Erfordernisse in einem intra- sowie in einem interdisziplinären Team zu erklären, angemessen und sicher zu vertreten sowie an der Aushandlung gemeinsamer Behandlungs- und Betreuungskonzepte mitzuwirken,
- die Grenzen des eigenen Verantwortungsbereichs zu beachten und im Bedarfsfall die Unterstützung und Mitwirkung durch andere Experten im Gesundheitswesen einzufordern und zu organisieren,
- im Rahmen von Konzepten der integrierten Versorgung mitzuarbeiten."

Dieser Themenbereich weist einen deutlichen Bezug zum dritten im Ausbildungsziel angesprochenen Aufgabenbereich auf, „interdisziplinär mit anderen Berufsgruppen zusammenzuarbeiten und dabei multidisziplinäre und berufsübergreifende Lösungen von Gesundheitsproblemen zu entwickeln". In diesem Themenbereich geht es also vorrangig um Verständigungs- und Aushandlungsprozesse mit der eigenen Berufsgruppe und mit anderen Berufsgruppen. Hierbei ist die Beachtung der eigenen Zuständigkeiten und Grenzen von besonderer Bedeutung, die die rechtzeitige Einbeziehung von Experten einschließt. Dies setzt eine solide Kenntnis von Aufgaben und Zuständigkeiten sowie von Kompetenzen und Handlungslogiken der eigenen Berufsgruppe sowie anderer Berufsgruppen voraus. Schließlich wird in diesem Themenbereich die Kompetenz gefördert, über die jeweiligen Einrichtungsgrenzen hinausgehende und interdisziplinär angelegte Versorgungskonzepte mit zu entwickeln und sich an deren Umsetzung zu beteiligen. Hiermit wird u.a. die durch den Gesetzgeber im elften Abschnitt SGB V, § 140 ff, geschaffene Möglichkeit einer integrierten Versorgung aufgegriffen und gezielt in den Ausbildungskontext einbezogen (HUNDENBORN / KÜHN ebd.).

Im dritten Prüfungsteil der mündlichen Prüfung liegt der Schwerpunkt auf der intra- und interprofessionellen Kommunikation und Kooperation, so dass die Falldarstellung bei einer fallbezogenen Prüfung dieser beiden Themenbereiche entsprechende Angaben beinhalten muss.

Mündliche Prüfung mehrerer Themenbereiche anhand eines polyvalenten Falles

Wie einleitend erörtert, wird vom Gesetz- und Verordnungsgeber einerseits eine fallbezogene mündliche Prüfung nahe gelegt, andererseits steht für jeden der drei Prüfungsteile pro Prüfling lediglich eine Prüfungszeit von 10 bis 15 Minuten zur Verfügung. Um überhaupt eine fallbezogene Prüfung mit angemessenem Anspruchsniveau konzipieren zu können, bietet es sich an, mehrere Themenbereiche anhand eines so genannten polyvalenten Falles zu prüfen. Hierbei handelt es sich um einen facettenreichen Fall, der viele unterschiedliche Gesichtspunkte beinhaltet und unter verschiedenen Perspektiven betrachtet, d.h. auch bearbeitet werden kann. Der Typologie für fallbezogene Aufgaben von FRIEDE folgend, ist eine Problembearbeitung dann komplex, „wenn viele Informationen aus situativen Randbedingungen und didaktischen Zielvorstellungen verarbeitet werden müssen, bevor ein Handlungsplan entworfen werden kann, Handlungsfolgen antizipiert werden können oder Hilfsmittel zur Umsetzung genannt werden können" (FRIEDE ebd.). Eine solche Aufgabenstellung weist einen hohen Schwierigkeitsgrad auf und fordert kognitive Leistungen auf den Ebenen von Wissen, Anwendung, Analyse und Beurteilung. Die Komplexität wird auch dadurch beeinflusst, dass der Fall mehrere berufliche Handlungsfelder abdeckt, d.h. sich auf unterschiedliche Themenbereiche gemäß KrPflAPrV bezieht.

Erschwerend auf eine fallbezogene gestaltete mündliche Prüfung wirkt sich weiterhin aus, dass jeder Prüfungsteil gesondert zu benoten ist, so dass der polyvalente Fall mit einer Aufgabenstellung zu versehen ist, die eine klare Zuordnung zu den jeweiligen Themenbereichen und somit eine separate Benotung ermöglicht. Die Notwendigkeit einer separaten Benotung erfordert eine Operationalisierung der Aufgabenstellung. Hierdurch wird jedoch der Schwierigkeitsgrad der Aufgabe gesenkt und die Handlungsspielräume der Lernenden werden erheblich eingeschränkt. Dies wiederum erschwert den vom Verordnungsgeber geforderten Nachweis, dass der Prüfling in der mündlichen Prüfung „anwendungsbereite berufliche Kompetenzen" unter Beweis stellen muss (vgl. § 14, § 17 KrPflAPrV). Auf den Zusammenhang zwischen Operationalisierungsgrad der Aufgabenstellung und Nachweis von Handlungskompetenz der Lernenden weist RICHTER ausdrücklich hin: „Eine besondere Problematik ... liegt in der Operationalisierung der Aufgabenstellungen, d.h. inwieweit die der Arbeit zugrunde liegende Problemstellung in Teilaufgaben untergliedert wird. Je präziser die Teilaufgaben zu der Eingangsproblemstellung der Arbeit gestellt werden, je weiter sie in Teilaufgaben untergliedert ist, desto geringer werden die Handlungsspielräume der Lernenden, desto geringer sind also die Möglichkeiten, zu überprüfen, inwieweit die Lernenden die Handlungsstrukturen verinnerlicht haben.

Fasst man dagegen die Aufgabenstellung sehr weit, so hat dies zur Folge, dass zur sachgerechten Lösung der Aufgabe immer mehr Varianten möglich werden, daher die Vergleichbarkeit der Lösungen immer schwieriger und der erforderliche Korrekturaufwand größer werden. Schwächere Schülerinnen und Schüler können mit freien Aufgabenstellungen auch schnell überfordert sein.

Ein weiteres Problem der freien Aufgabenstellung liegt aber auch darin, dass die durch administrative Vorgaben geforderte Trennschärfe nicht immer gewährleistet werden kann" (RICHTER 2002b: 135 f.). Unter Trennschärfe wird hier verstanden, dass unterschiedlich gute Lernleistungen der Schülerinnen und Schüler auch mit differenzierten Noten beurteilt werden müssen, damit für den Lernenden deutlich wird, „an welcher Stelle er – in Bezug auf (die) Lernleistung – innerhalb der Lerngruppe steht" (ebd.: 65).

Die Möglichkeit einer fallbezogenen mündlichen Prüfung, die sich auf mehrere Themenbereiche erstreckt, wird anhand eines Beispiels erörtert (☞ Kasten):

7.4 Themenbereiche und Lernfelder für fallbezogene Lernerfolgsüberprüfungen

> **Beispiel für eine themenbereichsübergreifende fallbezogene mündliche Prüfung**
>
> „Eine 92-jährige Frau, seit 10 Jahren Witwe, kommt nach einem mehrwöchigen Krankenhausaufenthalt – Oberschenkelhalsfraktur, reduzierter Allgemeinzustand und immobil – in ein Pflegeheim. Die Frau stammt aus Ostpreußen, ihre Sprache ist durch den Dialekt gekennzeichnet, sie ist stark seh- und hörbehindert. Ihre „dritten" Zähne sind nicht mehr angepasst, im Krankenhaus hat sie sie nicht mehr getragen. Dadurch ist eine Verständigung äußerst erschwert und führt dazu, dass sie im Pflegeheim nach kurzer Zeit als desorientiert und misstrauisch gilt. Die pflegerische Versorgung gestaltet sich mühsam. Drei Monate nach der Heimeinweisung bittet die alte Frau zwei Besucherinnen: „Ihr müsst mir helfen, die nehmen mir alles weg!" In einem Gespräch zwischen den Besucherinnen und der Stationsleitung kann die Situation aufgeklärt werden: In der Tat hat eine Pflegekraft der alten Frau einen Tiegel mit einem Lippenpflegemittel aus dem Nachttisch genommen, da sie mehrfach damit „geschmiert" hatte. Zum Drama wird aber ein Leberwurstbrot. Die alte Frau erhält aufgrund des Zustandes der Zähne „passierte Kost" (monatelang). Ihren Besucherinnen sagt sie, dass sie das „durchgedrehte" Essen nicht mehr sehen kann, und dass sie einen Heißhunger auf ein Leberwurstbrot hat. Dieser Wunsch wird ihr selbstverständlich beim nächsten Besuch erfüllt. Da sie nur einen Teil der Brotschnitte isst, wird der Rest eingepackt und in die Handtasche gesteckt, die immer in ihrem Bett liegt („Die Schwestern gehen überall ran!"). Aus einem nicht bekannten Grund öffnet eine Schwester an diesem Tag beim abendlichen Betten tatsächlich die Handtasche und findet das Brot: „Sie hortet Essen!" Das Brot wird entfernt und zu diesem Zeitpunkt gerät die alte Frau in Verzweiflung und wendet sich an die Besucherinnen." (ENTZIAN 1999).

Bevor aus einer Fallsammlung ein Fall für die mündliche Prüfung ausgewählt wird, sind zwei wesentliche Fragen zu klären. Zum einen muss der Gegenstand des Falles analysiert werden. Vor diesem Hintergrund kann dann entschieden werden, welche Themenbereiche anhand des Falles sinnvoll geprüft werden können und welche Inhalte somit Gegenstand der an den Fall geknüpften Aufgabenstellungen sein können. Die Fallanalyse zeigt auch, für welche Themenbereiche abstrakte, d.h. vom Fall losgelöste Aufgabenstellungen zu entwickeln sind.

Zum anderen muss geklärt werden, welche Fallvariante vorliegt, damit eine Entscheidung über die Art der Aufgabenstellung getroffen werden kann.

Unter der Perspektive der für die mündliche Prüfung vorgeschriebenen Themenbereiche 3, 10, 8 und 12 wird zunächst geprüft, welche Themen im vorliegenden Fall aufgegriffen werden:

Einsatzmöglichkeiten des Falles im Themenbereich 3

- Aus dem Themenbereich 3 wird eine existentiell bedrohliche Situation, die im Zusammenhang mit einem Unfall in der Lebensphase von Hochaltrigkeit entstanden ist, angesprochen. Die 92-jährige Frau „kommt nach einem mehrwöchigen Krankenhausaufenthalt – Oberschenkelhalsfraktur, reduzierter Allgemeinzustand und immobil – in ein Pflegeheim".
- Da sie bei der Aufnahme in das Pflegeheim in einem reduzierten Allgemeinzustand und immobil ist, sind Maßnahmen der Förderung und Wiederherstel-

lung von Gesundheit angezeigt, ebenfalls Schwerpunkt des Themenbereichs 3. Die Zahnprothese, die nicht mehr passt, verbunden mit der Entscheidung, passiertes Essen zu reichen, können gleichermaßen als Themen im Zusammenhang mit Gesundheitsvorsorge und -förderung angesehen werden und anhand des Falles bearbeitet werden.
- Die Frau erhält mehrfach Besuch, offensichtlich von den gleichen Besucherinnen, deren nähere Beziehung zu ihr im Fall nicht geklärt wird. Bei der Lösung der Problemsituation kann geprüft werden, inwieweit sie in das Pflegehandeln integriert werden können.
- Schließlich kann die Überleitungssituation vom Krankenhaus in das Pflegeheim anhand des Falles problematisiert werden.

Der vorliegende Fall bietet demnach breite Einsatzmöglichkeiten im Rahmen des Themenbereichs 3.

Einsatzmöglichkeiten des Falles im Themenbereich 10

Die im Fall geschilderte Problemsituation bietet die Möglichkeit, sich mit einer typischen Krisen- bzw. Konfliktsituation des Berufes auseinanderzusetzen. Die von der alten Frau als „Übergriffe" erlebten Pflegehandlungen – das Lippenpflegemittel wird ihr weggenommen, die Handtasche wird geöffnet und das Leberwurstbrot entfernt – können unter dem Gesichtspunkt von „Gewalt in der Pflege" bearbeitet werden. Der Fall kann demnach auch für die Prüfung des Themenbereichs 10 genutzt werden, auch wenn nicht alle Zielaspekte des Themenbereichs gleichermaßen im Fall angesprochen werden.

Einsatzmöglichkeiten des Falles im Themenbereich 8

Der dargestellte Fall bietet weniger Möglichkeiten, die Kompetenzschwerpunkte des Themenbereichs 8 – Mitwirkung bei ärztlicher Diagnostik und Therapie – fallbezogen zu prüfen. Hier bietet es sich an, ausgehend vom Fall generelle Fragestellungen zu entwickeln, die jedoch auch ohne den Fall beantwortet werden könnten.

Einsatzmöglichkeiten des Falles im Themenbereich 12

Auch für den Themenbereich 12 bietet die Datenlage des Falles nicht genügend Informationen, um die mit dem Themenbereich in Verbindung stehenden Kompetenzschwerpunkte sinnvoll fallbezogen prüfen zu können. Es bietet sich ebenfalls an, ausgehend vom Fall generelle Fragestellungen zu entwickeln, die jedoch auch ohne den Fall beantwortet werden können.

Zusammenfassende Beurteilung der Einsatzmöglichkeiten des Beispielfalles

Zusammenfassend lässt sich – bezogen auf die erste Fragestellung, welche Themenbereiche anhand des oben dargestellten Falles geprüft werden können – feststellen, dass der Fall genügend Ansatzpunkte und Informationen beinhaltet, um die Themenbereiche 3 und 10 und somit den ersten und zweiten Bestandteil der mündlichen Prüfung fallbezogen gestalten zu können. Für die Themenbereiche 8 und 12, die im dritten Prüfungsteil zusammengefasst werden, bietet der Fall nur wenige Ansatzpunkte. Es wird deshalb vorgeschlagen, den dritten Prüfungsteil

7.4 Themenbereiche und Lernfelder für fallbezogene Lernerfolgsüberprüfungen

mit Hilfe genereller Aufgabenstellungen zu gestalten, wobei auch diese – ausgehend vom Fall – entwickelt werden können.

Prüfung der Fallvariante

Nachdem der Gegenstand für mögliche fallbezogene Aufgabenstellungen durch die inhaltliche Fallanalyse geklärt wurde, ist im zweiten Schritt eine Prüfung der Fallvariante erforderlich, bevor eine konkrete Aufgabenformulierung vorgenommen werden kann.

Im Fall wird die problematische Pflegesituation einer 92-jährigen Frau geschildert, die nach einem Krankenhausaufenthalt aufgrund einer Oberschenkelhalsfraktur in ein Pflegeheim aufgenommen wird. Während die Probleme, die möglicherweise bereits während des Krankenhausaufenthaltes aufgetreten sind oder auch schon zuvor bestanden haben (etwa der reduzierte Allgemeinzustand), nicht weiter ausgeführt werden, wird die im Pflegeheim eintretende und sich zunehmend verschärfende Situation recht ausführlich dargestellt. Probleme des Falles werden ausdrücklich genannt (u.a. erschwerte Verständigung durch ostpreußischen Dialekt und fehlende Zahnprothese; zunehmende Spannung in der pflegerischen Beziehung). Auch das Handeln der Pflegenden als Fallakteure wird ausführlich dargestellt. So schätzen sie die Frau als desorientiert und misstrauisch ein. Sie nehmen ihr das Lippenpflegemittel weg, öffnen ihre Handtasche und nehmen das Leberwurstbrot weg, das sie sich von den Besucherinnen erbeten hat, weil sie das passierte Essen leid ist, das sie wegen der fehlenden Zahnprothese erhält. Das im Fall geschilderte Handeln der Pflegepersonen fordert den Leser zur Kritik heraus. Der Fall erfüllt die Merkmale einer Stated-Problem-Methode (☞ 5.2.2), bei der die Lernenden eine kritische Stellungnahme zu den im Fall geschilderten Lösungen einnehmen sollen. Vor diesem Hintergrund können nun Aufgabenstellungen an den Fall bzw. ausgehend vom Fall entwickelt werden, die den einzelnen prüfungsrelevanten Themenbereichen zugeordnet werden können.

Die Aufgabenstellung muss folgende Anforderungen erfüllen:
- Die Aufgabenstellung muss sich auf die Beurteilung des Pflegehandelns beziehen, da nur diese Aufgabenstellung der Variante des Kritikfalles entspricht.
- Die Formulierung der Aufgabe muss den Bezug zu den Themenbereichen und Kompetenzschwerpunkten gemäß KrPflAPrV erkennen lassen.

Nachfolgend finden sich einige Beispielaufgaben, die mit diesem Fall in einer Prüfungssituation verbunden werden könnten sowie ein entsprechender Hinweis auf die Themenbereiche und die Kompetenzschwerpunkte.
- Nehmen Sie Stellung zur Einschätzung des Pflegepersonals, die Bewohnerin sei desorientiert. Berücksichtigen Sie hierbei die Lebenssituation, in der sich die Bewohnerin befindet. Erklären Sie, wie es zur Einschätzung des Pflegepersonals kommen konnte.
  Die Aufgabenstellung bezieht sich auf den Kompetenzbereich „Pflegebedürftige aller Altersgruppen bei der Bewältigung vital oder existenziell bedrohlicher Situationen, die aus Krankheit, Unfall, Behinderung oder im Zusammenhang mit Lebens- oder Entwicklungsphasen entstehen, zu unterstützen". **(Themenbereich 3)**
- Beurteilen Sie das Verhalten des Pflegepersonals im Krankenhaus und im Altenheim im Hinblick auf den Umgang mit den Ernährungsproblemen der

Patientin/Bewohnerin. Beziehen Sie sich insbesondere auf die gesundheitsfördernde und präventive Dimension des Pflegehandelns.
Die Aufgabenstellung bezieht sich auf den Kompetenzbereich „zu Maßnahmen der Gesundheitsvorsorge, zur Erhaltung, Förderung und Wiederherstellung von Gesundheit anzuregen und hierfür angemessene Hilfen und Begleitung anzubieten". (**Themenbereich 3**)

- Die alte Frau erlebt das Handeln der Pflegepersonen als Übergriff. Beurteilen Sie das Verhalten der Pflegepersonen unter dem Blickwinkel ausgewählter Gewalttheorien.
Die Aufgabenstellung bezieht sich auf den Kompetenzbereich „mit Krisen- und Konfliktsituationen konstruktiv umzugehen". (**Themenbereich 10**)

- Die Oberschenkelhalsfraktur der im Fall geschilderten Frau wurde operativ mit einer belastungsstabilen TEP (Totalendoprothese) versorgt. Erörtern Sie die prä- und postoperativen Maßnahmen bei Versorgung einer Oberschenkelhalsfraktur mittels belastungsstabiler TEP. Stellen Sie die Kompetenzen der verschiedenen beteiligten Berufsgruppen heraus.
Die Aufgabenstellung bezieht sich auf den Kompetenzbereich „in Zusammenarbeit mit Ärztinnen und Ärzten sowie den Angehörigen anderer Gesundheitsberufe die für die jeweiligen medizinischen Maßnahmen erforderlichen Vor- und Nachbereitungen zu treffen und bei der Durchführung der Maßnahmen mitzuwirken". (**Themenbereich 8**)

- Die im Fall geschilderte Patientin ist trotz belastungsstabiler TEP immobil. Als Bezugspflegende halten Sie eine krankengymnastische, physiotherapeutische oder ergotherapeutische Behandlung für aussichtsreich. Schildern Sie, wie Sie vorgehen würden, um Ihr Anliegen erfolgreich zu realisieren.
Die Aufgabenstellung bezieht sich auf die beiden Kompetenzbereiche „pflegerische Erfordernisse in einem intra- sowie in einem interdisziplinären Team zu erklären, angemessen und sicher zu vertreten sowie an der Aushandlung gemeinsamer Behandlungs- und Betreuungskonzepte mitzuwirken," sowie „die Grenzen des eigenen Verantwortungsbereichs zu beachten und im Bedarfsfall die Unterstützung und Mitwirkung durch andere Experten im Gesundheitswesen einzufordern und zu organisieren". (**Themenbereich 12**)

Deutlich wird, dass die Aufgabenstellungen zu den Themenbereichen 3 und 10 fallgebunden sind und von daher diese Aufgaben – der Stated-Problem-Variante entsprechend – von den Prüflingen eine kritische Beurteilung des im Fall geschilderten Pflegehandelns einfordern. Die Aufgaben zu den Themenbereichen 8 und 12 gehen zwar vom Fall aus, könnten jedoch grundsätzlich auch ohne den Fall als generelle Aufgaben gestellt werden. Die Aufgabenstellungen müssen demnach die vorliegende Fallvariante nicht berücksichtigen.

7.4.2 Fallbezogene Lernerfolgsüberprüfungen in der Altenpflegeausbildung

Grundsätzlich ist ein fallbezogenes Vorgehen im Rahmen aller Lernfelder gemäß AltPflAPrV möglich. Nicht alle 14 Lernfelder sind jedoch Gegenstand der Abschlussprüfungen.

Fallbezogenes Vorgehen im Rahmen der schriftlichen Prüfung

Die schriftliche Abschlussprüfung umfasst drei Aufsichtsarbeiten im zeitlichen Umfang von jeweils 120 Minuten, die in der Regel an drei aufeinander folgenden Tagen zu schreiben sind (vgl. § 10 AltPflAPrV).

- Die erste Aufsichtsarbeit umfasst die beiden Lernfelder 1.1 „Theoretische Grundlagen in das altenpflegerische Handeln einbeziehen" und 1.2 „Pflege alter Menschen planen, durchführen, dokumentieren und evaluieren".
- Die zweite Aufsichtsarbeit umfasst ebenfalls zwei Lernfelder, und zwar das Lernfeld 1.3 „Alte Menschen personen- und situationsbezogen pflegen" sowie das Lernfeld 1.5 „Bei der medizinischen Diagnostik und Therapie mitwirken".
- Die dritte Aufsichtsarbeit bezieht sich auf das Lernfeld 2.1 „Lebenswelten und soziale Netzwerke beim altenpflegerischen Handeln berücksichtigen".

Ein fallbezogenes Vorgehen in den einzelnen Teilen der schriftlichen Prüfung wird prinzipiell als möglich erachtet. Die Auswahl des geeigneten Falltypus richtet sich – wie bereits beschrieben (☞ 7.4.1) – nach den für den Prüfungskontext vorgeschriebenen Prüfungsgegenständen sowie nach den zeitlichen Vorgaben für die Prüfung.

Ein konkretes Umreißen des Prüfungsgegenstandes als Voraussetzung für die Auswahl des Fallmaterials sowie die Entwicklung fallbezogener Aufgabenstellungen gestalten sich für die Ausbildung zur Altenpflegerin/zum Altenpfleger als schwieriger als für die Ausbildungen in der Gesundheits- und Krankenpflege/Gesundheits- und Kinderkrankenpflege. Die Anlage 1 der AltPflAPrV legt lediglich die Lernfeldbezeichnungen sowie thematische bzw. inhaltliche Schwerpunkte fest. Die wesentlichen Angaben, die für kompetenzorientierte Prüfungen von Bedeutung sind, nämlich die Zielformulierungen in Form beruflicher Handlungskompetenzen, fehlen auf der Ebene der Ausbildungs- und Prüfungsverordnung. Zu einer Konkretisierung der Lernfelder und damit der Vorgehensweise in der Prüfung wäre insofern eine Auseinandersetzung mit den unterschiedlichen landesspezifischen Rahmenlehrplänen und Richtlinien erforderlich, die an dieser Stelle nicht geleistet werden kann (☞ 2.1.2). Die Ausführungen müssen damit notwendigerweise abstrakter bleiben als im Kapitel 7.4.1.

Aufsichtsarbeit 1

Mit dem Lernfeld 1.1 „Theoretische Grundlagen in das altenpflegerische Handeln einbeziehen" werden die wissenschaftlichen Theorien und Konzepte erörtert, auf die sich Altenpflegerinnen und Altenpfleger in ihrem beruflichen Handeln stützen. Neben pflegewissenschaftlichen und gerontologischen Grundlagen, sind soziologische, sozialmedizinische Konzepte ebenso Gegenstand dieses Lernfeldes wie anthropologische und ethische Konzepte (vgl. HUNDENBORN/KÜHN 2003a: 31).

Im Lernfeld 1.2 „Pflege alter Menschen planen, durchführen, dokumentieren und evaluieren" wird altenpflegerisches Handeln unter dem Konzept des Pflegeprozesses betrachtet. „Dabei werden die Voraussetzungen des Pflegeprozesses und die Einflussfaktoren auf die Prozessgestaltung ebenso berücksichtigt wie die einzelnen Phasen des Problemlösungs- und Beziehungsprozesses sowie die Anforderungen an eine pflegeprozessorientierte Dokumentation". (ebd.: 35).

Fälle werden in den Pflegeausbildungen häufig eingesetzt, um die Methode des Pflegeprozesses einzuüben (☞ 5.2.3). Die Fallvarianten (☞ 5.2.2) bieten hierbei die Möglichkeit, einzelne Schritte des Pflegeprozesses zu akzentuieren.

Grundsätzlich bietet sich somit auch für die Abschlussprüfung an, die erste Aufsichtsarbeit fallbezogen zu gestalten, indem beide Lernfelder anhand eines Falles miteinander verknüpft werden. Auf diese Weise ließen sich auch die im Lernfeld 1.1 vermittelten theoretischen Konzepte und Modelle der Altenpflege fallbezogen integrieren. Der Pflegeprozess, der Fokus des Lernfeldes 1.2 ist, kann mit spezifischen Konzepten aus dem Lernfeld 1.2 verknüpft werden.

Die Auswahl der Fallvariante ist – wie bereits beschrieben – nicht nur abhängig vom Prüfungsgegenstand, sondern auch von dem für die Prüfung zur Verfügung stehenden Zeitrahmen. Umfangreiche Fallstudien im Sinne der Case-Study-Methode sind in einem Zeitrahmen von 120 Minuten in der Regel nicht zu bewältigen. Problem-Finding- oder Case-Problem-Varianten stellen jedoch ebenfalls anspruchsvolle Fallvarianten dar, die in der Regel innerhalb eines kürzeren Zeitrahmens bearbeitet werden können.

Aufsichtsarbeit 2

In der zweiten Aufsichtsarbeit werden mit den Lernfeldern 1.3 und 1.5 die Lernfelder zusammengefasst, mit denen dem veränderten Profil des Altenpflegeberufs Rechnung getragen wird. Dieser hat sich angesichts der demographischen Entwicklung von einem ursprünglich sozial-pflegerisch ausgerichteten Beruf zu einem Beruf entwickelt, in dem die sozial-pflegerischen Aufgaben zwar nicht entfallen, dessen Schwerpunkt jedoch auf medizinisch-pflegerischen Aufgaben liegt (vgl. BVerfG, 2 BvF 1/01 vom 24.10.2002).

Im Lernfeld 1.3, das auf unterschiedliche Pflegesituationen, die für altenpflegerisches Handeln von Bedeutung sind, ausgerichtet ist, spielen neben den Pflegeanlässen „das Erleben und Verarbeiten der Situation durch die Beteiligten eine wesentliche Rolle. Bei den Pflegeanlässen spielen zum einen gesundheitsfördernde, auf Erhalt von Selbständigkeit und Selbstpflege ausgerichtete Situationen eine Rolle. Ebenso kommen Pflegeanlässe zum Tragen, die aus altersbedingten, jedoch nicht notwendigerweise mit Krankheit einhergehenden Einschränkungen resultieren und einen entsprechenden Pflegebedarf mit sich bringen". (ebd.: 39; ☞ Kap. 4). Überwiegend wird das Lernfeld 1.3 jedoch von den Pflegeanlässen bestimmt, „die auf im Alter häufig vorkommenden Krankheiten basieren. Damit wird der Schwerpunktverlagerung altenpflegerischen Handelns vor dem Hintergrund der demographischen Entwicklung Rechnung getragen, wonach neben dem traditionell sozial-pflegerisch ausgerichteten Selbstverständnis der Altenpflege ein medizinisch-pflegerisch akzentuiertes Pflegehandeln erforderlich ist". (ebd.).

Auch das Lernfeld 1.5 „Bei der medizinischen Diagnostik und Therapie mitwirken" wird durch den neuen medizinisch-pflegerischen Akzent altenpflegerischen Handelns bestimmt. „Im Hinblick auf im Alter auftretende und mit dem Alter einhergehende somatische und psychische Veränderungen und Erkrankungen werden ... diagnostische und therapeutische Maßnahmen durchgeführt, in deren Rahmen pflegerische Aufgaben anfallen. Für die Altenpflegerin und den Altenpfleger ist zum einen ein entsprechendes Hintergrundwissen über diagnostische und therapeutische Entscheidungen erforderlich, um den alten Menschen entsprechend informieren und beraten zu können. Zum anderen müssen auch unmittelbare Assistenzaufgaben sowie die Ausführung ärztlich veranlasster Maßnahmen kompetent beherrscht werden. Hierbei finden rechtliche und institutionelle Rahmenbedingungen Berücksichtigung, die den Verantwortungsbereich der Altenpflege gegenüber anderen Berufsgruppen abstecken. In diesem Zusammenhang sind auch Formen der interdisziplinären Zusammenarbeit von Bedeutung". (HUNDENBORN/KÜHN ebd.: 58).

Sinnvoll lassen sich diese beiden Lernfelder in fallbezogenen Aufgabenstellung miteinander verschränken. Maßnahmen im Rahmen von Diagnostik und Therapie, die Konsequenzen für altenpflegerisches Handeln haben, können mit den jeweiligen krankheitsbedingten Selbstpflegeerfordernissen zusammenfassend anhand eines Falles bearbeitet werden. Unter dem Gesichtspunkt der zeitlichen Begrenzung der zweiten Aufsichtsarbeit auf wiederum 120 Minuten sind umfassendere Formen der Fallbearbeitung – etwa im Sinne der Case-Study-Methode – weniger realistisch. Dagegen scheinen – wie bereits bei der ersten Aufsichtsarbeit – die Varianten der Problem-Finding- oder der Case-Problem-Methode sinnvoll einsetzbar.

Aufsichtsarbeit 3

Im Lernfeld 2.1, das Gegenstand der dritten Aufsichtsarbeit ist, wird – wie in den anderen Lernfeldern des Lernbereichs 2 – das Hauptaugenmerk „auf den alten Menschen in seiner Lebensgestaltung gerichtet. Hier stehen weniger die mit Alter und/oder Krankheit einhergehenden Einschränkungen im Mittelpunkt der Betrachtung als vielmehr die Sicherung der Selbstbestimmung und Selbständigkeit des Menschen in seiner Lebenswelt und in seinen sozialen Netzwerken. Mit diesem Lernfeld sowie mit den anderen Lernfeldern dieses Lernbereiches werden die sozial-pflegerisch akzentuierten Aufgaben des Altenpflegeberufs aufgegriffen." Das Lernfeld 2.1 stellt eine Auseinandersetzung „mit den Lebenswelten alter Menschen sowie den gesellschaftlichen, geschichtlichen, kulturellen und religiösen Faktoren, welche die Lebenswelten prägen, dar". (ebd.: 66 f.).

Mit dem Begriff der Lebenswelt wird ein Konzept aufgegriffen, das den hermeneutisch-interpretativen Ansätzen zuzurechnen ist. Der auf die Phänomenologie von HUSSERL zurückgehende Begriff der Lebenswelt, der u.a. von der verstehenden Soziologie aufgegriffen wurde, legt ein fallbezogenes Vorgehen nahe, mit dem die verstehend-hermeneutische Kompetenz der Lernenden überprüft werden kann (☞ Kap. 6). Für eine Prüfung im Umfang von 120 Minuten kommen solche Verfahren in Frage, bei denen die von den Lehrenden ausgewählten Textprotokolle nach dem Verfahren der Deutungsmusteranalyse (☞ 6.2.2) von den Lernenden bearbeitet werden. Einschränkend muss allerdings in Kauf genommen werden, dass bei einer Aufsichtsarbeit, die in Einzelarbeit anzufertigen ist, das für die Deutungsmusteranalyse bedeutsame Vorgehen in einer Interpretationsgemeinschaft entfällt.

Fallbezogenes Vorgehen im Rahmen der mündlichen Prüfung

Die mündliche Prüfung beinhaltet drei Bestandteile, für die jeweils ein zeitlicher Umfang von maximal 10 Minuten zur Verfügung steht. Die einzelnen Prüfungsbestandteile sind von den Fachprüfer/innen separat zu benoten (vgl. § 11 Alt-PflAPrV).

- Der erste Prüfungsbestandteil bezieht sich auf das Lernfeld 1.3 „Alte Menschen personen- und situationsbezogen pflegen", ein Lernfeld, das ebenfalls Gegenstand der schriftlichen Prüfung ist.
- Der zweite Teil der mündlichen Prüfung bezieht sich auf das Lernfeld 3.1 „Institutionelle und rechtliche Rahmenbedingungen beim altenpflegerischen Handeln berücksichtigen."
- Der dritte Teil der mündlichen Prüfung umfasst die beiden Lernfelder 4.1 „Berufliches Selbstverständnis entwickeln" und 4.3 „Mit Krisen und schwierigen sozialen Situationen umgehen."

Da die Prüfungszeit von 10 Minuten pro Prüfungsteil für eine fallbezogene Vorgehensweise kaum ausreichen dürfte, wird – wie bereits im Bereich der Gesundheits- und Krankenpflege/Gesundheits- und Kinderkrankenpflege – der Vorschlag gemacht, mehrere Prüfungsteile anhand eines so genannten polyvalenten Falles zu prüfen.

Die Perspektive des Lernfeldes 1.3 wurde bereits im Zusammenhang mit der schriftlichen Prüfung erörtert.

Das Lernfeld 3.1 „Institutionelle Rahmenbedingungen beim altenpflegerischen Handeln berücksichtigen" steht unter folgendem Fokus: „Pflegehandeln in Pflegesituationen ist stets eingebunden in einen institutionellen Kontext. Mit ihren Zielsetzungen und Prioritäten, mit ihren Aufgabenschwerpunkten und ihren Rahmenbedingungen bestimmt die Institution die Handlungsalternativen in einer Pflegesituation entscheidend mit. Die Rahmenbedingungen einer Institution eröffnen, fördern, erschweren oder behindern professionelles altenpflegerisches Handeln im institutionellen Kontext. Institutionen erhalten ihre Spielräume wiederum durch gesamtgesellschaftliche sowie durch sozial- und gesundheitspolitische Entscheidungen. Diese Zusammenhänge darzulegen und im Hinblick auf das Pflegehandeln zu beleuchten, ist Aufgabe dieses Lernfeldes". (HUNDENBORN/KÜHN ebd.: 77).

In den Lerneinheiten des Lernbereiches 4 „wird die Perspektive auf die Altenpflege als Beruf gerichtet. Damit steht weniger das unmittelmittelbare Pflegehandeln im Mittelpunkt der Betrachtung als vielmehr die historische Entwicklung sowie die Perspektiven des Berufes einschließlich seiner Stellung im Kontext der Gesundheitsfachberufe. Auch die besonderen Belastungen des Berufes sowie die Rollenwartungen an die Schülerin/den Schüler als Mitglied einer Berufsgruppe werden in den Lernfeldern dieses Lernbereichs thematisiert". (ebd.: 82). Die Altenpflegerin/der Altenpfleger in ihren Rollenerwartungen und Rollenverpflichtungen als Mitglied einer Berufsgruppe sowie das Anliegen beruflicher Identitätsentwicklung, die vor dem Hintergrund der eigenen Berufsgeschichte gefördert werden kann, ist Gegenstand des Lernfeldes 4.1 „Berufliches Selbstverständnis entwickeln." Die „Stellung der Altenpflege im Vergleich mit anderen Pflege- und Gesundheitsberufen, ihre politischen Einflussmöglichkeiten sowie ihre Entwicklungsperspektiven" sind ebenfalls Gegenstand dieses Lernfeldes (ebd.: 82 f.).

Mit dem Lernfeld 4.3 „Mit Krisen und schwierigen sozialen Situationen umgehen" werden typische berufsspezifische Anforderungen und Belastungen thematisiert. Sie beziehen sich in vielen landesspezifischen Lehrplanregelungen auf ähnliche berufstypische Krisen- und Konfliktsituationen, wie Gewalt, Ekel und Scham, Macht und Ohnmacht, Stress und Burnout (☞ 7.4.1; vgl. ebd.: 86).

Prüft man alle für die mündliche Prüfung festgelegten Lernfelder auf der Grundlage eines polyvalenten Falles, so muss die ausgewählte Falldarstellung folgende Angaben enthalten:
- Sie muss Pflegeanlässe im Zusammenhang mit alterstypischen Erkrankungen thematisieren (objektive Perspektive der Pflegesituation; **Lernfeld 1.3**).
- Sie muss Angaben zum Erleben und Verarbeiten der Situation durch die Betroffenen machen (subjektive Perspektive der Pflegesituation; **Lernfeld 1.3**).
- Sie muss Angaben zum institutionellen Kontext beinhalten, in den die Pflegesituation eingebunden ist (**Lernfeld 3.1**).
- Sie muss die Möglichkeit bieten, berufstypische Herausforderungen und Belastungen zu thematisieren (**Lernfeld 4.1**).

7.4.3 Leitfragenkatalog zur Analyse und Beurteilung fallorientierter Prüfungsaufgaben

Der folgende Leitfragenkatalog ist als Hilfestellung für Lehrende gedacht, die fallbezogene Lernerfolgsüberprüfungen konzipieren und erstellte Prüfungsaufgaben einer nochmaligen kritischen Beurteilung unterziehen wollen. Er eignet sich als Analyse- und Beurteilungsinstrument und stützt sich auf wesentliche Ausführungen der Kapitel 2 bis 7.

- **Fragen zum Fall:**
  - Ist die Falldarstellung überschaubar?
  - Weist sie eine klare Zeit- und Erzählstruktur auf?
  - Ist der Fall so geschildert, dass er für den Leser Aufforderungscharakter hat, und zwar unabhängig von der Aufgabenstellung?
  - Wie ist das Verhältnis von nomothetischen und idiographischen Aussagen in der Falldarstellung? Enthält die Falldarstellung ausschließlich oder überwiegend gesetzesmäßige Aussagen? Macht sie Angaben zur individuellen Situation der Beteiligten? Wenn ja, in welchem Umfang? Auf welche Bereiche beziehen sich die Angaben? Werden Angaben zum Erleben und Verarbeiten der Situation durch die beteiligten Fallakteure gemacht? Wie ausführlich sind die Angaben zur sozialen Situation?
  - Aus welcher Erzählperspektive wird der Fall geschildert?
  - Welche Fallvariante liegt vor?
  - Sind die im Fall getroffenen Aussagen fachlich korrekt, falls es sich nicht um die Variante des Kritikfalles handelt?
- **Fragen zur Aufgabenstellung an den Fall:**
  - Liegt eine Aufgabenstellung zum Fall vor?
  - Sind die Aufgaben verständlich formuliert?
  - Macht die Aufgabenstellung unmissverständlich deutlich, was genau vom Prüfling in der Prüfungssituation erwartet wird?
  - Enthält die Aufgabenstellung neben den inhaltlichen Anforderungen auch Angaben zur Art und Weise der Ausführung der Aufgaben?

- **Fragen zum Zusammenhang zwischen Fall und Aufgabenstellung:**
  - Bezieht sich die Aufgabenstellung sinnvoll auf den Fall?
  - Können die Aufgaben/Fragen auch unabhängig von den Angaben des Falles beantwortet werden?
  - Passen Aufgabenstellung und Fallvariante zueinander?
  - Enthält die Falldarstellung alle Informationen, die zur Bearbeitung der Aufgabe notwendig sind? Geht die Aufgabenstellung über die Informationen des Falles hinaus? Werden mit der Aufgabenstellung nur geringe Anteile der Falldarstellung aufgegriffen?
- **Fragen zum Zusammenhang zwischen Aufgabenstellung und Erwartungshorizont:**
  - Wurde ein Erwartungshorizont erstellt?
  - Bezieht sich der Erwartungshorizont sinnvoll auf die Aufgabenstellung? Geht der Erwartungshorizont über die Anforderungen der Aufgaben hinaus? Bleibt er hinter diesen zurück?
  - Folgen die Ausführungen zum Erwartungshorizont der Struktur der Aufgabenstellung?
  - Sind die Ausführungen im Erwartungshorizont fachlich korrekt?
- **Fragen zum Zusammenhang zwischen Prüfungsaufgabe und den curricularen Vorgaben:**
  - Welches Maß an Übereinstimmung besteht zwischen den Anforderungen der Prüfungsaufgabe und den curricularen Vorgaben für das jeweilige Prüfungsgebiet?
  - Werden in der Aufgabenstellung die Kompetenzen und Inhalte erfasst, die im Curriculum/in der Ausbildungs- und Prüfungsverordnung vorgesehen sind?
- **Fragen zur Beurteilung der Prüfungsaufgaben:**
  - Sind Beurteilungskriterien und ggf. Indikatoren für die Bewertung des Prüfungsergebnisses ausgewählt?
  - Sind die Kriterien ausreichend operationalisiert?
  - Wird das Beurteilungsverfahren transparent gemacht, etwa über Punktverteilung, Gewichtung etc.?
  - Liegt ein Umrechnungsschlüssel von Punkten/Prozenten in Noten vor?
  - Spiegeln sich die Anforderungen der Aufgabenstellung angemessen in den Beurteilungskriterien wider? (HUNDENBORN 2003, geringfügige Veränderungen 2006).

7.4.4 Resümee

Abschließend sei nochmals angemerkt, dass sowohl die Auswahl geeigneter Fallmaterialien für fallbezogene Prüfungen als auch die Festlegung konkreter Prüfungsaufgaben nicht allein auf der Grundlage der Ausbildungsgesetze sowie der Ausbildungs- und Prüfungsverordnungen erfolgen kann. Vielmehr sind die in den landesrechtlichen Rahmenlehrplänen und Richtlinien vorgenommenen Konkretisierungen, die Umsetzungen in ein schulinternes Curriculum sowie eine auf dieser Grundlage erfolgte Ausbildungsgestaltung notwendige Voraussetzungen sowohl für die Konkretisierung der Prüfungen als auch für die Legitimation der Verfahren. Dennoch sind

7.4 Themenbereiche und Lernfelder für fallbezogene Lernerfolgsüberprüfungen

die beispielhaften Ausführungen zu fallbezogenen Prüfungen als Anregungen zu verstehen, die die eigene Aufgabenkonstruktion entsprechend leiten können.

Die vorgenommene Analyse der Prüfungsregelungen in den Pflegeberufen im Hinblick auf eine fallbezogene Vorgehensweise sollte die Möglichkeiten fallorientierter und damit anspruchsvoller und handlungsorientierter Prüfungsformen ausloten. Diese Analyse hat gezeigt, dass ein fallbezogenes Vorgehen sowohl im Kontext der schriftlichen als auch der mündlichen Prüfung möglich ist. Damit wird jedoch nicht ein fallbezogenes Vorgehen in beiden Prüfungsformen und in jeweils allen drei Prüfungsteilen nahe gelegt. Vielmehr gilt es auch hier, unterschiedliche Verfahren der Lernerfolgsüberprüfungen zu nutzen, mit denen verschiedene Gütekriterien einer Lernhandlung und entsprechende Indikatoren für das Vorliegen beruflicher Handlungskompetenz nachgewiesen werden können (☞ 7.3).

Wie die Analyse ebenfalls gezeigt hat, können von den beschriebenen Verfahren (☞ Kap. 5 und Kap. 6) zur Förderung erklärend-analytischer Problemlösungskompetenz einerseits und zur Förderung verstehend-hermeneutischer Kompetenz andererseits im Prüfungskontext nur einige Verfahren genutzt werden. Dies ist zum einen bedingt durch die thematische Festlegung der Prüfungsteile auf der Grundlage von Themenbereichen bzw. Lernfeldern, die zudem jeweils gesondert zu benoten sind. Zum anderen sind dem Einsatz bestimmter Verfahren durch die zeitliche Vorgabe von jeweils 120 Minuten in den schriftlichen Prüfungsteilen und von 10 Minuten (Altenpflege) bzw. von 10 – 15 Minuten (Gesundheits- und Krankenpflege/Gesundheits- und Kinderkrankenpflege) in den mündlichen Prüfungsteilen deutliche Grenzen gesetzt. Zum dritten werden gruppenbezogene Verfahren in der Prüfung dadurch erschwert, dass die Einzelleistung des jeweiligen Prüflings bewertet werden muss. Fallbezogene Verfahren basieren sowohl im Bereich der erklärend-analytischen Problemlösungsansätze (☞ Kap. 5) als auch im Bereich der verstehend-hermeneutischen Ansätze maßgeblich auf einer Organisation des Lernprozesses in Gruppen. Diese würden im Prüfungskontext auch in einem anderen Maße sozial-kommunikative und personale Kompetenzen einer Überprüfung zugänglich machen als dies in Einzelleistungen möglich ist. Die Möglichkeit einer Gruppenprüfung wird zwar sowohl in der mündlichen Prüfung der Gesundheits- und Krankenpflege/Gesundheits- und Kinderkrankenpflege als auch in der Altenpflege eröffnet, indem Gruppen mit bis zu vier Schülerinnen/Schülern geprüft werden können (vgl. § 14, § 17 KrPflAPrV; vgl. § 11 AltPflAPrV). Da jedoch die Einzelleistung zu bewerten ist und Gruppenbewertungen ausgeschlossen sind, kann die Prüfung zwar als Gruppenprüfung organisiert, jedoch nicht als solche bewertet werden.

Da die staatlichen Abschlussprüfungen das Kriterium der Rechtssicherheit erfüllen müssen, können in den Prüfungen nicht alle zur Verfügung stehenden fallbezogenen Verfahren genutzt werden, mit denen auch andere Kompetenzdimensionen als die der fachlichen und methodischen Kompetenz einer Überprüfung zugänglich gemacht werden könnten.

Exemplarisch wird deshalb in Kapitel 7.5 die Möglichkeit einer fallbezogenen Lernerfolgsüberprüfung anhand der Fallarbeit dargestellt, mit der im Bereich der beruflichen Erstausbildung in den Pflegeberufen in der Schweiz bereits vielfältige Erfahrungen gesammelt wurden.

7.5 Fallarbeit als Möglichkeit der Lernerfolgsüberprüfung

In Kapitel 6.3 wurde die Fallarbeit als Lehr- und Lernverfahren vorgestellt. Der von STEINER entwickelten Typologie folgend (☞ Kap. 3), werden durch die Fallarbeit hermeneutische und reflexive Kompetenzen gefördert. Bearbeitet werden Fälle, die die Lernenden in ihrer praktischen Berufsausbildung selbst erlebt haben, d.h. die Rollen der Fallakteure und der Fallbearbeiter fallen zusammen. Sowohl das von KAISER/KÜNZEL für die Schweizerischen Berufsausbildungen in der Pflege entwickelte und erprobte Konzept der Fallarbeit (☞ 6.3.1) als auch der von STEINER auf der Grundlage diese Konzeptes modifizierte Ansatz basieren auf dem Grundsatz, dass selbst erlebte Situationen mit Hilfe theoretischer Konzepte im Nachhinein reflektiert werden. Auf diese Weise werden schulische und betriebspraktische Lernprozesse systematisch aufeinander bezogen und miteinander verknüpft. Aus den im Reflexionsprozess gewonnenen Erkenntnissen werden Konsequenzen für die eigene berufliche Weiterentwicklung gezogen. Sowohl KAISER/KÜNZEL als auch STEINER machen ausführliche Angaben dazu, wie die Fallarbeit als Prüfungsverfahren genutzt werden und nach welchen Kriterien die Beurteilung von Handlungskompetenz erfolgen kann.

7.5.1 Beurteilungskriterien für die Fallarbeit nach KAISER/KÜNZEL

Die Fallarbeit nach KAISER/KÜNZEL erfolgt in einem fünfschrittigen Verfahren (☞ 6.3.1). Jede dieser Bearbeitungsphasen kann einzeln bewertet werden, da sie für jede Phase eigene Beurteilungskriterien ausweisen. Grundsätzlich unterscheiden sie dabei solche Kriterien, die sich auf die „Technik" bzw. das Verfahren der Bearbeitung beziehen, und solche Kriterien, die sich auf den Umgang mit dem ausgewählten Bezugsrahmen („Raster") beziehen. Diesen Kriterienkatalog verstehen sie als unvollständige Vorschlagsliste, die durch weitere Kriterien ergänzt werden kann. Ggf. müssen einzelne Kriterien über die Entwicklung von Indikatoren weiter operationalisiert werden (☞ 7.3).

Allgemeine Kriterien

Als allgemeine, den einzelnen Bearbeitungsschritten übergeordnete Beurteilungskriterien schlagen KAISER/KÜNZEL vor:
- Die klare Einhaltung voneinander getrennter Bearbeitungsschritte
- Die verständliche Dokumentation der einzelnen Bearbeitungsschritte (vgl. KAISER/KÜNZEL 1996: 48).

Für die Operationalisierung diese Beurteilungskriteriums können u.a. die Indikatoren für die Beurteilung sprachlich-formaler Gesichtspunkte einer Fallbearbeitung herangezogen werden (☞ 7.4.1: Themenbereich 1).

Auf die Darstellung der Geschichte bezogene Kriterien

In einem ersten Schritt der Fallarbeit bringt eine Lernende/ein Lernender ein selbst erlebtes Ereignis, als Geschichte bezeichnet, in die Unterrichtssituation ein. KAISER/KÜNZEL formulieren für diese Phase folgende Beurteilungskriterien:
- Die Geschichte basiert auf persönlichem Erleben
- Sie enthält Angaben zum Vorgehen der Pflegenden in der Pflegesituation
- Sie enthält Angaben zum Menschen mit Pflegebedarf
- Sie ist reichhaltig (vgl. ebd.).

Die Beurteilungskriterien können über Indikatoren weiter operationalisiert werden. U.a. bieten sich für die Operationalisierung der letzten beiden Kriterien die konstitutiven Elemente einer Pflegesituation von HUNDENBORN/ KREIENBAUM/KNIGGE-DEMAL zur Indikatorenbildung an (☞ Kap. 4).

Auf die Beschreibung bezogene Kriterien

Die im ersten Verfahrensschritt eingebrachte Fallgeschichte wird vor dem Hintergrund eines ausgewählten Bezugsrahmens im zweiten Schritt des Verfahrens nach den Schlüsselkonzepten des Bezugsrahmens neu geordnet. Als Beurteilungskriterien kommen demnach in dieser Phase sowohl rasterbezogene als auch verfahrensbezogene Aspekte zum Tragen. KAISER/KÜNZEL formulieren für die Verfahrensseite folgende Kriterien:
- Das Raster wird kurz dargestellt
- Die Wahl des Rasters wird begründet
- Die Geschichte wird den Rasterelementen klar zugeordnet
- Es erfolgt eine Konzentration auf rasterbezogene Aspekte
- Wichtige Aspekte der Fallgeschichte, die durch den Bezugsrahmen nicht erfasst werden, werden gekennzeichnet
- Ergänzungen zur Falldarstellung, die auf Nachfragen der Lerngruppe vorgenommen wurden, werden gekennzeichnet
- Es werden keine Wertungen vorgenommen (vgl. ebd.).

Als Beispiele für rasterbezogene Beurteilungskriterien werden genannt:
- Der Bezugsrahmen wird korrekt ausgewählt
- Der Bezugsrahmen wird korrekt angewandt
- Der Bezugsrahmen wird differenziert genug eingesetzt (vgl. ebd.).

Beurteilungskriterien zwischen den Phasen von Beschreibung und Analyse

Zwischen die beiden Bearbeitungsphasen der Beschreibung und der Analyse fügen KAISER/KÜNZEL eine eigene Beurteilungsphase ein, die verfahrensbezogene Gesichtspunkte umfasst:
- Die Entscheidung für die Wahl des Bezugsrahmens war günstig
- Wenn die Wahl sich als ungünstig erwiesen hat, erfolgt eine neue Beschreibung der Fallgeschichte nach einem neuen Bezugsrahmen (vgl. ebd).

Beurteilungskriterien für die Analysephase

In der Phase der Analyse wird das im Fall geschilderte Pflegehandeln unter den normativen Aussagen des gewählten Bezugsrahmens unter drei Gesichtspunkten untersucht:
- Auf Abweichungen von den normativen Aussagen des gewählten Bezugsrahmens, die als Fehler aufzufassen sind
- Auf gelungene Umsetzungen
- Auf Abweichungen von den normativen Aussagen des Bezugsrahmens, aus denen sich Regeln für Ausnahmesituationen ergeben.

Auch für diese Phase sind verfahrensbezogene und rasterbezogene Beurteilungskriterien vorgesehen. Zu den verfahrensbezogenen Beurteilungskriterien gehören:
- Die Analyse greift ausschließlich auf Elemente der Beschreibung zurück
- Alle Elemente der Beschreibung werden bewertet
- Die Bewertungen werden mit den normativen Aussagen des Bezugsrahmens begründet
- Die Analyse beinhaltet keine Angaben zu Handlungsalternativen (Varianten; vgl. ebd.).

Folgende Kriterien beziehen sich auf die Handhabung des ausgewählten Bezugsrahmens:
- Die vorgenommenen Bewertungen sind korrekt
- Die gegebenen Begründungen sind korrekt.

Zwischenbeurteilung

Zwischen die Phase der Analyse und die folgende Phase der Varianten fügen KAISER/KÜNZEL erneut eine eigene Beurteilungsphase ein. Vorgeschlagen werden die gleichen Beurteilungskriterien, die bereits zwischen Beschreibung und Analyse angelegt wurden:
- Die Wahl des Bezugsrahmens war günstig
- Wenn sich die Wahl des Bezugsrahmens als ungünstig erwiesen hat, erfolgt eine neue Beschreibung nach einem neuen Bezugsrahmen (vgl. ebd.).

Beurteilungskriterien für die Phase der Varianten

In der Phase der Varianten geht es darum, zusätzliche Möglichkeiten der Fallinterpretation zu nutzen, indem andere Bezugsrahmen, Theorien oder Modelle an den Fall herangetragen werden oder bislang wenig beachtete Aspekte des ausgewählten Bezugsrahmens für die Fallinterpretation genutzt werden. Verfahrensbezogene Beurteilungskriterien in dieser Phase sind:
- Es werden keine Bewertungen des Pflegehandelns vorgenommen
- Es werden mehrere Varianten entwickelt
- Es wird festgehalten, welche Varianten erprobt wurden.

Als rasterbezogenes Kriterium wird vorgeschlagen:
- Die zum Bezugsrahmen hergestellten Bezüge sind korrekt (vgl. ebd.).

7.5 Fallarbeit als Möglichkeit der Lernerfolgsüberprüfung

Beurteilungskriterien in der Phase der Konsequenzen

In der letzten Phase der Fallarbeit nach KAISER/KÜNZEL geht es darum, die aus der Bearbeitung gewonnenen Erkenntnisse für die weitere Berufspraxis zu nutzen, indem Konsequenzen, die sich aus dem Lernprozess ergeben, formuliert werden. Als verfahrensbezogene Kriterien werden vorgeschlagen:
- Die formulierten Konsequenzen sind konkret und umsetzbar
- Die Konsequenzen beziehen sich auf unterschiedliche Ebenen: die persönliche Ebene, die Teamebene und die institutionelle Ebene
- Aus allen Abweichungen von den normativen Aussagen des Bezugsrahmens, die als Fehler zu bewerten sind, werden Konsequenzen gezogen
- Aus den Abweichungen von den normativen Aussagen des Bezugsrahmens, die als gelungene Umsetzungen zu bewerten sind, werden Konsequenzen gezogen
- Aus den in der Phase der Varianten durchgespielten Handlungsalternativen werden Konsequenzen gezogen (vgl. ebd.).

Die von KAISER/KÜNZEL vorgeschlagenen Beurteilungskriterien verdeutlichen, dass mit der Fallarbeit nicht nur die Handlungskompetenzdimensionen der fachlichen und methodischen Kompetenz überprüft werden können. Da das eigene Pflegehandeln einer kriteriengebundenen Reflexion unterzogen wird, sind auch Gesichtspunkte personaler Kompetenz über dieses Verfahren der Lernerfolgsüberprüfung zu erfassen. Die Phase der Konsequenzen, mit der die Folgenlosigkeit von gewonnenen Erkenntnissen überwunden werden soll, bietet die Möglichkeit, aktivitäts- und umsetzungsbezogene Kompetenzanteile ebenfalls einer Überprüfung zugänglich zu machen (☞ 7.2). Die Fallarbeit ist demnach dazu geeignet, Gesichtspunkte aus allen Handlungskompetenzdimensionen zu erfassen und zu bewerten. Das Verfahren der Fallarbeit stellt damit eine Möglichkeit zur umfassenden Überprüfung von Handlungskompetenz dar.

7.5.2 Beurteilungskriterien für die Fallarbeit nach STEINER

STEINER (1998) bezieht sich in seinem Ansatz konsequent auf das von KAISER/KÜNZEL entwickelte Konzept. Allerdings entwickelt er das fünfschrittige Verfahren zu einem Vorgehen weiter, das insgesamt zehn Schritte beinhaltet (☞ 6.3.1). STEINER gibt ebenfalls zahlreiche Impulse für die Beurteilung der Fallarbeit und somit für deren Einsatz im Rahmen von Lernerfolgsüberprüfungen.

Beurteilungskriterien für die Phase der Situation

In der ersten Phase der Fallarbeit schildert die/der Lernende eine selbst erlebte Situation, die ggf. auf Nachfragen der Lerngruppe ergänzt wird. STEINER formuliert folgende Beurteilungskriterien für diese Phase:
- Die/der Lernende hat die geschilderte Situation als Mitbeteiligte/r oder Mithandelnde/r selbst erlebt. Der Fall wird aus der Ich-Perspektive dargestellt. Er enthält – je nach Fallgegenstand – konkrete Angaben über Personen, Zeit und Umstände.
- Die Situation ist relevant für berufliches Handeln. Sie verlangt nach Klärung oder Veränderung.

- Die Situation wird ausreichend ausführlich geschildert, so dass eine nicht an der Situation beteiligte Fachperson aufgrund der Fallschilderung eine klare Vorstellung von der Situation erhält.
- Die Situationsdarstellung beschränkt sich auf Tatsachen, Beobachtungen, Aussagen und Gedanken; sie vermeidet Interpretationen und Wertungen. Die im Fall geschilderten Sachverhalte könnten auch von einer anderen Person festgestellt werden. Die Fallbeschreibung enthält keine wertenden Begriffe, z. B. wertende Verben oder Adjektive (vgl. STEINER 1998: 6 ff.).

Beurteilungskriterien für die Phase Ausgangspunkt

Nach STEINER hat die Fallträgerin/der Fallträger offen zu legen, warum die im Fall geschilderte Situation zur Bearbeitung ausgewählt wurde und welche Fragen durch die Bearbeitung des Falles beantwortet werden sollen. Über die Formulierungen von Fragestellung hinausgehend sollen die Lernenden angeben, was ihnen „als frag- und denkwürdig, als überraschend, als problematisch, als unerwartet erscheint, denn nur auf dem Hintergrund eines bestimmten vorgängigen (meist unausgesprochenen) Erwartungshorizontes kann ein Ereignis überraschen". (STEINER 2004: 251). Diese subjektiven Vorannahmen und Erwartungen müssen nach STEINER expliziert werden, wenn durch die Bearbeitung des Falles persönliche Erkenntnisse erzielt werden sollen. Entsprechend formuliert er folgende Beurteilungskriterien:

- Die Lernende/der Lernende gibt Gründe für die Auswahl der Situation an. Sie/Er gibt Auskunft darüber, welche Erwartungen an die Bearbeitung der Situation geknüpft sind.
- Alle Fragen, die mit der Fallschilderung auftauchen, sind festgehalten.
- Die für die Bearbeitung ausgewählte Frage gibt die Suchrichtung an.
- Die Fragestellung ist auf berufliches Handeln bezogen.
- Die Frageformulierung ist präzise und verständlich (vgl. STEINER 1998: 6 ff.).

Beurteilungskriterien für die Phase des subjektiven Vorverständnisses

In dieser Phase wird zunächst noch ohne Bezugnahme auf theoretische Konzepte, Theorien oder Modelle eine erste vorläufige Antwort auf die in Phase 2 (Ausgangspunkt) aufgeworfenen Fragen formuliert. STEINER schlägt für die diese Phase folgende Beurteilungskriterien vor:

- Die Antwort erfolgt auf der Grundlage des eigenen Vorverständnisses ohne Bezugnahme auf Fachliteratur.
- Die Antwort beschränkt sich auf wahrscheinliche Aussagen.
- Sie wird in wenigen Sätzen formuliert. Die Ausführungen sind nicht stichwortartig, sondern es werden vollständige Sätze gebildet.
- Die Antwort entspricht dem eigenen Stand des Fachwissens. Sie unterscheidet sich von der Antwort eines Laien.
- Es werden keine Vorschläge für künftiges Handeln gemacht (vgl. ebd.).

Beurteilungskriterien für die Phase der rastergeleiteten Falldarstellung

Die Neuordnung der Fallgeschichte unter den Schlüsselkategorien des ausgewählten Bezugsrahmens entspricht dem von KAISER/KÜNZEL beschriebenen Vorgehen. STEINER schlägt für diese Phase folgende Beurteilungskriterien vor:

- Fragestellung und ausgewählter Bezugsrahmen passen zueinander
- Die Entscheidung für die Auswahl des Bezugsrahmens wird begründet.

Nach STEINER muss der ausgewählte Bezugsrahmen selbst nicht beschrieben werden. Er ist jedoch der Dokumentation der Fallbearbeitung mit vollständiger Quellenangabe beizufügen.
- Die Situation wird den Schlüsselkategorien des Bezugsrahmens zugeordnet.
- Gesichtspunkte der Situation, die vom ausgewählten Bezugsrahmen nicht erfasst werden, werden in der Darstellung ergänzt.
- Die Ergebnisse werden in einer kurzen Zusammenfassung dargestellt (vgl. ebd.).

Beurteilungskriterien für die Phase der rastergeleiteten Fallinterpretation

In dieser Phase wird das Pflegehandeln unter den normativen Grundlagen des ausgewählten Bezugsrahmens bewertet. STEINER formuliert hier folgende Kriterien:
- Die Interpretationen beziehen sich auf die Beschreibung der vorherigen Phase.
- Die Interpretation ist nachvollziehbar, folgerichtig und schlüssig.
- Sie erfolgt auf der Grundlage des ausgewählten Bezugsrahmens (vgl. ebd.).

Beurteilungskriterien für die Phase der Variationen

In dieser Phase wird die Ausgangssituation unter anderen Perspektiven beleuchtet. STEINER schlägt die folgenden Beurteilungskriterien vor:
- Der Perspektivenwechsel eröffnet einen neuen Zugang zur Ausgangssituation.
- Der Perspektivenwechsel oder Fragenwechsel führt zu einer anderen Betrachtung der Situation als auf der Grundlage des zunächst ausgewählten Bezugsrahmens (vgl. ebd.).

Beurteilungskriterien für die Phase der Synthese

In diesem Schritt sollen die bisherigen Erkenntnisse aus den Bearbeitungsschritten 2 – 6 (Ausgangspunkt bis Variationen) in einer Zwischenzusammenfassung oder einem Zwischenstandsbericht niedergelegt werden. Folgende Beurteilungskriterien werden vorgeschlagen:
- Die Synthese umfasst wesentliche Gesichtspunkte der Phasen 2–6 und gewährleistet einen Überblick über die bisherige Bearbeitung. Sie beschränkt sich auf Aussagen der Schritte 2–6 und beinhaltet keine neuen Gesichtspunkte.
- Die Formulierungen sind prägnant. Auf Abbildungen und Tabellen wird in der Regel verzichtet.

Beurteilungskriterien für die Phase der Schlussfolgerungen

Aus den Erkenntnissen des bisherigen Bearbeitungsprozesses werden Konsequenzen gezogen und festgehalten. Beurteilungskriterien sind:
- Die dargestellten Konsequenzen sind konkret und umsetzbar.
- Die Handlungsmöglichkeiten werden strukturiert dargestellt. Sie berücksichtigen Handlungsmöglichkeiten, die sich aus dem ausgewählten Bezugsrahmen ergeben, sofern dieser hierzu Aussagen macht.

- Aussagen zur Verwendungsmöglichkeit des ausgewählten Bezugsrahmens werden getroffen.

Beurteilungskriterien für die Phase der Niederschrift

STEINER fordert wie KAISER/KÜNZEL die schriftliche Dokumentation der Fallarbeit. Er macht zahlreiche Vorgaben zur inhaltlichen und sprachlichen Gestaltung sowie zur Aufmachung der Niederschrift, aus denen sich die Beurteilungskriterien unmittelbar ergeben:

- Die endgültige schriftliche Fassung ist folgendermaßen gegliedert:
  - Titelblatt mit Titel und ggf. Untertitel der Fallarbeit sowie mit Angabe der Personalien (Name, Vorname, Anschrift, Ausbildungsabschnitt)
  - Einführung mit kurzen Angaben zum Thema der Fallarbeit
  - Kriteriengebundene Dokumentation der Bearbeitungsschritte 1–8
  - Literaturverzeichnis mit vollständigen Quellenangaben
  - Anhang mit Kopien der ausgewählten Bezugsrahmen
  - Persönliche Angaben mit Evaluation der eigenen Arbeit und des methodischen Vorgehens
- Sprachliche Gestaltungskriterien:
  - Angemessenheit, bezogen auf die Thematik und den eigenen Wissensstand
  - Verständlichkeit, Korrektheit
- Äußere Darstellung:
  - Maschinenschriftliche Dokumentation
  - Übersichtliche Gestaltung und Gliederung
  - Berücksichtigung der schulinternen Regelungen hinsichtlich Seiteneinrichtung und sonstigen Formatierungsvorgaben (vgl. ebd.).

Beurteilungskriterien für die Phase der Präsentation

In der letzten Phase der Fallarbeit geht es nach STEINER darum, Vorgehen und Ergebnisse einem interessierten Publikum vorzustellen und für eine anschließende Diskussion zur Verfügung zu stehen. Als Beurteilungskriterien gelten u.a.:

- Die Präsentation beinhaltet die Vorstellung der Arbeit sowie eine anschließende Diskussion, die mindestens die Hälfte der gesamten Präsentationszeit umfasst.
- Die Präsentation ist adressatenbezogen.
- Die Grundregeln der Präsentation werden berücksichtigt. STEINER verweist an dieser Stelle auf entsprechende Literatur, aus der die weiteren Kriterien entnommen werden können (vgl. ebd.).

Sowohl die von KAISER/KÜNZEL entwickelten als auch die von STEINER aufgestellten Beurteilungskriterien dienen den Lernenden als Kriterien für die Auswahl und Bearbeitung des Falles im Rahmen der Fallarbeit. Sie sind demnach aus der Sicht der Lernenden als Konstruktionskriterien anzusehen.

Wird Fallarbeit als Unterrichtsmethode eingesetzt, können Fallträgerin und Lerngruppe an der Beurteilung der Fallarbeit beteiligt werden. Wenn Fallarbeit im Prüfungskontext eingesetzt wird, kann die Selbsteinschätzung der Fallträgerin ebenfalls Gegenstand der Beurteilung sein. Jedoch trägt der Lehrende die Verantwortung für die Notengebung.

8 Anlegen von Fallsammlungen

8.1	Die Problematik konstruierter Fälle	191	8.4.1 Hintergrund	202
			8.4.2 Verfahrensschritte	203
8.2	Für welche Falltypen sind Fallsammlungen möglich?	192	8.4.3 Ziele und Lerneffekte	204
8.3	Anlegen einer Fallsammlung nach BELZ	194	8.5 Daten aus Forschungsprojekten als Quelle für Fallsammlungen	205
8.3.1	Vor- und Nachteile eigener Fallentwicklung	194	8.6 Biographien oder Autobiographien als Quelle für Fallsammlungen	206
8.3.2	Arbeitsschritte	195		
8.4	Fälle gemeinsam mit Lernenden entwickeln – Anlegen einer Fallsammlung nach HUNDENBORN/KREIENBAUM .	202	8.7 Fiktionale Texte als Quelle für Fallsammlungen	206
			8.8 Ausblick: Fallmediatheken ..	207

Dem Potenzial, das der Arbeit mit Fällen sowohl im Hinblick auf Kompetenzentwicklung als auch auf berufliche Identitätsbildung zukommt, steht eine entsprechend dürftige Ausgangslage umfassender und qualitativ zufrieden stellender Fallmaterialien gegenüber. Fallsammlungen wie sie für andere Berufe mit fallbezogener Ausbildungstradition vorliegen, beispielsweise für Managementausbildungen oder das Jurastudium, gibt es für die Pflegeberufe bislang nicht. Dem Einsatz von Fällen in Pflegebildungsprozessen sind somit zunächst deutliche Grenzen gesetzt.

8.1 Die Problematik konstruierter Fälle

Vor diesem Hintergrund konstruieren Lehrende, die mit Fällen in der Pflegebildung arbeiten wollen, diese oft selbst. Konstruierte Fälle bergen jedoch – wie bereits beschrieben – die Gefahr in sich, dass sie den Anforderungen an eine anspruchsvolle Falldarstellung nur selten entsprechen (☞ 5.2.1; 6.2.1). Nur allzu schnell wird der Fall unter der verengten Perspektive eines dezidierten Erwartungshorizontes auf Seiten der Lehrenden entwickelt und damit sowohl seiner Reichhaltigkeit als auch seiner Lebendigkeit beraubt.

Auf die Problematik konstruierter Fälle weist PANTUCEK ebenfalls ausdrücklich hin (2004: 1 ff.). Er beurteilt konstruierte Fälle als statisch. „Sie frieren eine Fallsituation auf einem Zeitpunkt ein und suggerieren, dass nur mit den vorhandenen Informationen eine hinreichende Analyse des Falles und eine Planung der Vorgehensweise möglich seien. Konstruierte Fälle bilden so (günstigenfalls) einen

Aspekt der Fallbearbeitung ab, nämlich dass die Bearbeitung jeweils erfolgen *muss*, also keinen Aufschub duldet bzw. ein Aufschub selbst schon als Fallbearbeitungsstrategie beschreibbar wäre" (ebd.; Hervorhebung im Original). Eine Konstruktion von Fällen, so führt auch PANTUCEK aus, verführe dazu, den Fall allzu eindeutig auf vorgegebene Lernziele oder gewünschte Lernergebnisse hin zu konzipieren. Die Vieldeutigkeit, die für Realfälle charakteristisch ist, wird so aufgehoben. Es wird der Eindruck erweckt, „dass sich durch die Beziehung der „richtigen" Quellen diese Mehrdeutigkeit beseitigen und „richtig" auflösen ließe" (ebd.; Hervorhebungen im Original). In diesem Zusammenhang stellt PANTUCEK einen Vergleich zwischen konstruierten Fällen und Fallbeispielen her (☞ Kap. 2). Fallbeispiele dienen der Illustration, d.h. der Verdeutlichung und Veranschaulichung abstrakter Regeln, Theorien und Gesetzmäßigkeiten. Beim Einsatz eines Fallbeispiels steht nicht die Bearbeitung der dem Fall zugrunde liegenden Problemsituation im Vordergrund, sondern die Veranschaulichung abstrakter Regeln und Prinzipien. Konstruierte Fälle verschweigen „ihren Charakter als Illustration, sind aber doch nichts anderes: Sie wurden konstruiert, um zur Theorie zu passen. Konstruierte Fälle sind in der Regel unterkomplex, eindeutig und enthalten nicht mehr Informationen als in der Falldarstellung sichtbar werden. Realfälle sind überkomplex, mehrdeutig und enthalten potentiell wesentlich mehr Informationen als in der Falldarstellung enthalten sein können. Bei Realfällen kann immer die Falldarstellung (die Auswahl der präsentierten Fakten) kritisiert werden" (ebd.).

Wichtig ist demnach, dass für Fallsammlungen nicht Fallbeispiele oder konstruierte Fälle genutzt werden, sondern Realfälle zum Ausgangspunkt für das Anlegen einer Fallsammlung werden.

8.2 Für welche Falltypen sind Fallsammlungen möglich?

Das Anlegen von Fallsammlungen ist für lediglich zwei der beschriebenen vier Falltypen erforderlich bzw. möglich. Nach der von STEINER entwickelten Typologie fallbezogener Verfahren (☞ Kap. 3) sind Fallsammlungen für den Einsatz solcher Fälle erforderlich, bei denen die Lernenden Situationen bearbeiten, an denen sie selbst nicht unmittelbar beteiligt waren. Dies betrifft zum einen die Fallmethode, die zur Förderung von Problemlösungs- und Entscheidungskompetenz eingesetzt wird (☞ 5.2). Problemhaltige Situationen werden vom Lehrenden für die unterrichtliche Bearbeitung ausgewählt, meist unter Berücksichtigung curricular vorgegebener Ziele. Da die Lernenden an der dem Fall zugrunde liegenden Problemsituation selbst nicht unmittelbar beteiligt waren, greifen sie aus einer analytisch-distanzierten Perspektive in das Fallgeschehen ein.

Zum anderen sind Fallsammlungen für den Falltypus des Falldialogs erforderlich (☞ 6.2). Auch hier sind die Lernenden an der dem Fall zugrunde liegenden Situation nicht unmittelbar beteiligt. Die Rollen von Fallakteuren und Fallbearbeitern bleiben wie bei der Fallmethode getrennt. Im Falldialog geht es um die Förderung eines tiefer gehenden Verständnisses für die im Fall protokollierte Situ-

8.2 Für welche Falltypen sind Fallsammlungen möglich?

ation. Das Verfahren dient vorrangig der Förderung verstehend-empathischer, hermeneutischer Kompetenz.

Für die anderen beiden Falltypen, das Einzelfallprojekt sowie die Fallarbeit, werden Fälle eingesetzt, an denen die Lernenden unmittelbar als Fallakteure beteiligt waren (☞ 5.3; 6.3). Beide Verfahren dienen der Auseinandersetzung mit dem eigenen Pflegehandeln, wobei der Falldialog durch einen Wechsel von Handlungsphasen und Reflexionsphasen über die Handlung gekennzeichnet ist, während die Fallarbeit die nachträgliche Betrachtung und Reflexion einer abgeschlossenen Handlungssituation zum Gegenstand hat und Konsequenzen in der Regel nicht mehr für die der Fallgeschichte zugrunde liegende Situation gezogen werden können, jedoch die Erkenntnisse aus dem Lernprozess Konsequenzen für das künftige Pflegehandeln haben und somit einer Weiterentwicklung des eigenen Pflegehandelns dienen.

Für beide Verfahren eignen sich nur solche Fälle, die die Lernenden unmittelbar in die Unterrichtssituation einbringen. Das Anlegen einer Fallsammlung ist für die Verfahren des Falldialogs und der Fallarbeit nicht möglich, da jeweils neu mit den von den Lernenden erlebten Situationen in Lernprozessen gearbeitet wird. Allerdings eignen sich sowohl Falldialog als auch Fallarbeit hervorragend für das Anlegen von Fallsammlungen, die dann für andere Lerngruppen nach den Verfahren der Fallmethode oder des Falldialogs eingesetzt werden können. Von Pflegenden selbst erlebte und bearbeitete Fälle werden somit auch für andere Lerngruppen zu wertvollen Lernmaterialien. Dies stellt eine der Möglichkeiten dar, wie Pflegende voneinander lernen können, indem sie von den Erfahrungen anderer profitieren. Bedeutung und Lerneffekte eines solchen Verfahrens – Lernen aus den Erfahrungen anderer – sind u. a. in der Novizen-Experten-Forschung inzwischen eindrucksvoll belegt.

Einer unmittelbaren Arbeit mit Fällen in Lehr- und Lernprozessen steht demnach auch bei fehlenden Fallsammlungen nichts im Wege, wenn die Verfahren eingesetzt werden, bei denen sich die Lernenden mit selbst erlebten Situationen reflektierend auseinandersetzen. Allerdings stellen diese Verfahren in der Regel deutlich höhere Ansprüche sowohl an die Lernenden als auch an die Lehrenden als in Verfahren mit ausgewählten und ggf. didaktisch aufbereiteten Fällen. Lehrende müssen sich sehr flexibel auf die von den Lernenden eingebrachten Problemsituationen einlassen können. Während der Arbeit mit didaktisch aufbereiteten Fallmaterialien im Unterricht eine intensive Vorbereitungsphase der Lehrenden vorausgeht, in der sie sich selbst mit dem Fall und den an den Fall geknüpften Aufgabenstellungen auseinandersetzen können, entfällt dieser „Wissensvorsprung" bei der Arbeit mit Fällen, die Lernende aus dem eigenen Erfahrungsbereich einbringen. Hier werden die Lehrenden selbst erst in dem Moment mit dem Fall konfrontiert, in dem die Lernenden diesen in die Unterrichtssituation einbringen. Auch Kompetenzen im Umgang mit Theorien, Konzepten und Modellen müssen in anderer Weise ausgebildet sein, da die Bearbeitung von Fällen im Sinne des Einzelfallprojektes oder der Fallarbeit die Auswahl eines zur Problem- bzw. Fragestellung passenden Bezugsrahmens erfordert.

8.3 Anlegen einer Fallsammlung nach BELZ

BELZ entwickelte und erprobte ein Verfahren, mit dem Fallstudien für die hochschulische Lehre ausgewählt und aufbereitet werden können. Die von ihm beschriebenen und genutzten Fälle entsprechen dem Falltypus der Fallmethode. Wie bereits mehrfach ausgeführt handelt es sich bei der Fallmethode um einen Falltypus, bei dem die Lehrenden problemhaltige Realsituationen für die unterrichtliche Bearbeitung auswählen, an denen die Lernenden selbst nicht beteiligt waren. Die Fallmethode wird eingesetzt, um vor allem Entscheidungs- und Problemlösungsfähigkeit zu entwickeln bzw. gezielt zu fördern. Das Verfahren der Fallmethode basiert maßgeblich auf logisch-analytischen erklärenden Ansätzen, d.h. die dem Fall zugrunde liegenden Probleme werden auf eine oder mehrere Ursachen zurückgeführt. Die Problemlösung wird dann als besonders effektiv angesehen, wenn es gelingt, die dem Problem zugrunde liegenden Ursachen zu beheben oder auszuschalten (☞ 5,1; 5.2).

Wenngleich das Verfahren für die Hochschule entwickelt wurde, lässt es sich mit einigen Modifikationen auch für das Anlegen von Fallsammlungen in einer nicht akademischen Pflegebildung nutzen (BELZ o.J.: 1 ff.).

8.3.1 Vor- und Nachteile eigener Fallentwicklung

BELZ diskutiert die Vor- und Nachteile, die mit der Entwicklung eigener Fälle für die Lehre verbunden sind. So bieten selbst erstellte Fälle – gemeint sind nicht konstruierte Fälle – den entscheidenden Vorteil, dass sie in einer adressatengerechten Sprache, d.h. dem Zeichenvorrat der Lernenden entsprechend, geschrieben werden können. Inhalte und Schwierigkeitsgrad der Fallmethode können gezielt auf den Lern- und Ausbildungsstand der jeweiligen Zielgruppe abgestimmt werden. Zur Beeinflussung des Schwierigkeitsgrades bietet das von LEENDERS/MAUFETTE-LEENDRES/ERSKINE entwickelte Analyseraster, das bei der Entwicklung eigener Fälle als Konstruktionsraster genutzt werden kann, einen entscheidende Hilfe (☞ Abb. 5.2, Abb. 5.3, Abb. 5.4). Als weiterer Vorteil ist nach BELZ anzusehen, dass bei der Entwicklung eigener Fälle Probleme aus dem unmittelbaren Umfeld der Lernenden fallbezogen aufgegriffen werden können und damit eine größere Motivation der Lernenden zur Auseinandersetzung mit dem Fall sowie eine entsprechend höhere Identifikation gegeben sind. Letztlich trägt die Entwicklung eigener Fälle nicht unerheblich zur eigenen Kompetenzentwicklung der Lehrenden bei.

Den ausgewiesenen Vorteilen der eigenen Fallentwicklung stehen nach BELZ jedoch auch erhebliche Nachteile gegenüber. Am schwerwiegendsten ist aus seiner Sicht der hohe zeitliche und damit auch finanzielle Aufwand, der mit der Erstellung eigener Fälle einhergehe und nicht unterschätzt werden dürfe. Die Bindung ohnehin schon knapper personeller Ressourcen stelle einen erheblichen Nachteil dar. Sowohl für die Entwicklung als auch für das Schreiben eigener Fälle zum Zwecke der Lehre seien zusätzliche Kompetenzen gefordert, die bei Lehrenden nicht automatisch vorhanden seien. Sie müssen sich diese Kompetenzen zunächst aneignen und einen entsprechenden Routinierungsgrad erreichen. Allerdings weist er im Hinblick auf die Vorteile darauf hin, dass gerade dieser Erwerb und der Ausbau neuer Kompetenzen zur Qualität der eigenen Lehre und zur eigenen Weiterentwicklung beitragen könne. Der Zeitaufwand wird nicht nur durch die Auswahl und das Schreiben von Fällen für die Lehre benötigt, sondern ebenfalls für die Aneignung der hierzu nötigen Kompetenzen und das Erreichen eines bestimmten Routinierungsgrades. Darüber hinaus weist BELZ darauf hin, dass selbst entwickelte Fälle zunächst immer mit typischen Anfängerfehlern verbunden seien. Diese führen dann zu entsprechenden Umsetzungsproblemen beim Einsatz in der Lehre, die ebenfalls nicht unterschätzt werden dürfen (vgl. ebd.: 8).

Da die Lehrenden in der Pflegebildung jedoch nicht – wie teilweise andere Berufsgruppen – auf vorliegende Fallsammlungen zurückgreifen können, müssen m.E. die beschriebenen Nachteile in Kauf genommen werden, wenn die als unbefriedigend zu bezeichnende Ausgangssituation mittelfristig und nachhaltig verändert werden soll.

8.3.2 Arbeitsschritte

BELZ geht davon aus, dass im Rahmen eines Studiums Fälle bearbeitet werden, denen aktuelle Managementprobleme oder Herausforderungen von Unternehmen zugrunde liegen. Die unternehmensbezogenen Informationen, die vor allem Angaben zu Entscheidungsträgern und Entscheidungsprozessen beinhalten müssen, müssen entsprechend umfangreich sein. Das Verfahren kann m.E. dennoch für die Entwicklung von Fällen in der Pflegebildung genutzt werden, ist dann jedoch in der Regel weniger komplex, so dass es hier in einer vereinfachten, auf die Pflegebildung adaptierten Form vorgestellt wird, wo es im Wesentlichen darum geht, problematische Pflegesituationen fallbezogen aufzubereiten. Das adaptierte Verfahren ist meines Wissens noch nicht erprobt und evaluiert.

BELZ schlägt für den Prozess der Fallentwicklung als Grundlage für eine Fallsammlung ein sechsschrittiges Verfahren vor, das folgende Schritte beinhaltet:
1. Planen und Auswählen des Falles
2. Erste Kontaktaufnahme
3. Festlegung der Fallschwerpunkte und vorläufige Freigabe
4. Erheben von Daten
5. Schreiben des Falles
6. Validieren und Veröffentlichen des Falles.

Jede Phase ist wiederum in eine Reihe von Arbeitsschritten unterteilt, die im Zusammenhang mit der Darstellung der einzelnen Phasen näher ausgeführt werden. BELZ weist allerdings ausdrücklich darauf hin, dass der Entwicklungsprozess nicht linear verläuft, sondern dass sich die einzelnen Phasen teilweise überlappen bzw. dass es Feed-back-Schleifen und Rückkopplungen gibt (vgl. ebd.).

Planen und Auswählen des Falles

BELZ weist darauf hin, dass die Fallentwicklung als Projekt anzusehen und deshalb wie ein Projekt sorgsam zu planen ist. Dabei ist der Zeitplanung besondere Beachtung zu schenken, damit Rückmeldungen von Entscheidungsträgern aus der Praxis eingebunden werden können und auch Verzögerungen mit bedacht werden. Für die

Rückmeldephase aus der Praxis schlägt BELZ einen Zeitraum von zwei Wochen bis zu zwei Monaten vor. Wenn Lehrende planen, einen Fall in den Unterricht einzusetzen, müssen sie nach BELZ eine Reihe von Fragen klären.

So ist zum einen der Bezug zwischen der Curriculumeinheit oder der Unterrichtssequenz und dem Fall herauszuarbeiten. Dabei gilt es zu klären, welche curricular vorgegebenen Ziele mit dem Einsatz des Falles erreicht werden sollen.

BELZ erläutert zwei grundsätzliche Wege, wie Fälle in den Lehr-/Lernprozess integriert werden können.

Bei der ersten Möglichkeit geht die Unterrichtseinheit dem Einsatz des Falles voraus. Hier werden zunächst die notwendigen Inhalte vermittelt, und der Einsatz des Falles dient der Vertiefung der zuvor vermittelten Theorien, Modelle und Konzepte, und zwar anhand einer konkreten Situation aus der Berufspraxis. Je nach Ausgestaltung des Falles können mit seinem Einsatz sowohl fachliche als auch überfachliche Ziele erreicht werden. Der in der vorangegangenen Unterrichtssequenz vermittelte Stoff wird über die Arbeit am Fall entsprechend verfestigt (vgl. ebd.: 9). Diese Vorgehensweise entspricht einer deduktiven Methodenkonzeption. Der Lernprozess nimmt seinen Ausgangspunkt bei Gesetzmäßigkeiten, Theorien, Regeln etc. und endet mit der Anwendung auf eine konkrete Problemsituation.

Die zweite Möglichkeit ist im Rahmen einer induktiven Methodenkonzeption gegeben. Hier steht der Fall am Anfang des Lernprozesses. Der Fall dient der weitgehend selbst organisierten Erarbeitung der Lehrinhalte durch die Lernenden – REETZ spricht vom Entdeckungsfall (☞ 5.2.2) – und zwar anhand einer konkreten beruflichen Problemsituation. Anhand des Falles wird generelles Regelwissen erarbeitet, das zu einem späteren Zeitpunkt im Unterrichtsprozess nochmals systematisiert und vertieft werden kann. Der Fall verdeutlicht zugleich die „praktische Relevanz der zu behandelnden Theorien, Modelle, Konzepte und Instrumente" (ebd.). Dieses Verfahren wird u.a. im Konzept des problemorientierten Lernens (POL) genutzt (☞ 5.2.4).

Während beim deduktiven Vorgehen „die situationsbezogene Anwendung von theoretischen Sachverhalten im Vordergrund" steht, wird beim induktiven Vorgehen vorrangig „die Erarbeitung neuer Theorien verfolgt" (ebd.: 10).

Auch BELZ weist darauf hin, dass der Einsatz von Fällen im Rahmen einer induktiven Methodenkonzeption sowohl an die Lernenden als auch an die Lehrenden in der Regel höhere Anforderungen stelle und auf beiden Seiten die hierfür erforderlichen Kompetenzen vorhanden sein müssen. Lehrende, die bislang über wenig Erfahrung im Umgang mit Fällen verfügen, setzen Fälle deshalb in der Regel zunächst im Rahmen einer deduktiven Methodenkonzeption ein.

Auch empfiehlt er, beim häufigeren Einsatz von Fällen die Fallvariante zu wechseln oder verschiedene Varianten miteinander zu kombinieren, da hierüber unterschiedliche Fähigkeiten gefordert und gefördert werden (☞ 5.2.2). Auch eine Auseinandersetzung mit dem Schwierigkeitsgrad des Falles ist in dieser ersten Phase vorzunehmen. BELZ empfiehlt, tendenziell den Schwierigkeitsgrad im Ausbildungsverlauf langsam zu erhöhen, so dass Fälle in höheren Ausbildungsphasen überwiegend zwischen den Feldern 2,2,2 und 3,3,3 liegen sollten (☞ 5.2.1: Analyseraster nach LEENDERS/MAUFETTE-LEENDERS/ERSKINE).

Wie bereits dargestellt, ist für den Einsatz eines Falles zunächst der curriculare Zusammenhang zu klären, in dem ein Fall eingesetzt werden soll. Darüber hinaus spielen weitere Auswahlkriterien eine Rolle, die – übertragen auf die Nutzung dieses Verfahrens für das Anlegen von Fallsammlungen in der Pflegebildung – wie folgt skizziert werden können.

Zugangsmöglichkeiten zu den Einrichtungen im Pflege- und Gesundheitswesen, die auf die Bereitstellung von Fallmaterialien angesprochen werden sollen, sind zu klären. Im Unterschied zu anderen Bildungseinrichtungen – etwa im hochschulischen Bereich – für die sich der Feldzugang nicht ohne weiteres eröffnet, verfügen Lehrende in Pflegebildungseinrichtung über einen entscheidenden Vorteil. So sind die Ausbildungseinrichtungen aufgrund der Vorgaben in den Ausbildungsgesetzen und der geschichtlichen Entwicklung mit Krankenhäusern oder anderen Einrichtungen im Gesundheits- und Pflegewesen verbunden, die oft in räumlicher Nähe liegen und somit einen schnellen und ökonomischen Feldzugang ermöglichen. Sowohl die Lehrenden in der Gesundheits- und Krankenpflege/Gesundheits- und Kinderkrankenpflege als auch die Lehrenden in der Altenpflege haben gemäß der gesetzlichen Vorgaben die Aufgabe der Praxisbegleitung wahrzunehmen, in deren Rahmen theoretische und praktische Ausbildung im Hinblick auf das Erreichen des Ausbildungsziels zu verzahnen sind. Kontakte zu den praktischen Ausbildungseinrichtungen sind somit kontinuierlich und systematisch sicher gestellt. In diesem Rahmen ergibt sich grundsätzlich die Möglichkeit, Daten als Grundlagen für Falldarstellungen zu erheben. Auch die Begleitung und Unterstützung der Praxisanleiter/innen bei der Wahrnehmung ihrer Aufgaben gehört zu den Aufgaben der Lehrenden. Auch hier liegt ein reiches Potenzial Situationen zu gewinnen, die fallmethodisch aufbereitet werden können. Dabei sind auch solche Praxiseinrichtungen mit ihren spezifischen Aufgaben und Problemstellungen zu berücksichtigen, denen vor dem Hintergrund der neuen Ausbildungsgesetze entsprechende Bedeutung beigemessen wird. So sind Fallsituationen nicht auf die Einrichtungen der stationären Krankenversorgung zu beschränken, sondern auch den Bereichen zu entnehmen, die im Rahmen der praktischen Ausbildung als Einsatzbereiche vorgeschrieben sind (vgl. Anlage B KrPflAPrV; vgl. § 4 (3) AltPflG). Durch die Sammlung von Fallmaterialien in den Praxiseinrichtungen wird automatisch sichergestellt, dass die ausgewählten Fälle beruflich relevante Probleme aufgreifen. Präferenzen der Lernenden sind nach BELZ hierbei ebenso zu berücksichtigen wie bei der Auswahl von Fällen persönliche Präferenzen der Lehrenden immer auch eine Rolle spielen.

Weiterhin gilt es eine Entscheidung über die Länge des Falles und damit über den Umfang des Datenmaterials zu treffen. Nach Untersuchungen von LEENDERS/MAUFETT-LEENDERS/ERSKINE bevorzugen Studierende in der Regel kurze Falldarstellungen gegenüber umfangreichen Falldokumentationen; dies gilt insbesondere dann, wenn die Zeit für das Lesen der Falldarstellung knapp bemessen ist. Ebenfalls sind bei Studierenden solche Fälle weniger beliebt, bei denen die Entscheidung bereits vorgegeben ist und die von den Lernenden lediglich eine Beurteilung der Lösung einfordern. Diese als Stated-Problem-Methode oder Kritikfall bezeichnete Fallvariante wird aus der Sicht von Studierenden häufig als zu einfach beurteilt; sie bietet demnach weniger Möglichkeiten zur Auseinandersetzung und führt schnell zu Langeweile und Demotivation im Lernprozess (vgl. BELZ: 11). Allerdings sei angemerkt, dass sich die Untersuchungsergebnisse auf den Einsatz von Fällen in der Hochschullehre beziehen und damit nicht automatisch auf Pflegebildungsprozesse außerhalb des tertiären Bildungsbereichs übertragen werden können.

Erste Kontaktaufnahme

Die Entwicklung von Fällen in Zusammenarbeit mit Praxiseinrichtungen macht eine erste Kontaktaufnahme mit der Einrichtung erforderlich. Der Feldzugang ist – wie oben beschrieben – für die Lehrenden durch ihre Verpflichtung zur Praxisbegleitung, die eine unmittelbare Anwesenheit der Lehrenden in den Einrichtungen erfordert, zwar gegeben, dennoch fordert die Realisierung dieses Anliegens eine gezielte Ansprache von Entscheidungsträgern der Einrichtungen, die ihr Einverständnis zur Entwicklung von Fällen auf der Grundlage konkreter Daten der Einrichtungen erklären müssen. Darüber hinaus muss in Absprache mit den Entscheidungsträgern der Einrichtung geklärt werden, welche Personen zur Entwicklung von Fällen gezielt angesprochen werden sollen oder dürfen. Um eine Bereitschaft zur Mitwirkung zu erzielen, ist die Bedeutung fallbezogenen Arbeitens für die Kompetenzentwicklung der Lernenden u.U. entsprechend zu erläutern. Ebenso ist die Frage einer vertraulichen Behandlung personeller und betrieblicher Informationen zu thematisieren, und den Entscheidungsträgern wird zugesichert, dass ihnen vor einer Herausgabe des Falles dieser Fall zur Durchsicht und Autorisierung vorgelegt wird.

Konnte die grundsätzliche Bereitschaft zur Mitarbeit erzielt werden, werden mit Hilfe von Leitfragen, die die Lehrenden entwickelt haben, entsprechende Falldaten erhoben. Zum Einsatz kommen überwiegend halbstrukturierte oder offene Fragen (BELZ unter Bezugnahme auf MAYRING ebd.). BELZ schlägt vor, die im Gespräch gegeben Auskünfte über einen realen Fall handschriftlich zu notieren und nach Abschluss des Gespräches die handschriftlichen Notizen zu vervollständigen. Das Gespräch endet mit der Vereinbarung von weiteren Schritten bzw. von Folgeterminen.

Auf die einzuhaltenden rechtlichen Bestimmungen in diesem Verfahren kann an dieser Stelle nicht weiter eingegangen werden. Sie sind jedoch für das Erheben von Realsituationen in Praxiseinrichtungen von entscheidender Bedeutung. Ebenso sind die betriebsspezifischen Entscheidungsverfahren mit Beteiligung der entsprechenden Entscheidungsträger und Entscheidungsgremien auf jeden Fall einzuhalten.

Festlegung der Fallschwerpunkte und vorläufige Freigabe

Nach diesem Gespräch muss der Lehrende, der auf der Grundlage der gegebenen Informationen einen Fall entwickeln will, u.a. folgende Entscheidungen treffen:

Er muss entscheiden, welche Gegebenheit aus einem längeren Fall oder einer umfangreichen Situation für die Fallentwicklung ausgewählt werden soll. Geklärt werden muss, zu welchem Zeitpunkt die Falldarstellung in der Dokumentation einsetzen soll. Wie bereits dargelegt, werden in Fällen immer nur ausgewählte

Wirklichkeitsausschnitte geschildert. An welcher Stelle die Falldarstellung für die unterrichtliche Bearbeitung beginnen soll, gilt es demnach zu entscheiden.

Vor dem Hintergrund der curricularen Ziele sowie der bereits vorhandenen und noch zu fördernden Kompetenzen der Lernenden ist festzulegen, welche Fallvariante eingesetzt werden soll, d.h. auf welche Phasen des Problemlösungs- und Entscheidungsprozesses sich der Fall beziehen soll.

Nachdem der Schwerpunkt des Falles bestimmt wurde, schlägt BELZ das folgende weitere Verfahren vor: Der Lehrende fasst die Daten des Falles in wenigen Sätzen zusammen. Er vergegenwärtigt sich nochmals, für welche Zielgruppe der Fall geschrieben werden soll. Hierbei ist der Ausbildungsstand der Lernenden ebenso wichtig wie die für die Fallbearbeitung vorauszusetzenden Fähigkeiten sowie die mit der Fallbearbeitung zu fördernden Kompetenzen. Die Festlegung des Schwierigkeitsgrades anhand des von LEENDERS/MAUFETTE-LEENDERS/ERSKINE entwickelten Analyserasters ist zu bestimmen. Weiterhin gilt es zu klären, welche fachlichen bzw. überfachlichen Lernziele mit der Bearbeitung des Falles gefördert werden sollen. Vor diesem Hintergrund werden unter Berücksichtigung curricular vorgegebener Ziele die Zielentscheidungen für die Unterrichtssequenz getroffen und festgehalten.

Darüber hinaus gilt es eine Entscheidung über die Struktur der Falldarstellung zu treffen. Hier ist festzulegen, nach welchen Gesichtspunkten die Falldarstellung geordnet werden soll. Nach KAISER (☞ 5.2.1) soll der Fall eine klare Zeit- und Erzählstruktur aufweisen. Es bietet sich an, in der Vergangenheit liegende Probleme oder Situationen zu Beginn der Falldarstellung anzusprechen und im Tempus des Imperfekts zu formulieren. Die von den Lernenden zu bearbeitende aktuelle Problemsituation sollte am Ende der Falldarstellung stehen, da ihnen hierüber eindeutig signalisiert wird, welche Probleme bearbeitet werden sollen.

Erheben von Daten

Auf dieser Grundlage entscheidet der Lehrende, welche Informationen für die Fallbearbeitung benötigt werden, über welche er bereits auf der Grundlage des Erstgespräches verfügt und welche ggf. in einem weiteren Gespräch erhoben werden müssen.

Da BELZ dieses Verfahren für die Bearbeitung realer Managementprobleme von Unternehmen im Studienprozess entwickelt hat, hat diese Phase für die Gewinnung zusätzlicher Daten, die für umfangreiche, komplexe Unternehmensentscheidungen wichtig sind, eine besondere Bedeutung. Für die Nutzung des Verfahrens im hier dargelegten Rahmen hat sie wahrscheinlich eine geringere Bedeutung.

Schreiben des Falles

Ist die Datenlage des Falles umfassend geklärt, kann der Lehrende mit dem Schreiben des Falles beginnen. Das Schreiben des Falles umfasst nach BELZ drei Schritte:
1. Rohentwurf
2. Vorläufige Dozentenanleitung
3. Überarbeiten und Herausgabe des Falles.

Rohentwurf

Nachdem Fallvariante und Fallstruktur festgelegt worden sind sowie eine Ordnung der fallbezogenen Informationen erfolgt ist, wird der Fall in Form eines Rohentwurfs niedergeschrieben. Hierbei wird empfohlen, die fallbezogenen Daten zunächst dem richtigen Fallabschnitt zuzuordnen und stichwortartig festzuhalten.

Erst für einen weiteren Bearbeitungsschritt wird eine erste Ausformulierung vorgeschlagen. Dabei gilt es, eine Reihe von Regeln zu beachten, die an anderer Stelle bereits ausführlich dargelegt sind (☞ 5.2.1). So schlägt BELZ vor, die Falldarstellung in der Regel aus der auctorialen Erzählperspektive heraus vorzunehmen und in der Vergangenheitsform zu schreiben. Dies mache den Lernenden deutlich, dass das im Fall Geschilderte bereits Vergangenheit sei, wenn sie sich mit dem Fall auseinandersetzen. Eine Ausnahme stellen wörtliche Zitate dar, die im Präsens zu formulieren seien. Zitate oder wörtliche Rede stellen nach BELZ eine Möglichkeit dar, den Authentizitätsgrad des Falles zu verdeutlichen und Falldarstellung lebendig zu gestalten. Hinsichtlich der Wahl des Tempus sowie der Erzählperspektive werden in den entsprechenden Ausführungen dieses Buches teilweise abweichende Anforderungen formuliert, die der Domainenspezifik fallbezogenen Arbeitens in der Pflegepraxis Rechnung tragen (☞ 3.4; 5.2.1). So kommt etwa Falldarstellungen in der Ich-Perspektive u.a. für die Förderung empathischer Kompetenzen eine entsprechende Bedeutung zu (☞ Tab. 5.5).

Abbildungen oder Tabellen, die die Falldarstellung veranschaulichen oder ergänzen, sollen nach BELZ nicht in den Fließtext eingebunden werden, um die zusammenhängende Situationsdarstellung nicht zu zerreißen und den Lesefluss nicht zu unterbrechen. So können bei Fällen, die sich auf Pflegesituationen beziehen, Pflegepläne, Pflegeberichte, ärztliche Anordnungen, Befunddokumente etc. der Falldarstellung als Anhang beigefügt werden, sollten jedoch nicht unmittelbar in den Text eingebunden werden.

Für die Länge des Falles gibt es nach BELZ keine allgemeine Faustregel; Falldarstellungen, die eine Länge von 20 Seiten einschließlich der Anlagen überschreiten, stellen jedoch die Ausnahme dar. Auch für umfangreichere Fälle sollte eine Lesezeit von maximal zwei Stunden nicht überschritten werden (vgl. ebd.: 22).

Vorläufige Dozentenanleitung

Als nächster Schritt schließt sich das Anfertigen einer vorläufigen Dozentenanleitung an. Auch wenn der Lehrende, der die Fallstudie entwickelt, den Fall als Dozent selbst in den Unterricht einbringt, sollte dieser Schritt nicht entfallen, da hier die methodische Planung des Falleinsatzes im Unterricht erfolgt. Soll der Fall von anderen Lehrenden eingesetzt bzw. ebenfalls genutzt werden können, so ist das Erstellen einer Dozentenanleitung unumgänglich. Sie ist u.a. auch im Rahmen des problemorientierten Lernens (POL) notwendig, um den Tutorinnen und Tutoren entsprechende Hinweise für den Umgang mit dem Fall und für die Begleitung der Lerngruppe zu geben (☞ 5.2.4). Das Erstellen einer vorläufigen Dozentenanleitung gibt auch dem Fallentwickler die Möglichkeit, die Falldarstellung „im Hinblick auf Vollständigkeit und Genauigkeit der Informationen zu prüfen." (ebd.).

Die Dozentenanleitung soll folgende Angaben enthalten:
- Titel des Falles
- Kurze, zusammenfassende Falldarstellung
- Ausweisung der Lernziele, die mit der Fallbearbeitung verknüpft werden
- Grundlegende Themen, die im Fall behandelt werden
- Frage- bzw. Aufgabenstellung für die Lernenden
- Kurze Fallanalyse.

Überarbeitung und Herausgabe des Falles

Nach BELZ erfordert das Schreiben guter und qualitativ hochwertiger Fälle in der Regel das Anfertigen mehrerer Entwürfe. Beim Schreiben der Falldarstellung oder der Entwicklung der Dozentenanleitung kann sich herausstellen, dass relevante Informationen zur Fallbearbeitung fehlen oder unvollständig sind, so dass der Gesprächspartner nochmals angesprochen werden muss. Wenn der Fall überarbeitet wurde und ein vollständig ausformulierter Form vorliegt, soll der Fallentwickler die Falldarstellung nochmals unter inhaltlichen, sprachlichen und grammatikalischen Gesichtspunkten beurteilen (vgl. ebd.: 22). BELZ schlägt hier die Anwendung einer Checkliste vor, die fünf Kriterien umfasst:

- „*Komplett:* Ist die Entscheidungssituation adäquat und vollständig dargestellt? Sind alle Informationen zur Bearbeitung vorhanden?
- *Konsistent*: Ist der Fall in sich geschlossen? Ist der Aufbau logisch? Stimmen Fließtext und Anhang miteinander überein?
- *Klar:* Ist der Fall klar und deutlich? Sind die Wörter und Sätze verständlich?
- *Konzise:* Ist der Fall knapp und prägnant dargestellt? Gibt es Informationen im Fließtext, die sich besser für den Anhang eignen?
- *Korrekt:* Sind die Konventionen eingehalten worden (z. B. Vergangenheitsform, dritte Person)? Ist die Rechtschreibung richtig?" (ebd.: 22; alle Hervorhebungen im Original).

Mit dieser Prüfung ist der Fall editiert und endgültig abgeschlossen.

Validieren und Veröffentlichen des Falles

Vor einer Veröffentlichung des Falles, d.h. vor seiner Bearbeitung in einer Lehr- und Lernsituation ist der Fall der Kontaktperson bzw. den Entscheidungsträgern vorzulegen. Hierdurch werden nach BELZ mehrere Ziele erfüllt. Zum einen wird die gegebene Zusicherung absoluter Vertraulichkeit eingelöst. Zum anderen wird „die Authentizität der dargestellten Entscheidungssituation durch die Durchsicht bestätigt" (ebd.: 23). Und schließlich erfolgt die offizielle Erlaubnis des Entscheidungsträgers, den Fall zum Zwecke der Lehre einzusetzen.

BELZ rät dazu, für diesen Rückmeldeprozess eine Zeit von zwei Wochen bis zu zwei Monaten einzuplanen. Diese Zeit kann der Lehrende dafür nutzen, die vorläufige Fassung der Dozentenanleitung zu überarbeiten. Unter Bezugnahme auf LEENDERS/MAUFETTE-LEENDERS/ERSKINE schlägt er folgende Struktur für die endgültige Dozentenanleitung vor:
- Titel des Falles
- Kurze zusammenfassende Falldarstellung

- Fragen, die sich unmittelbar aus dem Fall ergeben
- Grundlegende Fragen des Falles („verallgemeinerbare Themen, die auch auf andere Fälle bzw. Situationen übertragen werden können")
- Lehrziele
- Fragestellung bzw. Aufgabenstellung für die Lernenden
- Zusätzliche Literatur oder Wege der Informationsbeschaffung
- Ggf. Anschauungsmaterial und Hilfsmittel
- Formulierung von Impulsen oder Diskussionsfragen (falls die Auseinandersetzung mit dem Fall nicht spontan zustande kommt)
- Fallanalyse, d.h. Formulierung eines Erwartungshorizontes für die möglichen oder erwünschten Ergebnisse/Antworten der Lernenden
- Gesichtspunkte, die über die Frage- und Aufgabenstellung des Falles hinausgehend angesprochen werden können
- Artikulation, d.h. Aufteilung der Fallbearbeitung in sinnvolle Zeiteinheiten und Lernsequenzen (vgl. ebd.: 24).

BELZ weist ausdrücklich darauf hin, dass der Einsatz selbst entwickelter Fälle mit erheblichen Umsetzungsproblemen verbunden sein kann, insbesondere wenn Lehrende hiermit noch wenig Übung haben. Der endgültige Einsatz eines selbst entwickelten Falles in der Lehre erfordert eine entsprechende Erprobung. Wenn diese Erprobung im unterrichtlichen Kontext vorgenommen werden soll, ist es wichtig, die Lernenden ausdrücklich um eine Rückmeldung zu bitten. Diese kann sich sowohl auf den Inhalt des Falles als auch auf sprachlich-formale Gesichtspunkte beziehen.

Auch BELZ geht davon aus, dass Fälle, die zum Zwecke der Lehre entwickelt werden, in der Regel als Papierfälle, d.h. in schriftlich dokumentierter Form in den Lehr- und Lernprozess eingebracht werden. Allerdings misst auch er den Möglichkeiten multimedial aufbereiteter Fälle eine zunehmende Bedeutung bei. Die hier gegebenen Möglichkeiten würden für den Lernprozess weitere Anregungen bieten und neben der Entwicklung fachlich-methodischer Kompetenz ein hohes Maß an Medienkompetenz vermitteln. Die Entwicklungskosten für multimedial aufbereitete Fälle seien allerdings noch erheblich höher als bei konventioneller Aufbereitung in Papierform. Darüber hinaus seien zahlreiche technologische und administrative Voraussetzungen zu prüfen sowie medienrechtliche Bestimmungen zu beachten (vgl. ebd.: 24 f.).

8.4 Fälle gemeinsam mit Lernenden entwickeln – Anlegen einer Fallsammlung nach HUNDENBORN/KREIENBAUM

8.4.1 Hintergrund

Ein Verfahren, das mit etwas weniger Zeitaufwand als mit dem von BELZ beschriebenen durchgeführt werden kann, haben HUNDENBORN/KREIENBAUM in der beruflichen Weiterbildung von Pflegenden entwickelt und praktiziert. Es basiert auf dem Grundsatz, dass Lehrende und Lernende gemeinsam Fälle für den Lernprozess auswählen, dokumentieren und bearbeiten. Lernende in der beruflichen Weiterbildung verfügen über eine deutlich größere Praxisnähe als die Lehrenden und können damit authentische Problemsituationen aus ihrer beruflichen Praxis glaubhaft einbringen. Lehrende dagegen verfügen in der Regel über größere Kompetenzen in der Falldarstellung bzw. Falldokumentation. Die durchaus unterschiedlichen Kompetenzen die beiden Interaktionspartner im Lernprozess werden hier gezielt genutzt und ergänzend aufeinander bezogen.

8.4.2 Verfahrensschritte

Unter dem Themenfokus einer Curriculumeinheit, Lerneinheit oder eines Lernmoduls werden die Weiterbildungsteilnehmer/innen gebeten, Fälle aus ihrer beruflichen Praxis einzubringen. Dabei ist es nicht erforderlich, dass die Lernenden an der ausgewählten Situation als Fallakteure unmittelbar beteiligt gewesen sind. Es reicht auch aus, wenn sie die Situation aus der Perspektive des Beobachters wahrgenommen haben.

Erinnern und Erzählen erlebter Situationen

In einer Brainstormingphase werden die Teilnehmer/innen gebeten, eine unter dem angegebenen Themenfokus zu betrachtende selbst erlebte Situation zu erinnern. In Kleingruppen tauschen sie sich über die erinnerten Situationen aus. Dadurch wird die Erinnerung an weitere Situationen angeregt. Für diese Phase soll ausreichend Zeit zur Verfügung gestellt werden.

Vervollständigen der Fallschilderung und Dokumentation durch die Lernenden

Bei der Schilderung der erlebten Situationen werden von den Zuhörenden in der Regel erste Nachfragen gestellt, die den jeweiligen Berichterstatter herausfordern, in der Falldarstellung vernachlässigte Informationen nachträglich einzubringen.

In einem weiteren Schritt wird in den Kleingruppen entschieden, welchen Fall oder welche Fälle sie für die weitere Bearbeitung auswählen und vorstellen wollen. Die ausgewählten Situationen werden in den Gruppen in Form eines Fließtextes dokumentiert, wobei die Lehrenden weder inhaltliche noch formale Vorgaben zur ersten und vorläufigen Dokumentation des ausgewählten Falles machen.

Auf der Grundlage der ersten vorläufigen Dokumentation bringt jede Kleingruppe einen Fall in das Plenum ein. Die Großgruppe wird nun gebeten, die schriftlichen Falldarstellungen daraufhin zu beurteilen, inwieweit ihnen die im Fall gegebenen Informationen ausreichen, um eine Situationsanalyse vornehmen zu können. Die Form der Dokumentation sowie die sprachliche Gestaltung spielen hierbei keine Rolle. Erneut schließt sich – diesmal auf Plenumsebene – eine Frageblock an, in der die Teilnehmer/innen Gelegenheit erhalten, über Fragen an den jeweiligen Berichterstatter bzw. an die Kleingruppe die fehlenden Informationen nachzutragen. Sie lernen auf diese Weise, eine Situation nicht vorschnell zu beurteilen, sondern zunächst notwendige Vorklärungen vorzunehmen.

Es schließt sich eine zweite Arbeitsphase in Kleingruppen an, in der die Gruppen die durch die Plenumsnachfrage zusätzlich gegebenen Informationen in die Falldarstellung aufnehmen.

Didaktische Aufbereitung der Fallmaterialen durch die Lehrenden

Die überarbeitete schriftliche Falldokumentation wird nunmehr den Lehrenden zur weiteren Bearbeitung überlassen. Der Lehrende nimmt auf dieser Grundlage eine erste vorläufige Darstellung des Falles vor, indem er die Anforderungskriterien an einen Fall entsprechend einbezieht (☞ 5.2.1). Hierdurch wird die dem Fall zugrunde liegende authentische Situation nicht substanziell verändert, jedoch im Hinblick auf ihren Einsatz in Lehr- und Lernprozessen didaktisch aufbereitet.

Rückmeldung durch die Lerngruppe

Der Lehrende nimmt diese didaktische Aufbereitung zeitnah vor und gibt die schriftliche Falldarstellung zunächst in die Kleingruppe zurück, die den Fall eingebracht hat. Diese werden gebeten zu prüfen, ob und inwieweit der Fall durch die didaktische Bearbeitung aus ihrer Sicht substanziell verändert wurde und anzugeben, ob sie sich mit der Darstellungsform entsprechend identifizieren können, d.h. ob es sich nach wie vor um „ihren Fall" handelt. Entsprechende Korrekturvorschläge und Anregungen werden vom Lehrenden aufgegriffen und fließen ggf. in eine weitere Überarbeitung der Falldarstellung ein. Zur Überprüfung der Verständlichkeit wird der Fall erneut im Plenum vorgelegt und in Abhängigkeit von den Rückmeldungen ggf. erneut überarbeitet.

Freigabe des Falles durch die Lerngruppe

Ein notwendiger abschließender Schritt besteht darin, dass die Gruppe, die den Fall eingebracht hat, den Fall zur Veröffentlichung freigibt, d.h. den Lehrenden autorisiert, diesen Fall in anderen Lerngruppen in den Lernprozess einzubringen. Das Falldokument wird hierbei mit den Autorennamen der Gruppenmitglieder versehen. Darüber hinaus wird der Lehrgang angegeben, in dem diese Falldarstellung entstanden ist.

8.4.3 Ziele und Lerneffekte

Die Lernenden anderer Lehrgänge sehen auf diese Weise unmittelbar, dass sie von den Berufserfahrungen ihrer Kolleginnen und Kollegen profitieren können. Die Gruppe, die den Fall entwickelt hat, erkennt, dass sie einen unmittelbaren Beitrag zum Lehrgangsgeschehen liefert und damit selbst neben der eigenen Kompetenzentwicklung zur Kompetenzförderung und -entwicklung ihrer Berufsgruppe beiträgt.

Für das Lehrgangsgeschehen stellt ein solches Verfahren ein kooperatives bzw. partizipatives Unterrichtsverfahren dar, das die Lernenden mit ihren Kompetenzen und Erfahrungen ernst nimmt.

Wird dieses Verfahren regelmäßig eingesetzt, bleiben Lehrende auch über diesen Weg nah an den aktuellen Problemlagen der Berufspraxis. Über das Einbringen aktueller Fälle erhalten sie einen Einblick in aktuelle berufliche Herausforderungen und Handlungsprobleme in den jeweiligen Einrichtungen.

Wichtig ist es allerdings, solche auf diesem Weg entstandenen Fallsammlungen nicht als abgeschlossenes „Guthaben" zu betrachten. Vielmehr schlagen sich berufliche Entwicklungen und Veränderungen auch unmittelbar in den Fällen nieder, die die Teilnehmer/innen einbringen. „Ältere" Fälle können schnell an Aktualität verlieren und somit an Authentizität und Glaubwürdigkeit. Sollen solche Fälle dennoch weiterhin für den Lernprozess genutzt werden, sind sie ausdrücklich mit einer historisch oder genetisch orientierten Fragestellung zu versehen. Damit sind dann auch andere Ziele verbunden, und zwar nicht die, aktuelle Handlungsanforderungen anhand von Fällen zu verdeutlichen oder aktuelle Handlungskompetenzen zu fördern. Vielmehr geht es dann darum, ein tiefer gehendes Verständnis für jetzige Entwicklungen und Tendenzen zu erzielen, die immer auch auf Ereignissen und Geschehnissen in der Vergangenheit gründen. Die Förderung historischen Bewusstseins ist eine der Zielsetzungen, die mit dem Einsatz älterer Fälle verbunden sein kann.

Selbstverständlich werden die von den Teilnehmer/innen eingebrachten Fälle im Lernprozess auch konkret bearbeitet, und zwar entweder nach problemlösenden Verfahren (☞ Kap. 5) oder nach hermeneutisch-interpretativen Ansätzen (☞ Kap. 6). Im Zusammenhang dieses Kapitels sind jedoch lediglich die Gesichtspunkte von Interesse, die Informationen für das Anlegen von Fallsammlungen beinhalten.

Durch den Einsatz des Verfahrens im Weiterbildungsbereich kommen auch solche Pflege- und Berufssituationen zur Sprache, die im Ausbildungskontext möglicherweise ausgeblendet bleiben, weil mit zunehmenden Erfahrungen und fortschreitender Kompetenzentwicklung auch andere Wahrnehmungen einhergehen (vgl. BENNER 1994).

8.5 Daten aus Forschungsprojekten als Quelle für Fallsammlungen

Die Arbeit auf der Grundlage von Fällen ist nicht nur ein wichtiges didaktisches Verfahren in einer beruflichen Bildung, deren berufliche Praxis maßgeblich durch den Fallbezug gekennzeichnet ist. Fallbezogenes Vorgehen stellt auch im Rahmen pflegewissenschaftlicher Forschung ein zentrales Verfahren dar. Fallrekonstruktionen eröffnen einen Einblick in die Lebenswelten und Problemlagen von Menschen mit Pflegebedarf. Die überwiegend im Rahmen qualitativer Verfahren gewonnenen fallbezogenen Erkenntnisse und gewonnenen Daten stellen auch nach STEINER ein bislang weitgehend ungenutztes Potenzial für die Erstellung von Fallsammlungen dar. STEINER weist darauf hin, dass aus Persönlichkeits- und Datenschutzgründen viele hier vorhandenen Falldarstellungen für Bildungszwecke wahrscheinlich nicht freigegeben würden (vgl. STEINER 2004: 263). Allerdings gibt es in der Zwischenzeit eine Fülle von Veröffentlichungen aus dem Bereich pflegewissenschaftlicher Forschung, in denen ganze Fallverläufe oder Fallausschnitte dokumentiert sind, die für den Einsatz in Lehr- und Lernprozessen entsprechend genutzt werden können.

8.6 Biographien oder Autobiographien als Quelle für Fallsammlungen

Biographische oder autobiographische Dokumente, Erlebnis- und Erfahrungsberichte von Menschen mit Pflegebedarf in Krankheits- oder Krisensituationen stellen eine nicht zu unterschätzende Quelle für Fallsammlungen dar. Wie BUSCH in ihrer Arbeit gezeigt hat, liefern solche Dokumente nicht nur zahlreiche Erkenntnisse über Krankheits- und Krisenverarbeitung sowie über die Lebensbewältigung in Situationen bedingter Gesundheit, über vital oder existenziell bedrohliche Situationen, sie geben häufig auch einen Einblick in das Erleben von Pflege durch die Betroffenen. BUSCH untersuchte in ihrer Arbeit autobiographische Dokumente von Menschen, die sich in einer vital oder existenziell bedrohlichen Situation befanden, und zwar unter der Fragestellung, wie sie in dieser Zeit Krankenpflege erlebt haben (vgl. BUSCH 1996).

8.7 Fiktionale Texte als Quelle für Fallsammlungen

Während die überwiegende Anzahl von Autorinnen und Autoren falldidaktischer Veröffentlichungen davon ausgeht, dass den Fällen authentische und reale Problemsituationen zugrunde liegen müssen, vertritt STEINER die Auffassung, dass sich auch fiktionale Texte für eine fallbezogene Bearbeitung eignen. Allerdings muss entweder der Text selbst deutliche Hinweise darauf enthalten, dass es sich um einen fiktionalen Text handelt, oder die Lehrende muss den Lernenden diese Angaben machen. Hier sind jedoch neben den beschriebenen falldidaktischen Konzepten entsprechende Konzepte der Literaturdidaktik zu nutzen. So muss im Zusammenhang mit fiktionalen Texten immer auch die literarische Gattung selbst Gegenstand der Auseinandersetzung sein. Nach STEINER lassen sich aus fiktionalen Texten, die fallbezogen bearbeitet werden, wesentliche Erkenntnisse sowohl für das berufliche Handlungsfeld als auch übergreifende Erkenntnisse erzielen (vgl. STEINER 2004: 264). So schildert SUTER (2000) in seinem Roman „Small world" eindrucksvoll die zunehmenden kognitiven Einbußen, die sich bei der Hauptfigur im Rahmen einer beginnenden und dann weiter fortschreitenden Alzheimer Erkrankung einstellen, wie die ersten Anzeichen zunächst verheimlicht, verdrängt und überspielt werden, welche Strategien eingesetzt werden und wie das Umfeld darauf reagiert. Dieses Werk bietet einen differenzierten Einblick in die Erlebenswelt von Menschen, die an der Alzheimer Krankheit leiden, und stellt zugleich ein kurzweiliges und spannendes Lesevergnügen dar.

STEINER vertritt die Auffassung, dass in einer Fallsammlung, die sich auf fiktionale Texte gründet, durchaus nicht nur „gehobene" Literatur berücksichtigt werden soll. Auch so genannte Unterhaltungsliteratur biete genügend Stoff, „um sich mit dem Fremdbild der eigenen Profession und der Repräsentation von Berufsfeldern im Wandel der Zeit auseinanderzusetzen" (ebd.).

Er weist zudem darauf hin, dass fiktionale Erzählungen nicht nur in gedruckter Form, sondern ebenfalls in audiovisueller Form genutzt werden können und damit auch Filme anspruchsvoller Art, aber auch „Seifenopern" und Serienfilme genügend Anreiz für eine Auseinandersetzung bieten (vgl. ebd.).

Auch auf die Bedeutung historischer Fallerzählungen weist STEINER hin. Aus seiner Sicht gehört historisches Wissen zum „Kernwissen angehender und praktizierender Berufsangehöriger." (ebd.) Auch wenn sich dieses Wissen nicht unmittelbar auf aktuell geforderte praktische Handlungskompetenzen beziehe, sei doch die Ausbildung des historischen Bewusstseins für das berufliche Selbstverständnis von grundlegender Bedeutung (vgl. ebd.). In diesem Zusammenhang sei auf die oral history verwiesen, ein qualitatives Verfahren der Geschichtsforschung, dem in den letzten Jahren auch in der pflegehistorischen Forschung eine entsprechende Bedeutung beigemessen wird.

8.8 Ausblick: Fallmediatheken

STEINER geht davon aus, dass das Erstellen von Fallsammlungen und Fallmediatheken für eine fallorientierte Bildungsarbeit in den Pflegeberufen unumgänglich sei. Hierzu seien Fälle und Fallsammlungen systematisch zu klassifizieren, damit der Zugriff möglichst einfach und effizient sei. In einer Fallmediathek werden nicht nur schriftlich fixierte Formen der Falldarstellung gesammelt, sie sind vielmehr offen für verschiedene Arten der Repräsentation (Film, CD, Hörspiel etc.). Er schlägt für den Aufbau von Fallmediatheken die Netzwerkarbeit zwischen interessierten Personen und Institutionen vor. Auch wenn das Anlegen von Fallsammlungen in der Regel auf der Ebene einzelner Institutionen beginne, seien längerfristig ein Austausch der Fallsammlungen und ein möglichst breiter Zugriff wünschenswert, nicht nur im Hinblick auf die hohen Entwicklungskosten, die mit der Erstellung eigener Fälle und der Anlage eigener Fallsammlungen verbunden sind.

9 Grenzen fallbezogenen Arbeitens in der Pflegebildung

9.1	Methodenimmanente Grenzen fallbezogenen Lernens 209	9.3	Ausblick – Kompetenzförderung der Lehrenden durch fallbezogenen Unterricht 213
9.2	Grenzen fallbezogenen Arbeitens aufgrund personeller und institutioneller Faktoren 211		

Der Arbeit mit Fällen werden vielfache Vorzüge zugeschrieben. Fallbezogenes Arbeiten gilt als ein praxisorientiertes, interdisziplinäres und fächerübergreifendes Lehr- und Lernverfahren, das Lernende mit konkreten Fällen aus der Praxis konfrontiert und entweder zu einer Entscheidung herausfordert oder zu einem tiefer gehenden Verstehen der Situation anregt. Fallbezogene Verfahren dienen vorwiegend der Vermittlung von Fähigkeiten zur Bewältigung praktischer Lebenssituationen. Der Situationsbezug ermöglicht einen Einblick in die vielfältigen Bedingungen und Verflechtungen sowie in die unterschiedlichen Interessen, in denen Pflegenden in ihrem Handeln stehen (vgl. GRUBER o.J.).

Durch die Bearbeitung von lebens- und wirklichkeitsnahen Fällen wird der Realitätsbezug des Unterrichts deutlich gesteigert, Motivation und Interesse der Lernenden nehmen in der Regel zu. Die Bearbeitung lebens- und berufsbedeutsamer Problemstellungen verstärkt die intrinsische Motivation der Lernenden und „führt zu einer tiefer gehenden kognitiven Verarbeitung, was sich wiederum positiv auf den Lernerfolg auswirkt" (HOIDN o.J.). Durch den Realitätsbezug sowie durch das hohe Maß an Aktivität der Lernenden wird verhindert, dass so genanntes träges Wissen aufgebaut wird, das in konkreten Situationen nicht genutzt werden kann. (☞ 2.4).

Im Zusammenhang mit seinen Ausführungen zum problemorientierten Unterricht weist RIEDL darauf hin, dass durch problemlösende Verfahren, zu denen auch die Arbeit mit Fällen gehört, strukturelles Begründungswissen entwickelt wird, und zwar durch die Analyse von Problemsituationen, durch das Ziehen von Schlussfolgerungen und die Entwicklung von Lösungen. Zudem entfaltet sich Verfahrenswissen durch die Anwendung problemlösender Verfahren wie durch die Entwicklung von Analyse- und Lösungsstrategien. Darüber hinaus würden durch problemorientiertes Vorgehen Lernstrategien günstig gefördert, die heute immer häufiger gefordert würden, wenn zur Problemlösung erforderliche Kenntnisse eigenständig zu beschaffen oder zu erweitern sind. Ausdrücklich weist er als

Vorteil den nachhaltigen Erwerb anwendbaren Wissens aus sowie eine höhere Behaltensleistung im Vergleich mit darbietenden Unterrichtsverfahren, in denen die Lernenden eine eher passiv-rezeptive Haltung einnehmen. Über den Erwerb von Sachkenntnis hinausgehend wird Methodenkompetenz erworben, was mit einer Stärkung des Selbstwertgefühls einhergehen kann (RIEDL 2004: 32 f.).

Dennoch stoßen auch fallbezogene Verfahren wie alle unterrichtlichen Verfahren an ihre Grenzen. Diese Grenzen sind zum einen methodenimmanent, d.h. am unterrichtlich bearbeiteten Fall kann eben nicht alles gelernt werden, was zur beruflichen Kompetenzentwicklung gehört. Zum anderen erschwert das Fehlen von Fallsammlungen den Einsatz fallbezogener Verfahren (☞ Kap. 8). Und schließlich sind auch Grenzen durch die handelnden Personen, Lehrende wie Lernende, wie durch die Institution gegeben.

9.1 Methodenimmanente Grenzen fallbezogenen Lernens

Den Vorteilen von Lebensnähe, Anschaulichkeit und Situationsbezogenheit stehen immer wiederkehrende Einwände gegen die Fallarbeit gegenüber (vgl. KADE 1990: 122). Diese Einwände richten sich vor allem gegen die eingeschränkte Generalisierbarkeit von Fällen. Nach KADE ist jedoch „die Begrenztheit fallspezifischer Einsichten durch die Strukturmerkmale von sozialen Situationen selbst bedingt. Eine Generalisierung von fallbezogenen Einsichten in allgemeine Gesetzesaussagen ist so von vornherein nicht möglich und wird eo ipso auch gar nicht angestrebt" (ebd.). Nach KADE hängt das, was am Fall gelernt werden kann, mit der begrenzten Reichweite sozialer Situationen zusammen. Gelernt werden können Deutungsmöglichkeiten einer Handlungssituation sowie mit entsprechender Erfahrung und Übung die Entwicklung von Urteilskraft und Unterscheidungsfähigkeit, „um von Fall zu Fall richtige Handlungsentscheidungen zu treffen" (ebd. 123). Fallverstehen hat nach KADE nicht in erster Linie Theoriewissen als Voraussetzung, sondern erweitere „die Kenntnis von Lebens- und Umgangsformen, die ein situationsangemessenes Handeln erlauben. (ebd.). Die Arbeit in der Gruppe, d.h. in der Interpretationsgemeinschaft, sorge dafür, „dass die eigenen Blindstellen, Wahrnehmungs- und Deutungseinschränkungen ... aufgedeckt und korrigiert werden. Auf diese Weise können die eigenen Deutungsmöglichkeiten erweitert werden" (ebd.; ☞ 6.2).

Wenn die Struktur des Einzelfalles verstanden wurde, kann dieser jedoch mit anderen und ähnlich gelagerten Fällen verglichen werden. So werden Familien- oder Gruppenähnlichkeiten beim Vergleich von Fällen gleicher Art festgestellt. „Der Fall weist Übereinstimmungen mit einem oder mehreren Merkmalen auf, weicht aber in anderen Merkmalen von den übrigen Vergleichsfällen ab" (ebd.). Bei diesem horizontalen Vergleich mehrerer Fälle auf Strukturähnlichkeiten erwerben Lernende ein Strukturwissen, das auf andere Fälle übertragbar ist (vgl. KADE unter Bezugnahme auf OEVERMAN: 134). Weisen die im Unterricht bearbeiteten Fälle strukturelle Ähnlichkeiten mit Fällen aus der Pflegepraxis auf, so können Lernende das am Fall erworbene Strukturwissen in Praxisfällen wieder entdecken oder umgekehrt Strukturwissen aus Praxisfällen auf unterrichtliche Fälle übertragen. Ziel einer durchgeführten Fallanalyse ist nach KADE Exemplarik.

Nach KADE kann ein Fall jedoch auch in seiner vertikalen Einbettung untersucht werden. Bei diesem Vorgehen wird der Fall „in seiner >Einlagerung< in allgemeine gesellschaftliche Strukturen untersucht" (ebd.). Hier wird das Allgemeine und Typische auf die zeithistorische, milieuspezifische und kulturelle Einbettung des Falles bezogen. „Am Fall wird untersucht, auf welche Weise sich allgemeine Strukturen im Handeln der Akteure vergegenständlicht haben. Die allgemeinen Handlungsbedingungen haben individuell unterschiedliche Handlungsmöglichkeiten eröffnet, aber auch verschlossen und verengt. Welche der Handlungsbedingungen im Einzelfall genutzt wurden, unterscheidet sich von Fall zu Fall und ist Gegenstand der vergleichenden Rekonstruktion" (ebd.; ☞ 4.3: Topisches Bildungsverständnis nach KAISER; systemischer Ansatz von HUNDENBORN/KREIENBAUM).

Nach FLECHSIG (1996) versetzen sich die Lernenden bei der Fallbearbeitung „in die Rolle von real handelnden Personen bzw. von Entscheidungsträgern, wobei sie allerdings wissen, dass sie von den Zwängen sowie von der Verantwortung realer Handlungsträgerschaft entlastet sind" (ohne die Hervorhebungen im Original). Genau hier liegt ein wesentlicher Unterschied zwischen der Fallarbeit in der Pflegepraxis und fallbezogenen Verfahren in der Lehr- und Lernsituation. Während professionell Handelnde in der Pflegepraxis immer unter Entscheidungs- und Handlungsdruck stehen (☞ 2.2.2), ist die Lehr-/Lernsituation als sanktionsfreier Raum und als entscheidungsentlasteter Rahmen zu verstehen. Der Ernstfall wird hier also nicht abgebildet, vielmehr können „spielerisch" verschiedene Handlungsoptionen durchdacht und im Sinne gedanklichen Probehandelns vollzogen werden, ohne Konsequenzen und Sanktionen befürchten zu müssen. Fallbezogenes Arbeiten im Unterricht kann demnach den Ernstfall, der das Pflegehandeln in der Pflegepraxis kennzeichnet, nicht einfangen. Andererseits ist die Reflexion maßgeblich gebunden an einen entscheidungs- und handlungsentlasteten Raum, der unter den Bedingungen der Berufspraxis nur selten gegeben ist. Reflexion von Erlebnissen und Erfahrung ist notwendige Voraussetzung für Kompetenzentwicklung (vgl. BENNER 1994). Gerade hierfür bietet der Schonraum von Schule Gelegenheit, das eigene berufliche Handeln aus der Distanz im Nachhinein kritisch zu beleuchten und Erkenntnisse aus dem Reflexionsprozess für die eigene berufliche Weiterentwicklung zu nutzen.

Im Zusammenhang mit der Verbindung von Fallmethode und Pflegeprozess (☞ 5.2.3) wurde deutlich, dass nicht alle Phasen des Pflegeprozesses sinnvoll über den Einsatz von Fällen bearbeitet werden können. Dies betrifft insbesondere die Phase der Durchführung, die allenfalls im Sinne eines gedanklichen Probehandelns angesprochen werden kann. Darüber hinaus stößt die Arbeit mit Fällen auf weitere Grenzen: Als so genannte simulative Verfahren unternehmen Formen fallbezogenen Arbeitens zwar den Versuch, die Wirklichkeit im Unterricht abzubilden und somit Trainings- und Übungsmöglichkeiten im sanktionsfreien Raum zu eröffnen. Der direkte Fall jedoch, wie er sich den Lernenden und Pflegenden in der Pflegepraxis zeigt, kann nie direkt Gegenstand des Unterrichts sein. So stellen Fälle im Unterricht immer zubereitete, nicht unmittelbare Erfahrung dar. Falldarstellungen sind immer medial vermittelt. Eindrücke und Erfahrungen, die im Rahmen der Fallarbeit im Unterricht gesammelt werden können, sind denn auch gebunden an die jeweilige Form der medialen Aufbereitung. Wichtige Dimensionen pflegeberuflicher Handlungskompetenz können medial nicht eingefangen werden, selbst wenn die Grenzen der schriftlichen Fallschilderung überwunden und andere mediale Aufbereitungsformen genutzt werden können. So sind etwa haptische, kinästhetische oder olfaktorische Eindrücke (vgl. WITTNEBEN 1991) sowie Stimmungen Wissen, das in der realen Situation gebunden bleibt und in ihr zurückbleibt. Diese können medial nicht vermittelt, sondern müssen ebenfalls mit dem Mittel der Sprache beschrieben werden.

Im Zusammenhang mit dem Textprotokoll im Rahmen hermeneutisch-interpretativer Verfahren (☞ 6.2) wurde bereits darauf hingewiesen, dass ein Transkript oder Protokoll immer bereits Interpretationen beinhaltet. Ereignisse, die sich in der realen Pflegesituation gleichzeitig abspielen, Eindrücke, die zeitgleich gewonnen werden, können in einem Textprotokoll oder in einer anderen Form der Falldarstellung immer nur in einem zeitlichen Nacheinander geschildert werden.

9.2 Grenzen fallbezogenen Arbeitens aufgrund personeller und institutioneller Faktoren

STEINER sieht sowohl auf Seiten der am Lernprozess beteiligten Verantwortlichen als auch auf institutioneller Seite Faktoren, die dem Einsatz von Fällen Grenzen setzen können, insbesondere dann, wenn bestimmte Voraussetzungen nicht gegeben sind.

Wenn Lernende im Unterricht auf der Grundlage von Fällen arbeiten oder auch fallbezogene Praxisaufgaben im Bereich der praktischen Ausbildung erfüllen sollen, müssen sie nicht nur mit dem Verfahren vertraut gemacht werden, sondern ebenfalls den Hintergrund dieser Methode (STEINER bezieht 1998 seine Ausführungen noch überwiegend auf die Fallarbeit) in ihren Grundzügen kennen. Er hält den Einsatz dieses Verfahrens grundsätzlich bereits in frühen und nicht erst in fortgeschrittenen Ausbildungsphasen für möglich, warnt allerdings dringend davor, Pflegeprozess, Pflegediagnosen oder andere Pflegekonzepte und Fallarbeit gleichzusetzen. Auf diese Weise werde der Eindruck erweckt, dass es sich um identische Konzepte handele. Sie stellen jedoch lediglich ausgewählte Bezugsrahmen dar, mit deren Hilfe der Fall interpretiert werden kann. Aufgrund eigener Erfahrungen in der Pflegebildung empfiehlt er, Fallarbeit erst dann einzusetzen, wenn den Lernenden die Grundlagen des Pflegeprozesses vertraut sind und sie eine gewisse Sicherheit im Umgang mit dem Pflegeprozess erreicht haben.

STEINER erachtet es ebenfalls als wichtig, dass Praxisanleiter/innen mit dem Verfahren vertraut gemacht werden. Werden Fälle aus der Praxis für die Reflexion des Pflegehandelns ausgesucht, sind Praxisanleiter/innen wichtige Lernbegleiter/innen. Wenn Praxisanleiter/innen selbst mit der Reflexion des eigenen Pflegehandelns auf der Grundlage von Fällen geübt sind, können sie die Lernenden im praktischen Ausbildungsprozess entsprechend anleiten und unterstützen (vgl. ebd.: 10).

Auch auf institutioneller Ebene sind entsprechende Voraussetzungen zu schaffen. So fordert – wie bereits dargestellt – der Einsatz fallbezogener Verfahren entsprechende curriculare Freiräume bzw. die Verankerung dieser Verfahren in den schulinternen Curricula (☞ 2.1.2). Auch das Vorhandensein systematisierter und zugänglicher Fallsammlungen ist Voraussetzung für einen regelmäßigen und gezielten Einsatz von Fällen im Ausbildungsverlauf sowie in der Prüfung (vgl. ebd.).

Wie in Kapitel 8 ausführlich dargelegt, stößt die Arbeit mit fallbezogenen Verfahren auch deshalb an ihre Grenzen, weil es an vorhandenen Fallmaterialien mangelt, die die Qualitätsanforderungen an Falldokumentationen erfüllen. Weiterhin mangelt es an Angeboten, „die dem Praktiker Anregungen und Hilfen bei der Konstruktion eigener Fallstudien geben, so dass die Konstruktion von Fallstudien einen – im Vergleich zur Vorbereitung des konventionellen Unterrichts – weitaus höheren Arbeitsaufwand einfordert. Auch der Zeitaufwand für die Durchführung einer Fallstudie ist relativ groß" (HOIDN o.J.). Als Schwierigkeiten werden auch von RIEDL die aufwändigere Vorbereitung und Planung eines problemlösenden Unterrichts im Vergleich zu darbietenden Verfahren aufgeführt. Auch die während des Lernprozesses erforderliche Betreuung könne entsprechend schwieriger sein, „wenn Lernende andere Wege einschlagen als vorgesehen und die Lehrkraft situativ flexibel darauf reagieren können muss" (RIEDL 2004: 32). Auch bei den Lernenden wird in allen Phasen des Unterrichts eine hohe Motivation vorausgesetzt, wenn die möglichen positiven Wirkungen erreicht werden sollen.

HOIDN (ebd.) weist auch auf die spezifischen Rollenerwartungen und -verpflichtungen hin, die für den Lehrenden mit dem Einsatz fallbezogener Verfahren einhergehen. So fordert der Einsatz fallbezogener Verfahren, dass der Lehrende den Lernenden einerseits entsprechende Entscheidungsspielräume eröffne, auf der anderen Seite müssten sie jedoch den Unterrichtsverlauf bis zu einem bestimmten Grad vorstrukturieren. Dieses Argument scheint m.E. weniger schwerwiegend, da alle neueren curricularen und didaktischen Konzeptionen von einer anderen Rolle der Lernenden wie der Lehrenden ausgehen. So versteht sich in diesem Konzepten der Lehrende nicht länger als Wissensvermittler, sondern vielmehr als Initiator und Begleiter sowie als Moderator von Lernprozessen, die von den Lernenden weitgehend selbst organisiert zu gestalten sind. Gerade die Schwierigkeiten bei der Übernahme eines neuen Rollenverständnisses sind es m.E., die die Umsetzung offener, mit Freiräumen für die Lernenden einhergehenden Konzepte erschweren, mit denen auch die Methoden fallbezogenen Lehrens und Lernens verbunden sind. Dieses andere Verständnis der eigenen Rolle stellt sich nicht von selbst und plötzlich ein und ist nicht als bloßer rationaler Willensakt zu verstehen.

Auch die Unklarheit der Lehrenden darüber, was denn wirklich am Fall gelernt werden kann und die fehlende Überzeugung, dass der relativ hohe Zeitaufwand bei der Arbeit mit Fällen, keine „vertane" Zeit darstellt, sondern sich förderlich und nachhaltig auf den Lernprozess auswirkt, führt nicht selten zur Ablehnung oder zur Zurückhaltung beim Einsatz fallbezogener Verfahren.

HOIDN weist auf einen weiteren Gesichtspunkt hin, der dem Einsatz fallbezogener Verfahren u. U. Grenzen setzt: Lehrende verfügen häufig nicht über die hierzu notwendigen Kompetenzen, weil sie selbst häufig wenig oder keine Erfahrung im Umgang mit diesen Methoden haben. Meist wurden sie in ihrer eigenen Ausbildung nicht mit diesen Verfahren vertraut gemacht und sind deshalb in der unterrichtlichen Situation schnell überfordert.

STEINER geht davon aus, dass Lehrende, die fallbezogene Verfahren im Unterricht einsetzen wollen, Fälle ihrer eigenen Berufspraxis bearbeitet und mit Kolleginnen und Kollegen diskutiert haben sollten. Ebenfalls müssen sie für die Fallarbeit als Typus mit grundlegenden wissenschaftstheoretischen Begriffen vertraut sein. So müssen sie etwa Alltagswissen, Alltagstheorie sowie subjektive Theorien von wissenschaftlichen Theorien unterscheiden können. Sie müssen mit dem Verfahren der Fallarbeit vertraut sein. Pflegelehrerinnen und Pflegelehrer müssen sich im pflegerischen Handlungsfeld auskennen, d. h. Kenntnisse von den Handlungsanforderungen und Handlungsmöglichkeiten in der Pflegepraxis haben. Sie müssen mit Reflexionskonzepten, etwa dem Konzept des reflektierenden Praktikers von SCHÖN, vertraut sein (☞ 5.3; vgl. STEINER 1998).

9.3 Ausblick – Kompetenzförderung der Lehrenden durch fallbezogenen Unterricht

SIEBERT führt Kompetenzen der Lehrenden auf, die er bezogen auf die verschiedenen Kompetenzdimensionen beschreibt. Viele dieser Kompetenzen können durch den Einsatz fallbezogener Verfahren gezielt gefördert werden.

Zu den fachdidaktischen Kompetenzen der Lehrenden, die durch fallbezogenes Arbeiten gefördert werden können, zählen:
- Kenntnisse über den neuesten Stand des Faches
- Die Fähigkeit, Theorie mit Praxis zu verbinden und Transfer gezielt zu fördern
- Die Fähigkeit, die fachliche Komplexität reduzieren zu können.

Zu den methodischen Kompetenzen zählen:
- Lehr- und Lernmethoden situationsbezogen und teilnehmerorientiert einsetzen zu können
- Lerntechniken zu vermitteln
- Soziales und selbstgesteuertes Lernen anzuregen
- Unterschiedliche Sichtweisen zu verknüpfen und zur Perspektivenverschränkung anzuregen
- Die Lernenden zur Selbstevaluation des Lernfortschritts anzuregen.

Zu den sozialen Kompetenzen gehören:
- „Belehrungen und Besserwisserei vermeiden"
- Zum Nachdenken anregen
- Die Zusammenarbeit in der Gruppe fördern.

Auf der Seite personaler Kompetenz wird gefördert:
- Von den Teilnehmer/innen lernen wollen
- Offen für andere Sichtweisen sein (vgl. SIEBERT 2004: 13).

Durch die Arbeit mit fallbezogenen Verfahren lassen sich also nicht nur auf Seiten der Lernenden, sondern auch auf Seiten der Lehrenden entsprechende Kompetenzen gezielt fördern.

Fallbezogenes Arbeiten muss demnach zum konstitutiven Bestandteil der Ausbildung von Pflegelehrerinnen und -lehrern werden bzw. zu einem entsprechenden Angebot auf Fort- oder Weiterbildungsebene. Über die Arbeit an Fällen müssen die Lehrenden selbst mit den unterschiedlichen Möglichkeiten fallbezogener Verfahren vertraut gemacht werden. Nicht Reden über Fälle oder ihren Einsatz im Unterricht, sondern eigene Arbeit am Fall muss demnach die Lehrerbildung maßgeblich prägen, wenn die Verfahren fallbezogenen Lernens systematisch in der Pflegebildung verankert werden sollen.

Literaturliste

ARNOLD, Rolf/SCHÜSSLER, Ingeborg. Entwicklung des Kompetenzbegriffs und seine Bedeutung für die Berufsbildung und für die Berufsbildungsforschung. In: Franke, Guido (Hrsg.). Komplexität und Kompetenz. Ausgewählte Fragen der Kompetenzforschung. Bielefeld, 2001. 52 – 74.

Ausbildungs- und Prüfungsverordnung für die Berufe in der Krankenpflege (KrPflAPrV) vom 10. November 2003. Bundesgesetzblatt Jahrgang 2003 Teil I Nr. 55, ausgegeben zu Bonn am 19. November 2003.

Ausbildungs- und Prüfungsverordnung für den Beruf der Altenpflegerin und des Altenpflegers (Altenpflege-Ausbildungs- und Prüfungsverordnung – AltPflAPrV) vom 26. November 2002. Bundesgesetzblatt Jahrgang 2002 Teil I Nr. 81, ausgegeben zu Bonn am 29. November 2002. 4418 – 4428.

BAYERISCHES STAATSMINISTERIUM FÜR UNTERRICHT UND KULTUS. Lehrplanrichtlinie für die Berufsfachschule für Krankenpflege und Kinderkrankenpflege. Oktober 2005. www.isb.bayern.de.

BAYERISCHES STAATSMINISTERIUM FÜR UNTERRICHT UND KULTUS. Lehrplanrichtlinie für die Berufsfachschule für Altenpflege. Juli 2004. http://www.isb.bayern.de/bes/lehrplan/bfs/.

Begründung zum Gesetz über die Berufe in der Krankenpflege und zu Ausbildungs- und Prüfungsverordnung. Drucksache des Deutschen Bundestages. 15/13.

Begründung zur Ausbildungs- und Prüfungsverordnung für die Berufe in der Krankenpflege.

BELZ, Frank-Martin. Entwicklung von Fallstudien für die Lehre. Institut für Wirtschaftspädagogik Universität St. Gallen. EULER, Dieter/METZGER, Christoph (Hrsg.). Hochschuldidaktische Schriften Band. 2.

BENNER, Patricia. Stufen zur Pflegekompetenz. From Novice to Expert. Verlag Hans Huber. Bern. 1994.

BREHER, Klara Maria. Neues Gesetz – Neue Prüfung. Entwicklung eines Prüfungsverfahrens nach dem neuen Krankenpflegegesetz und der Ausbildungsrichtlinie in NRW. Unveröffentlichte Diplomarbeit. Köln. 2004.

Bundesverfassungsgericht. Urteil in dem Verfahren über den Antrag der Bayerischen Staatsregierung. BverfG, 2 BvF 1/01 vom 24.10.2002, Absatz-Nr.(1 – 392). http:www.bverfg.de/

BUSCH, Jutta. „Was der Patient sagt …" Die Reflexion der Krankenpflege in Autobiographien von Patienten. BVS Gohl. Baunatal. 1996.

CAPURRO, Rafael. Hermeneutik der Fachinformation. Auszüge aus der Habilitationsschrift. http://www.capurro.de/hermeneu.html. Letzter Zugriff am 11.03.2006.

CLEMENT, Ute/ARNOLD, Rolf (Hrsg.). Kompetenzentwicklung in der beruflichen Bildung. Opladen. 2002.

CLEMENT, Ute. Kompetenzentwicklung im internationalen Kontext. In: Clement, Ute/Arnold, Rolf (Hrsg.). Kompetenzentwicklung in der beruflichen Bildung. Leske + Budrich. Opladen 2002. 29 – 54.

DARMANN, Ingrid. Problemorientiertes Lernen – Transfer durch die Erweiterung von Situationsdeutungen. In: PrInterNet 9/2004. 461 – 467.

DEUTSCHER BUNDESTAG. Begründung zum Gesetz über die Berufe in der Krankenpflege. Drucksache des Deutschen Bundestages 15/13.

DEUTSCHES INSTITUT FÜR ANGEWANDTE PFLEGEFORSCHUNG. Konzeptentwurf: Gestaltung eines fächerintegrativen und kompetenzorientierten Prüfungsverfahrens in der Altenpflegeausbildung auf der Grundlage des Gesetzes über die Berufe in der Altenpflege in der Bekanntmachung der Neufassung vom 25. August 2003, der Ausbildungs- und Prüfungsverordnung für den Beruf der Altenpflegerin und des Altenpflegers vom 26. November 2002 sowie des Entwurfs einer empfehlenden Ausbildungsrichtlinie für die Altenpflegeausbildung in NRW vom Juli 2003. Autorinnen: HUNDENBORN, Gertrud/KÜHN, Cornelia. Im Auftrag des Ministeriums für Gesundheit, Soziales, Frauen und Familie des Landes Nordrhein-Westfalen. 2004. (unveröffentlicht).

Deutungsmuster. http://www.uni-protokolle.de/Lexikon/Deutungsmuster.html. Letzter Zugriff am 27.12.2005.

ENZIAN, Hildegard. Altenpflege zeigt Profil. Weinheim und Basel. 1999.

ERPENBECK, John/VON ROSENSTIEL, Lutz (Hrsg.) Handbuch Kompetenzmessung. Schäffer-Poeschel Verlag. Stuttgart. 2003.

FLECHSIG, Karl-Heinz (1996). Kleines Handbuch didaktischer Modelle. 1996. http://www.ikud.de/handbuch6.htm.; letzter Zugriff am 13.10.2005.

FRANKE, Guido (Hrsg.). Komplexität und Kompetenz. Ausgewählte Fragen der Kompetenzforschung. Bertelsmann Verlag. Bielefeld. 2001.

FREISTAAT SACHSEN. SÄCHSISCHES STAATSMINISTERIUM FÜR KULTUS. Lehrpläne für die Berufsfachschule. Altenpfleger/Altenpflegerin. Fachlicher Bereich. Erprobungslehrplan. August 2003.lp_bs_altenpflege.pdf.

Literatur

FRIEDE, Christian. Fallbezogene Aufgaben in der Abschlussprüfung der handlungsorientierten Ausbildung der Ausbilder. LOS Forschungsbericht 4, Kapitel 3. http://www-user.uni-bremen.de/~los/berichte/band4/kapitel3.html; Letzter Zugriff am 25.08.2005.

Gesetz über die Berufe in der Altenpflege (Altenpflegegesetz – AltPflG) in der Bekanntmachung der Neufassung vom 25. August 2003. Bundesgesetzblatt Jahrgang 2003 Teil I Nr. 44, ausgegeben zu Bonn am 4. September 2003. 1690 – 1696.

Gesetz über die Berufe in der Krankenpflege und zur Änderung anderer Gesetze vom 16. Juli 2003. Bundesgesetzblatt Jahrgang 2003 Teil I Nr. 36, ausgegeben zu Bonn am 21. Juli 2003.

GIESECKE, Hermann. Didaktik der politischen Bildung. Juventa Verlag. München. 1973.

GOLLER, Dorothea. Hermeneutik als Theorie und Methode der Auslegung. Mit einem Ausblick auf ihre Anwendung in der Pflegewissenschaft. Universität Osnabrück. Seminar Grundlagen der Pflegewissenschaft. Sommersemester 1999.

GREB, Ulrike (Hrsg.). Lernfelder fachdidaktisch interpretieren. Werkstattberichte zur Gestaltung von Gesundheits- und Krankheitsthemen im schulischen Bereich. Mabuse Verlag. Frankfurt am Main. 2005.

GRUBER, Christine. Zum Einsatz von Fallstudien in der Sozialarbeitsausbildung. Telesozial. Fernlehre in der Sozialarbeit. http://www.telesozial.net/cms/uploads/media/Zum_Einsatz_vonFallstudien_in_der_Sozialarbeitsausbildung.pdf. Letzter Zugriff am 13.10.2005.

HESSISCHES SOZIALMINISTERIUM. Entwurf. Rahmenlehrplan für die Gesundheits- und Krankenpflege und Gesundheits- und Kinderkrankenpflege in Hessen auf der Basis der Ausbildungs- und Prüfungsverordnung (KrPflAPrV) vom 10. November 2003. Stand: August 2004. www.sozialministerium.hessen.de.

HESSISCHES SOZIALMINISTERIUM. Entwurf. Rahmenlehrplan für die Altenpflege in Hessen auf der Basis der Ausbildungs- und Prüfungsverordnung für den Beruf der Altenpflegerin und des Altenpflegers (AltPflAPrV) vom 26.11.2002. August 2003. www.sozialministerium.hessen.de.

HOF, Christiane. (Wie) lassen sich soziale Kompetenzen bewerten? In: Clement, Ute/Arnold, Rolf (Hrsg.). Kompetenzentwicklung in der beruflichen Bildung. Leske + Budrich, Opladen 2002. 153 – 166.

HOIDN, Sabine. Methode Fallstudie. INSTITUT FÜR ÖKONOMISCHE BILDUNG. http://lspace5.via-on-line.de/ioeb/econdon.nsf/SchulpraxisMethodenDruck/3F8629062F1CC1FFC1256FEO; letzter Zugriff am 13.10.2005

HOLENSTEIN, Hildegard. Die Fallstudie – ein effiziente Methode zur Förderung und Überprüfung beruflicher Handlungskompetenz. Schweizerisches Rotes Kreuz. Script Nr. 25. Januar 2000.

HUNDENBORN, Gertrud. Standards in der Pflegebildung – Perspektiven der Curriculum-Entwicklung in Deutschland. Workshopbeitrag im Rahmen des Symposiums „10 Jahre (Pflege-)Lehrerinnenbildung an Fachhochschulen" am 22.07.2005. 2005 a (unveröffentlicht).

HUNDENBORN, Gertrud. Darlegung und Begründung des Kompetenzansatzes nach dem neuen Krankenpflegegesetz. Referat im Rahmen der MAGS-Fachtagungen „Lernerfolgsüberprüfungen bei Ausbildungen nach dem neuen Krankenpflegegesetz (KrPflG)" am 21.10.2005 an der Fachhochschule Bielefeld und am 15.11.2005 an der Kath. Fachhochschule NW, Abteilung Köln. Tagungsdokumentation. 2005 b.

HUNDENBORN, Gertrud. Rückblick auf zehn Jahre Lehrerbildung an Fachhochschulen. In: KATHOLISCHE FACHHOCHSCHULE NORDRHEIN-WESTFALEN (Hrsg.). Jahrbuch 2005. 10 Jahre Fachbereich Gesundheitswesen. Lit. Verlag. Münster. 2005 c. 178 – 195.

HUNDENBORN, Gertrud. Leitfragen und Materialien zur Entwicklung eines fächerintegrativen Prüfungsverfahrens in der Kranken- und Kinderkrankenpflegeausbildung in NRW, entwickelt zur konzeptionellen Begleitung der Arbeitsgruppe II der Modellschulen. 2002/2003. (unveröffentlicht).

HUNDENBORN, Gertrud. Die fallorientierte Prüfung als fächerintegratives Prüfungsverfahren in der Pflegeaus- und -weiterbildung. Seminarunterlagen für den Studiengang Pflegepädagogik an der KFH NW. 1998. (unveröffentlicht).

HUNDENBORN, Gertrud. Professionelle Pflege – Laienpflege. Konfliktfeld – sinnvolle Ergänzung? In: CARITAS-GEMEINSCHAFT FÜR PFLEGE- UND SOZIALBERUFE. Diözesangemeinschaft Köln (Hrsg.). Tag der Pflege. Professionelle Pflege – Laienpflege. Konfliktfeld – sinnvolle Ergänzung? Dokumentation der Fachtagung am 10.10.1996. Köln. 4 – 31.

HUNDENBORN, Gertrud/BRÜHE, Roland. Curriculum für den Modellversuch „Erprobung einer Ausbildung in der Alten-, Kranken- und Kinderkrankenpflege mit generalistischer Ausrichtung." Im Auftrag des MINISTERIUMS FÜR GESUNDHEIT, SOZIALES, FRAUEN UND FAMILIE DES LANDES NORDRHEIN-WESTFALEN. Köln. 2004. (unveröffentlicht).

HUNDENBORN, Gertrud/KNIGGE-DEMAL, Barbara. Teil 5 des Zwischenberichts. In: Dokumentation von Arbeitsauftrag und Zwischenbericht der Landeskommission zur Erstellung eines landeseinheitlichen Curriculums als empfehlende Ausbildungsrichtlinie für die Kranken- und Kinderkrankenpflegeausbildung. Ministerium für Frauen, Jugend, Familie und Gesundheit des Landes Nordrhein-Westfalen. Düsseldorf. 1999.

HUNDENBORN, Gertrud/KÜHN, Cornelia. Entwurf eines lernfeldorientierten Rahmenlehrplans für die Ausbildungen in der Gesundheits- und Krankenpflege/Gesundheits- und Kinderkrankenpflege. Köln. 2003 (unveröffentlicht).

HUNDENBORN, Gertrud/KÜHN, Cornelia. Entwurf einer empfehlenden Ausbildungsrichtlinie für die Altenpflegeausbildung. Im Auftrag des MINISTERIUMS FÜR GESUNDHEIT, SOZIALES, FRAUEN UND FAMILIE DES LANDES NORDRHEIN-WESTFALEN. Düsseldorf. 2003a.

HUNDENBORN, Gertrud/KREIENBAUM, Alois. Der systemische Ansatz von Pflege. Köln. 1994. (unveröffentlichte Seminarunterlagen).

ILMES. Hermeneutik. Internet-Lexikon der Methoden der empirischen Sozialforschung. http://www.lrz-muenchen.de. Letzter Zugriff am 11.03.2006.

INSTITUT FÜR ÖKONOMISCHE BILDUNG. Methode Fallstudie. http://lspace5.via-on-line.de/ioeb/econdon.nsf/SchulpraxisMethodenDruck/3F8629062F1CC1FFC1256FEO; letzter Zugriff am 13.10.2005.

KADE, Silvia. Handlungshermeneutik. Qualifizierung durch Fallarbeit. Verlag Julius Klinkhardt. Bad Heilbrunn/Obb. 1990.

KAISER, Franz-Josef. Entscheidungstraining. Die Methoden der Entscheidungsfindung. Verlag Julius Klinkhardt. Bad Heilbrunn/Obb. 1976.

KAISER, Franz-Josef (Hrsg.). Die Fallstudie. Verlag Julius Klinkhardt. Bad Heilbrunn/Obb. 1983.

KAISER, Franz-Josef. Fallstudien. In: Lenzen, Dieter (Hrsg.). Enzyklopädie Erziehungswissenschaft. Klett-Cotta. Band 4. 1985.

KAISER, Hansruedi. Kompetenz. Versuch einer Arbeitsdefinition. Skripten zur Lehrerweiterbildung am Bildungszentrum für Gesundheitsberufe Kanton Solothurn. Nr. 7 (neue, überarbeitete Version). 2004.

KAISER, Hansruedi. Die „Stufen zur Pflegekompetenz" von P. Benner aus Sicht der Wissenspsychologie. Skripten zur Lehrerweiterbildung am Bildungszentrum für Gesundheitsberufe Kanton Solothurn. Nr. 2. 2001.

KAISER, Hansruedi. Wirksames Wissen aufbauen. Ein integrierendes Modell des Lernens. h.e.p. Verlag. Bern. 2005.

KAISER, Hansruedi/KÜNZEL, Manfred. Fallstudie als Instrument zur Weiterentwicklung von Theorie und Praxis. Schweizerisches Rotes Kreuz. Heft Nr. 6. 1996.

KAUFFELD, Simone. Das Kasseler-Kompetenz-Raster (KKR) – ein Beitrag zur Kompetenzmessung. In: Clement, Ute/Arnold, Rolf (Hrsg.). Kompetenzentwicklung in der beruflichen Bildung. Leske + Budrich. Opladen. 2002. 131 – 151.

KELLER/NOWAK. Kleines Pädagogisches Wörterbuch. Herder Verlag.

KERSTING, Karin. Berufsbildung zwischen Anspruch und Wirklichkeit: Eine Studie zur moralischen Desensibilisierung. Verlag Hans Huber. Bern. 2002.

KOSIOL, Erich. Fallstudien. In: Grochla, Erwin (Hrsg.). Handwörterbuch der Organisation. Metzlersche Verlagsbuchhandlung und Carl Ernst Poeschel Verlag. Stuttgart. 1969.

KRAIMER, Klaus. Sozialpädagogisches Fallverstehen, Forschungswerkstatt, professionelles Handeln. http://www.KlausKraimer.de/sozialpädogisches_fallverstehen.pdf. 1996. Letzter Zugriff am 13.10.2005.

KRAIMER, Klaus. Von >Fall zu Fall< – die Methode der Fallrekonstruktion in der Sozialen Arbeit. http://www.KlausKraimer.de/fallthese_bielefeld.pdf. 2004. Letzter Zugriff am 27.09.2005.

LANDESINSTITUT FÜR SCHULE (Hrsg.). Lernerfolgsüberprüfung im Lernfeldkonzept mit Projektarbeit. Werkstattbericht. Heft 5. Dezember 2002. Soest.

LEMPERT, Wolfgang. Berufliche Sozialisation und berufliches Lernen. In: Arnold, Rolf/Lispmeier, Antonius (Hrsg.). Handbuch der Berufsbildung. Leske + Budrich. Opladen. 1995. 343 – 349.

LEHMANN, Burkhard. ‚Kompetenzvermittlung' durch Fernstudium. In: Clement, Ute/Arnold, Rolf (Hrsg.). Kompetenzentwicklung in der beruflichen Bildung. Leske + Budrich, Opladen 2002. 117 – 129.

LEUZINGER, Andreas/LUTTERBACHER, Thomas. Mitarbeiterführung im Krankenhaus. Verlag Hans Huber. Bern. 3. Auflage. 2000.

LIPSMEIER, Antonius. Systematisierungsprinzipien für berufliche Curricula. In: Lipsmeier/Pätzold (Hrsg.). Lernfeldorientierung in Theorie und Praxis. Franz Steiner Verlag. Stuttgart. 2000.

Literatur

MINISTERIUM FÜR ARBEIT, SOZIALES, FAMILIE UND GESUNDHEIT RHEINLAND-PFALZ (Hrsg.). Rahmenlehrplan und Ausbildungsrahmenplan für die Ausbildung in der Gesundheits- und Krankenpflege und Gesundheits- und Kinderkrankenpflege des Landes Rheinland-Pfalz. Berichte aus der Pflege 1 – September 2005.

MINISTERIUM FÜR BILDUNG, FRAUEN UND JUGEND RHEINLAND-PFALZ. Lehrplan und Rahmenlehrplan für die Fachschule Altenpflege. Fachrichtung Altenpflege. November 2005. http:www.altenpflege-lernfelder.de/rahmenlehrplaene/rahmenlehrplaene.php.

MINISTERIUM FÜR GESUNDHEIT, SOZIALES, FRAUEN UND FAMILIE DES LANDES NORDRHEIN-WESTFALEN. Entwurf einer empfehlenden Ausbildungsrichtlinie für die Altenpflegeausbildung. In: Ausbildung und Qualifizierung in der Altenhilfe. Arbeitshilfen für Theorie und Praxis. Düsseldorf. Juli 2003.

MINISTERIUM FÜR GESUNDHEIT, SOZIALES, FRAUEN UND FAMILIE DES LANDES NORDRHEIN-WESTFALEN. Ausbildungsrichtlinie für die staatlich anerkannten Kranken- und Kinderkrankenpflegeschulen in NRW. Düsseldorf. November 2003.

MINISTERIUM FÜR KULTUS, JUGEND UND SPORT BADEN WÜRTTEMBERG. Lehrpläne Schulversuche. Berufsfachschule für Altenpflege. Lehrplan 01/3260–01. Stand 2004–04–07. Lehrplan 01/3260–02. Stand 2004–04–07. Lehrplan 01/3260–03. Stand 2004–04–07. Lehrplan 01/3260–04. Stand 2004–04–07. http://www.altenpflege-lernfelder.de/rahmenlehrpläne/rahmenlehrplaene.php.

MÖLLER, Peter. Hermeneutik. http://www.philolex.de. Letzter Zugriff am 11.03.2006.

NIEDERSÄCHSISCHES KULTURMINISTERIUM. Rahmenrichtlinien für den berufsbezogenen Lernbereich in der Berufsfachschule – Altenpflege – Stand September 2003. http://www.bbs.nibis.

OTT, Bernd. Ganzheitliches Systemverständnis und Qualitätsmanagement beruflicher Bildung. In: Schanz, Heinrich (Hrsg.). Berufs- und wirtschaftspädagogische Grundprobleme. Baltmannsweiler. 2001.

PANKRATZ, Bettina. Die Anwendung der Fallstudie im Krankenpflegeunterricht. In: Deutsche Krankenpflegezeitschrift. Verlag W. Kohlhammer. Beilage zu Heft 5/1987.

PANTUCEK, Peter. Was ist der Fall? Fallstudiendidaktik an Sozialarbeits-Studiengängen. http://www.telesozial.net/cms/455.0.html. Letzter Zugriff am 13.10.2005.

Rahmenrichtlinien für den Unterricht in der Ausbildung zur Altenpflegerin und zum Altenpflegerin. Schleswig-Holstein.Schleswig-Holstein.rahmenrichtlinien_schleswig.pdf.

RAVEN, Uwe. Handlungskompetenz in der Pflege und ihre Bedeutung für die Professionalisierung des Berufsfeldes. In: Pflege. Verlag Hans Huber. Bern. Heft 4/1995.

RENKL, Alexander. Lehren und Lernen. In: Tippelt, Rudolf (Hrsg.). Handbuch Bildungsforschung. Leske + Budrich. Opladen. 2002. 589 – 602.

RICHTER, Helmut. LANDESINSTITUT FÜR SCHULE (Hrsg.). Lernerfolgsüberprüfung im Lernfeldkonzept. Werkstattbericht. Heft 3. Soest. 2002a.

RICHTER, Helmut. Lernerfolgsüberprüfung im handlungsorientierten Unterricht in der Berufsschule. Books on Demand GmbH. Norderstedt. 2002b.

RIED, Sabine. Transfer in der Bildung fördern – Aspekte der Forschung. In: Sieger, Margot (Hrsg.). Pflegepädagogik. Handbuch zur pflegeberuflichen Bildung. Verlag Hans Huber. Bern. 2001. 71 – 80.

RIEDL, Alfred. Didaktik der beruflichen Bildung. Franz Steiner Verlag. Wiesbaden. 2004.

ROBERT-BOSCH-STIFTUNG. Pflege braucht Eliten. Denkschrift zur Hochschulausbildung für Lehr- und Leitungskräfte in der Pflege. Bleicher Verlag. Gerlingen. 1992.

SCHMIEL, Martin. Einführung in fachdidaktisches Denken. Kösel-Verlag. München. 1978.

SCHRAPPER, Christian/THIESMEIER, Monika. Wie in Gruppen Fälle besser verstanden werden können. http://www.uni-koblenz.de/~hilfeplan/Team-Fallverstehen.pdf. Stand: September 2001. Letzter Zugriff am 27.09.2005.

SCHWEIDMANN, Werner/GEIST, Werner/URBAN, Hubert/KÖHLE, Karl/POUSSET, Raimund. Psychosoziale Probleme im Krankenhaus. Seelsorge – Nachtwache – Berufsbild Krankenpfleger. Urban & Schwarzenberg. München-Berlin-Wien. 1976.

SEKRETARIAT DER STÄNDIGEN KONFERENZ DER KULTUSMINISTER DER LÄNDER IN DER BUNDESREPUBLIK DEUTSCHLAND. Handreichungen für die Erarbeitung von Rahmenlehrplänen der Kultusministerkonferenz (KMK) für den berufsbezogenen Unterricht in der Berufsschule und ihre Abstimmung mit Ausbildungsordnungen des Bundes für anerkannte Ausbildungsberufe. Stand: 15.09.2000.

SIEBERT, Horst. Methoden für die Bildungsarbeit. W. Bertelsmann Verlag. Bielefeld. 2004.

SIEGER, Margot (Hrsg.). Pflegepädagogik. Handbuch zur pflegeberuflichen Bildung. Verlag Hans Huber. Bern. 2001.

STANGEL, Werner. Die Hermeneutik. http://paedpsych.jk.uni-linz.ac.at. Letzter Zugriff am 11.03.2006.

STEINER, Edmund. Fallstudien zu real erlebten und vorkonstruierten Situationen. Begriffsklärungen und Vorschläge zur Umsetzung am Beispiel der Walliser Schule für Gesundheits- und Krankenpflege. Schweizerisches Rotes Kreuz. Script Nr. 17. August 1998.

STEINER, Edmund. Erkenntnisentwicklung durch Arbeiten am Fall. Ein Beitrag zur Theorie fallbezogenen Lehrens und Lernens in Professionsausbildungen mit besonderer Berücksichtigung des Semiotischen Pragmatismus von Charles Sanders Peirce. Dissertation. 2004. http://www.dissertationen.unizh.ch/2005/**steiner**/diss.pdf. Letzter Zugriff am 14.01.2006.

TELESOZIAL. Fernlehre in der Sozialarbeit. Handbuch Telesozial. http://www.telsozial/net/cms/uploads/media/Telesozial_Handbuch_v3.0.pdf. Letzter Zugriff am 13.10.2005.

VOGEL, Norbert/WÖRNER, Alexander. Erwachsenenpädagogische professionelle Kompetenz für die Weiterbildung: In: Clement, Ute/Arnold, Rolf. Kompetenzentwicklung in der beruflichen Bildung. Leske + Budrich, Opladen 2002. 81 – 92.

WAHL, Wolfgang. Der Schleier der Alltäglichkeit oder: Wie ist Fallverstehen möglich? http://www.webnetwork-nordwest.de/dokumente/fallverstehen.pdf. Letzter Zugriff am 27.09.2005.

WEIDNER, Frank. Professionelle Pflegepraxis und Gesundheitsförderung – Eine empirische Untersuchung der beruflichen Voraussetzungen und Perspektiven der Krankenpflege. Mabuse-Verlag. Frankfurt/Main. 1995.

WITTNEBEN, Karin. Pflegekonzepte in der Weiterbildung für Pflegelehrerinnen und Pflegelehrer. Leitlinien einer kritisch-konstruktiven Pflegelernfelddidaktik. Verlag Franz Lang. Frankfurt am Main. 2003.

WITTNEBEN, Karin. Pflegeausbildung im Spannungsfeld von Pflegepraxis, Pflegewissenschaft und Didaktik. In: KOCH, Veronika (Hrsg.).Bildung und Pflege. 2. Osnabrücker Kolloquium. Verlag Hans Huber. Bern. 1999. 1 – 13.

WITTNEBEN, Karin. Pflegekonzepte in der Weiterbildung zur Pflegelehrkraft. Über Voraussetzungen und Perspektiven einer kritisch-konstruktiven Didaktik der Krankenpflege. Verlag Franz Steiner. Frankfurt am Main. 1991.

Register

A
Altenpflege 6
   Ausbildung 11, 76
   Ausbildungs- und Prüfungsverordnung 11
   Ausbildungsziel 11
   fallbezogene Lernerfolgsüberprüfungen 176
   Rahmenbedingungen 12
Altenpflegegesetz 143, 144
Analytische Distanz 146
Anonymität der Fallakteure 105
Artikulation 93
Attribution 137
Ausbildungs- und Prüfungsverordnung 6, 7
Ausbildungsgesetze 6
Ausbildungsziele 6, 7
Aussagen
   ideographische 158
   nomoethische 158

B
Berufspädagogische Konzepte 27
Berufsprofil 7
Beurteilungskriterien
   nach Edmund Steiner 187
   nach Hansruedi Kaiser und Manfred Künzel 184
Beziehungsanalyse nach Silvia Kade 129
Bildungsverständnis
   Ausbildungsgesetz 143
Biographiearbeit 12, 38
Blended-Learning 56
Brainstorming 111
Burn-out-Phänomen 25

C
Case-Incident-Methode 68
Case-Problem-Methode 71, 161, 166
Case-Study-Methode 70
Coaching 93
Cognitive-Apprenticeship-Ansatz 93
Cool-out-Phänomen 25
Curriculum 6, 13

D
Denken nach Guildford
   divergentes 74, 79
   konvergentes 74
Deutungsmusteranalyse 106
Dokumentation 9

E
Eigenverantwortlichkeit 10, 11
Einzelfallprojekt 51, 147, 193
E-Learning 56
Entwicklungen
   gesellschaftliche 7
   pflegewissenschaftliche 8
Erzählperspektive eines Falls
   auctoriale 64
   Er-Perspektive 66
   Ich-Perspektive 65
Evaluation 8
Exploration 93

F
Fachkompetenz 28, 144, 149
Fall 36
   Anforderungen nach Hansruedi Kaiser 56
   didaktischer 39
   domainenspezifischer 60
   Entdeckungs- 74
   Entscheidungs- 74
   Erzählperspektive 64
   Klassifikationsmöglichkeit nach Lothar Reetz 73
   konstruierter 39, 191
   Papier- 39
   polyvalenter 172, 180
   Praxis- 39
   Real- 192
   Schwierigkeitsbeurteilung 62

Register

Schwierigkeitsgrad 61, 158
Typologie nach Edmund Steiner 40
Zeit- und Erzählstruktur 63
Fallarbeit 51, 147, 193
   Grenzen 209, 211
   im Curriculum 116
   Methode nach Edmund Steiner 125, 187
   nach Hansruedi Kaiser und Manfred Künzel 117, 184
   nach Silvia Kade 129
   Raster 118, 126
   systematische 115
   Überprüfung von Handlungskompetenz 187
Fallbearbeitung
   phasenbezogene Leitfragen des IÖB 80
Fallbeispiele 16, 17, 20
Fallbeschreibungen 19
Fallbesprechung nach Horst Siebert 131
Fallbezogene Aufgabenstellungen 159, 162, 165
Fallbezogene Lehr- und Lernverfahren 50
Fallbezogene Methoden nach Edmund Steiner 38
Fallbezogene Pflegebildung 5
Fallbezogenes Arbeiten 4
Fallbezug 18, 41
Falldarstellung
   idiographische Aussagen 58
   nomoethische Aussagen 58
Falldialog 51, 101, 192
Fallentwicklung
   Dozentenanleitung 200, 201
   in Praxiseinrichtungen 198
   nach Frank-Martin Belz 194
   Rohentwurf 200
   Veröffentlichung 201
   Zielgruppe 199
Fallkonzept 8
Fallmediatheken 207
Fallmethode 51, 157
Fallmethodisches Vorgehen 115
Fallsammlung 191
   Aktualität 205
   Biographien als Quelle 206
   Daten aus Forschungsprojekten 205
   Falltypen 192
   fiktionale Texte 206
   nach Frank-Martin Belz 194
   nach Gertrud Hundenborn und Alois Kreienbaum 202
Fallstudie 19
   reflektierende 125
Fallvarianten 68
   Case-Incident-Methode 68
   Case-Problem-Methode 71
   Case-Study-Methode (Harvard-Methode) 70
   Problem-Finding-Methode 69
   Stated-Problem-Methode 71

G

Gesundheits- und Kinderkrankenpflege 6
Gesundheits- und Krankenpflege 6
Gruppenprüfung 183
Gütekriterien
   Operationalisierung 153, 154

H

Handlungshermeneutik 102
Handlungskompetenz 10, 28, 144, 149
   altenpflegerische 13
   Gütekriterien 148
Handlungsorientierte Themenbearbeitung (HOT) 15
Handlungsorientierung 29
Hermeneutik 96
hermeneutische Textinterpretation 113

I

Informationsgewinnung 69
Interaktionskonstellationen in Pflegesituationen 47

K

kognitiver Ansatz 32
Kollegiale Fallbearbeitung nach Christian Schrapper und Monika Thiesmeier 131
Kompetenzauffassung 10
Kompetenzbegriff 29, 137
Kompetenzbeobachtung 148
   objektive Messverfahren 148
   subjektive Einschätzungsverfahren 148
Kompetenzen 7, 137, 141, 143
   aktivitäts- und umsetzungsorientierte 145
   berufliche 9
   emotional-kommunikative 25

empathisch-hermeneutische 9, 11, 13
ethisch-moralische 26
fachdidaktische nach Horst Siebert 213
fachliche 7, 146
fachlich-methodische 145
hermeneutische 18, 46, 114, 146
informelle 142
klinisch-pragmatische 25
methodische 7, 146
personale 7, 10, 145
praktisch-technische 25
reflexive 114
soziale 7
sozial-kommunikative 145
Kompetenzklassen nach John Erpenbeck und Lutz von Rosenstiel 144
Kompetenztypen nach John Erpenbeck und Lutz von Rosenstiel 141
Konstruierte Fälle 191
Krankenpflegegesetz 6, 143, 144
Kritisch-konstruktive Pflegedidaktik von Karin Wittneben 31
Kultusministerkonferenz (KMK) 144

L

Landesspezifische Richtlinien 13, 14
Lebenswelt 13, 179
Lehrerbildung 214
Lehrlings-Lernen 33
Lernen
    integrierendes Modell des (IML) 34, 117
    kasuistisches 34
    problemorientiertes (POL) 16, 19, 76, 82, 208
Lernerfolgsüberprüfung 155
    fallbezogene 134
    Leitfragenkatalog 181
Lernfeld:1.1 12, 177
Lernfeld:1.2 177
Lernfeld:1.3 12, 178, 180
Lernfeld:1.4 116
Lernfeld:1.5 178
Lernfeld:2.1 12, 179
Lernfeld:3 12
Lernfeld:3.1 180
Lernfeld:4.1 180
Lernfeld:4.3 180
Lernfelder 20
Lernfeldkonzept 11, 28, 152

Lernkompetenz 144
Lernprozess 4
    Phasen nach Karl-Heinz Flechsig 84
    Stufen im Projekt Telesozial 85
Lernprozess nach Franz-Josef Kaiser 77
Lesarten eines Textes 99

M

Methode der freien Assoziation 111
Methoden- und Lernkompetenz 29
Methodenkompetenz 144
Methodenkonzeption
    deduktiv 196
    induktiv 196
Modeling 93

N

Narrativa 32

P

Partizipatives Unterrichtsverfahren 204
Personalkompetenz 28, 144, 149
Pflegeplanung 7, 12
Pflegeprozess 6, 7, 12, 48, 74, 157, 210
    Fallvarianten und Schritte 75
Pflegesituation
    Definiton des Verodnungsgebers 8
    Konstitutive Merkmale 45
Pflegewissenschaft 8
Praxisanleiter 93
Praxisfallstudie 125
Praxisseminar nach Silvia Kade 102
Prinzip der Subsidiarität 25
Problem-Finding-Methode 69, 157
Problemlösungskompetenz 11, 146
    analytische 9
Problemlösungsprozess 10
Problemtypen nach Hans Aebli 53
Professionalisierungstheorie 23
Prozesskompetenz 11
Prüfung
    kompetenzorientierte 10
    mündliche 7, 9, 167, 169, 170, 179
    praktische 7, 9, 12
    schriftliche 7, 156
    themenbereichsübergreifende fallbezogene mündliche 173
Prüfungsgespräch 9

Q
Qualifikationsbegriff 29
Qualifikationskonzept 140

R
Rahmenbedingungen der Pflege 7
Rahmenlehrplan 6, 144
Realfall 192
Reflexion 12, 92, 93
Reflexionsfähigkeit 39

S
Scaffolding 93
Sequenzanalyse 109
Siebensprung 76, 82
Simulation von Handlungssituationen 30
Simulative Verfahren 59
Situationsbegriff 8
Situationsverständnis 43
Situiertheitsansatz 32
Sozialkompetenz 28, 144, 149
Stated-Problem-Methode 71, 166, 175
Stated-Problem-Variante 164
Systematischer Ansatz von Gertrud Hundenborn und Alois Kreienbaum 42

T
Textverständnis 97
Textinterpretation 106
    nach Kade 106
Themenbereich 8
Themenbereich:10 49
Themenbereich:1 156
Themenbereich:10 169, 174
Themenbereich:11 49
Themenbereich:12 171, 174
Themenbereich:2 160
Themenbereich:3 168, 173
Themenbereich:5 8
Themenbereich:6 163
Themenbereich:7 165
Themenbereich:8 170, 174
Themenbereiche 155
Theorie des reflektierenden Praktikers nach Donald Schön 90
Tiefenhermeneutik 111
Transferkompetenz 11
Transkription 104

U
Übergabe 9

V
Validierung 112
Veröffentlichungen 1

W
Wissen
    berufliches Erfahrungs- 23
    deklaratives 32, 94
    domainenspezifisches 33
    implizites 33
    metakognitives 33
    prozedurales 32
    sensomotorisches 34
    situatives 34
    subjektives Alltags- 23
    systematisches 23
    träges 33
    wissenschaftliches Regel- 24, 60